JN180629

ドクターズ・ストーリーズ

医学の知の物語的構造

Doctors' Stories

The Narrative Structure of Medical Knowledge

キャサリン・モンゴメリー［著］
斎藤清二・岸本寛史［監訳］

新曜社

DOCTORS' STORIES
The Narrative Structure of Medical Knowledge
by Kathryn Montgomery Hunter

Japanese translation published by arrangement with
Princeton University Press through The English agency (Japan) Ltd.

教科書たる患者なき教育を行わない
というのが鉄則である。
そして、最善の教育とは
患者自身によって教えられた教育である。

（ウィリアム・オスラー卿）

……事物を離れて観念はない……

（ウィリアム・カーロス・ウィリアムズ）

日本語版へのまえがき

科学が事実の源泉としてだけではなく、知識とみなされているものの裁定者と考えられている今日、患者のケアは――常にそうであったように――不確実かつ解釈的な実践であり続けている。本書（『ドクターズ・ストーリーズ』）は、その本質的な物語的特性を描き出そうとする私の初めての試みであった。その時から現在までに、多くのことが起こった。

医療人文学の学問的領域は二十五年の間にかなりの発展を遂げた。文学、歴史、人類学、宗教学、美術史、批判法学といった分野の学者たちを医学部や医学を重点的に扱うその他の大学の該当する学部で見いだすのは、もはや奇妙なことではない。その教育と著述の中で、これらの学者たちは医学を観察し批評するよりもはるかに踏み込んだことをしている。彼らは医学の理論と実践に貢献しているのである。

1990年代後半、アメリカの医学教育において「プロフェッショナリズム」が流行となり、専門職の価値観教育として生命倫理の課程をカリキュラムに含めることが容易になった。トッド・チェンバースによる生命倫理的言説を中心においた事例の分析は、倫理学者たちが不可避的に自分たちの前提――そして自分たちの結論――に合わせるように物語を構築していること、言い換えれば、生命倫理における価値に縛られない探求とは疑似科学的な夢想であることを明らかにした[1]。同じ頃、文学と医学の領域は大いに発展した。学者たちはもはや文学作品における医学の描写や著者としての医者に注意を限定することはなく、文化が医学実践に対してなす貢献を解明した。例を挙げれば、キャサリン・ベリングは不確実性に対する専門職の忌避感（それでもやはり、不確実性は不可避の現実なのだが）を強調するために、心気症を自認する患者の物語や彼らの医師との相互交流を用いている[2]。トリシャ・グリーンハルとブライアン・ハーウィッツはナラティブ・ベイスト・メディスンの多様性を概観する随筆集[3]の中で臨床実践に焦点を合わせているし、リタ・シャロンは患者と患者の人生における状況への配慮が、患者への良質なケアと臨床家への教育に不可欠であると論じている[4]。

臨床実践を理解する方法に物語が加わったこと以外にも、この四半世紀には「技術（art）」と「科学（science）」の古い二元論を乗り越えて医学の認識論の発展が見られた。私は本書が臨床的推論に着目することで暗示したものを更に追求し、医学は物語に基づいた合理的実践であるだけでなく、物語的合理性が臨床判断に不可欠なものであることを論じた[5]。ヒレル・ブロディは、西洋哲学と医学における直観の歴史を扱った記念碑的な著作の中で、臨床的推論における直観の重要な役割と臨床的言説における直観の正当性の認識を肯定的に論じている[6]。われわれは二人ともアリストテレスの実践知（phronesis）、すなわち経験から生じる実践的な知恵に依拠している。臨床判断と同じく、それは常に科学的な知識によって修正され訂正される一方で、患者のケアという不可避的に不確実な行為に欠かせない知的な美徳でありつづける。

医療人文学におけるこれらの進展や、問題基盤型学習（problem-based learning）の称賛されるべき導入にもかかわらず、医学教育はいまだに（少なくとも米国では）あまりにも多くの場合、決まりきったくり返しや無意味化、単なる事実の暗記である。レイモンド・カリーと私は、医学教育はより進歩的と言える教育（もちろん科学に基づいてはいるが、学生の興味と適性に開かれるように個別化された教育）となるために大学の中で（あるいは大学と連携して）その地位を利用するべきだと論じてきた[7]。医学教育はまさに生涯に渡って続く教育の始まりであるべきであって、それが最良のものであれば、疾患と病い、患者の経験と患者その人、そして彼らの経験を形成する状態――手短に言えばその人間の状態――についての医師たちの知的好奇心を育成することができるのである。

キャサリン・モンゴメリー
ノースウエスタン大学
医学部名誉教授

まえがき

　自分自身が医学の実践に不可欠な知識を理解する必要があったために、私はたまたま医学の解釈的な本質に行き当たることになった。この研究は、私の三か所の医学教育機関での十年以上にわたる教員経験と、さらにいくつかの機関での観察の成果であるが、そもそも私は生物学者たちの一団に混じって、医学生を教え始めたのであった。私は、モアハウス大学医学部の英語教員であり、いわば門外漢だった。この学部は新設で、毎年一年間の教育内容を加えていきながら学生とともに成長していくよう計画されていた。われわれの学部には病院がなく、付属の診療施設もなく、それゆえ患者もいなかった。心肺蘇生術、人間行動学、そして私が教えた医療人文学の科目を除けば、われわれのカリキュラムは、ジョンズ・ホプキンス大学で作り上げられ、二十世紀初頭にフレクスナー報告〔訳註：the Flexner Report. アブラハム・フレクスナーがアメリカとカナダの医学教育について行った調査の結果を1910年に出版したもの〕によって確定された、伝統的なものであった[1]。ごく最近まで、この履修課程は百二十以上のアメリカの医科大学のほとんど全てに普及していたが、それは一般的専門医学教育に関する米国医科大学連合の報告の後でさえ[2]、医科大学の履修課程の基本的な様式であり続けている。学部設立後の最初の二年間は「実際に診療する」ことはあまりないので――学生は三年生になって臨床教育漬けになるまで、患者を診ることはない――開設時、教授陣に医師はほとんどいなかった。病理学者たちを除けば、われわれはみな博士号所持者だったが医学博士ではなかった。解剖学者、生化学者、歴史学者、生理学者、薬物学者、心理学者、細菌学者、そして一人の文学研究者であった。

私が十年間教えていたモアハウス大学が、勇敢にもこの医学部を開設したが、一般教養科目の組織は小さかったので、その間ずっと科学者たちとはつきあいがあった。数年前には、物理学科の主任と私は、観察と記述についての実験科目を教えた。より最近では、私は新入生向けの特別コースで、「進化概念の進化」と題した科目を提供した。多くの私の学生が医学部に進み、ほどなく私は学部の複合的な推薦状を起草する委員会の一員になった。そこから医学部の構想を練っている同僚たちに加わるまでは、ほんの一歩だった。私は、その履修課程の中に人文科学と社会科学を含めることについて検討する委員会の議長を務めた。

人文科学は、1970年代半ばの時点では、医学教育の中では新しい分野だった。私に割り当てられた仕事は、最初の二年のそれぞれの学年において履修課程に含まれる科目を企画し、人員を配置することだった[3]。上記の課程では、一年生と二年生に対して哲学、文学、人類学、社会学、宗教研究、歴史学、法学を教え、道徳的な専門職としての人生について考えるように後押しし、試みる機会を提供することを目指した。初期には多少の懐疑もあったが――履修科目のための時間はどんな医学部でも最も乏しく、最も価値のある必需品である――医学教育が「基礎科学者」と分類する人々のほとんどは、医学について教える哲学者、歴史学者、法学者、社会学者といった、風変わりな人々の出現に比較的満足していたし、幾人かは刺激を受けてもいた。三年目にその成功がおのずと明らかになると、医学部は医学教育連絡委員会から、学級増設の認可と、臨床教育の学年のための企画を開始してもよいという許可を得た。偶然にも、私は医師たちが着任する直前に退職することになった。

私は次にロチェスター大学の医歯学部に着任した。そこはより古く、より大きく、総じて華々しいところだった。非常に競争の激しい世界にあって多数の科学的研究資金を集め、また病いの心理社会的な側面に注目したカリキュラムで広く知られていた。私は経験豊かであると見なされていたが、医学教育についてはよく知っていたとはいえ、大学の三次医療施設についてはほとんど知らなかった。私は快適でいられると期待してはいなかった。ここには医師、各分野の専門家、超一級の科学者がいた。学部の規模——最初のモアハウスでのクラスより四倍も大きい——だけでも、ある程度の疎外が約束されているように思われた。何といっても、医学部の最後の二年間の臨床実習と、近隣および提携先の病院の何百人ものインターンと研修医の存在が、この学部を単なる学部ではない、臨床研究および高度に洗練された医療ケアの中心にしていた。

私がそこで最初にやるべきことは、もちろん自分の授業を終えた後でだが、この奇妙な領域を理解することだった。英文学と文学理論の教育が、大いに助けになってくれるという望みはなかった。自らの無知を改善するために、私は臨床研究を報告するセミナーや、「興味深い」あるいは問題のある臨床事例に関連した毎週の総合症例検討会に赴いた。私は、自分が理解できる題がついているそれらの集まり、すなわち臨床に焦点を当てているものから始めた。私は臨床上の問題についての研究がどのように行われているのかが知りたかった。諸々の問題はどのように理解され、どのように解決されるのだろうか？　何よりも私は、ヒトの生物学の諸科学における教育の数年間が、どのように学生たちを臨床実践の中で問題を解決できるように訓練するのかを理解したいと望んでいたのである。

私が出席した複数の研究セミナーは、注意深い研究者によって提供されていた。彼らは適切な方法を用いて現実の問題に焦点を当て、しばしば非常に重要な結果をもたらしていた。だが、私が気がついたのは、そこでの発表は、同じ問題についての雑誌論文とは大いに異なっていたということである。何度も何度も、臨床領域のいかんにかかわらず――たいていは発表の終わり近くか、あるいは質疑応答時間のはじめの段階で――研究に結びつく臨床上の問題の存在を最初に研究者に示した事例の話を聞くことになった。「以前、こんな患者がいたのですが……」と、発表者は、最初に研究者の好奇心を惹きつけた引き金となった事例についての物語から始めて、それから研究結果を説明するのだった。症例検討会の場合には、その順序が逆転していることに私は気づいた。どの専門科でも毎週行われるこの儀式は、一つの事例の提示とともに始まり、まず最初に診断や治療上難しい問題を持つ個別の患者について考察してから、しばしばその発表者自身の研究に関する議論へと移り、それは、明快な、既存の診断に導かれるか、または新しい治療法へと導かれる――あるいは導かれるべきである――ということになる。

事例がセミナーの中で非公式に紹介されたにせよ、症例検討会の中でいつもの形で発表されたにせよ、どんな場合であっても、臨床科学のデータを発表する方法は私にとっておなじみのものだった。その内容は必然的に新しいもの――報告された症状と観察され測定された所見から組み上げられたパズル――だったが、患者の病気についての記述や、医師による診断と治療についてのそれは、私が専門とするところだった[4]。それらは物語、つまり、医師と患者という個別の人間たちの行動や動機に関する物語的記述であり、彼らはそれぞれの形で状況に欲求不満を抱いたり、その努力が報いられたり、運命に悩まされたりしている。物語を病院内で見いだすことになるとは、私には思いもよらなかった。医学は科学ではないのか？　これらの物語は、単なる逸話ではないのだろうか？

私は、人文科学の伝統的な理論と理解の方法が、臨床家のすることを理解するのにも有効であることを発見した。１９８３年、国立科学財団の補助金を得て、私はそれ自体が解釈的な活動になるような一つのプロジェクト、すなわち医学の理解に着手した。二年の間毎日、三つの病院の中で、私は同意してくれた同僚たちの定時回診、朝の報告会、教授回診、退院検討会、問題症例検討会、臨床病理検討会、そして総合症例検討会に同行した。この期間中（そして後に私が他の場所を観察した時、あるいは改めて観察するために戻って来た時）、私は医学生や内科や外科の病棟医に対する臨床教育を観察し、さながら白衣を着た部族の中での民族誌研究者のように振る舞っていた。私はあらゆる教育の場面に繰り返し出没し、その後、執筆をしながら、引き続きサンプル収集を繰り返した。二年の間、私はいつもそこにいる居候だった。私は参与者というよりは全くの観察者という門外漢だったが、それを言うならアカデミックな医学は観察者で満ちている。教員と研修医たちからは、私は同じ一群の建物の中にある医学部の教授として知られていた。初めは私の教え子は少数だったが、最終的には実習で病院局に参加している三年生のほとんどが私の教え子という状態になった。私は白衣を着ていなかった。医師の一団と一緒に病人の枕元に行った場合、私は名前と肩書きと仕事（「彼女はわれわれを研究しています」）で紹介され、その患者の同意が求められた。私のプロジェクトは、医学がどう教えられ学習されるかの方法に関する研究だと理解されており、また、私の専門分野は文学だが（そうではないか？）、国立科学財団から資金提供を受けていることは周知の事実（そして、研究組織の中では重要なこと）だった。研究の細部あるいはその仮説に好奇心を示した人はほとんどいなかった。彼らは私のことを、単に彼らの周辺、いわば「舞台裏」にいて、大学が重要視していることと私が教えている科目から考えて、おそらく私の研究の対象だと思われる「患者と医師の相互作用」に取りかかる前に、予備的に診療行為とはどういうものかについての感触を得ようとしているのだろう、と見ていた（あるいは、私にはそう思えた）。彼らは全く見当違いだったわけではない。

私が注目した点は、患者のケアを行うことを教える医師と学ぶ医師の間の相互作用で、それは時に同時に起こった。私は、暗喩、暗喩の不在、業界用語とその使用法、あらゆる種類の物語、物語的主題（narrative theme）といった「文学的」現象を聴き取ろうとした。私は、知識がどのように獲得されるのか、また指導はどのように行われるのか、専門家になる過程、学術的な階級組織の効用、医学は科学であるというほとんど疑問を抱かれない前提（と、やはり疑問を抱かれないその前提の使用）についての研究疑問を抱いており、それは次第に仮説にまで高められた。私は、スチロール樹脂のコーヒーカップに、鍵になる言葉を二言三言走り書きして、メモをとることもあった。検討会が終わると自分の研究室に駆け戻って、ノートに余さず記録し、索引づけしていった。私は朝の報告会の様子を録音した。一人の教員と二人の研修医だけが、私が「物語」を特に聴き取ろうとしていることを聞かされていたのだが、そもそも医学においてその言葉は、毎日の症例報告よりも逸話を示唆するものだった。私は、教員たち、病棟医、医学生などの様々な研究協力者に、私の考えを試してみた。明らかに不可避な「現地人化」の過程が始まることも時々はあった。過去何日かの間、自分が「彼ら」の一員であるかのように、事実が告げられ、診断が決定されるのを待ちながら聴いていたことを自覚したものだった。その解決策は、調査する場所あるいは専門分野を変えて、再び全くの門外漢になることだった。医師による患者の理解に本質的なものとして私が発見しつつあるものとほぼ同一の解釈的過程を自分の研究が内包している、という考えを私は大いに楽しんでいた。

謝辞

私の家族や友人、同僚のおかげで、本書の医学の物語についての記述の構成は内容豊かなものになった。米国医学における患者への注目の歴史や、彼らの病いと医療ケアを困難にしている心理社会的な問題の調査に関して少しでも知っている人なら、これらの件についてのロチェスター大学の影響を認めるだろう。私がまだモアハウス大学にいたころ、デイビッド・サッチャーは、ロチェスター大学のウィリアム・L・モーガン二世とジョージ・L・エンゲルの、患者と医師の出会いに多大な影響を及ぼした入門書『患者への臨床的アプローチ』を私に貸してくれた。かつて私がそこで受けた恩義は、非常に大きい。私の調査の年月の間ずっと、同僚たちはいつも変わらず協力的であり、医学を理解することにおける文学の位置づけについての懐疑的態度はほんのわずかでしかなかった。私自身の臨床教育については、とりわけロバート・L・バーグ、リン・ビックリー、セシル・A・カーソン、ジュール・コーエン、クリストファー・デッシュ、ウィリアム・R・ドラッカー、デイビッド・ゴールドブラット、ウィリアム・A・グリーン、ロバート・J・ジョイント、ルドルフ・J・ナポダノ、ウィリアム・L・モーガン二世、ジョン・モートン二世、W・スコット・リチャードソン、ジョン・ロマーノ、最近退任したアーネスト・W・サバード、オーレ・ジェーン・サーラー、バーバラ・L・シュースター、シーモア・I・シュワルツ、T・フランクリン・ウィリアムズに多くを負っている。クレイグ・ホームは当時研修医の三年目だったが、臨床観察の最初の一年を通じて、私のアイネイアス〔訳註：トロイアの武将。トロイア落城後に一族を率いてイタリア半島に辿り着き、後のローマ建国の基礎を築いたとされる〕だった。ルイス・ホワイト・ベックとジェーン・グリーンロウは、いつでも親身になって助言や批評や激励をしてくれた。

他大学では、ハワード・ブロディ、エリック・J・キャッセル、リタ・シャロン、ジュリア・E・コネリー、ダニエル・M・フォックス、ウィリアム・フルート、ロバート・ケロッグ、ロレッタ・コペルマン、ジョーゼフ・マーゴリス、ジョン・ストーン、キャロライン・ワーナー、ウィリアム・ビーティ・ワーナーがアイディアについて様々に議論したり、各章を読んだり、私を検討会に参加させてくれた。人類学者のジョーン・キャッセル、アヤラ・ガブリエル、グレース・グレディス・ハリスは民族誌的研究の方法に関する必要不可欠な手引きを提供してくれた。ロチェスター大学の社会理論に関する学部の研究グループの中で、私は有用なことを数多く学んだ。ウィリアム・スコット・グリーン、ドナルド・ケリー、フィリップ・ウェクスラーには特に感謝している。また、当時のロチェスター大学や、全米人文科学基金の資金提供を受けたジョージタウン大学のケネディ会館での医学生のための夏季人文科学講座に参加した学生や研修医だった人々の発想や意見からも学ばせてもらった。彼らのうちで主だった人を挙げると、ホリー・アンダーソン、エミリー・フィンケルスタイン、スティーブン・マチェット、バリー・サンダース、ブライアン・ジンクである。

私はヘイスティングス・センターに多くを負っているが、中でも特にダニエル・キャラハン、トーマス・マリー、アーサー・カプラン、マーナ・ハワースには、このプロジェクトを始めたころに客員研究者として私がそこで過ごした間、多大な恩義を受けた。国立科学財団の「科学技術における倫理および価値プログラム」（RII-8310291）からの二年間の補助金が私の調査に資金を供給してくれた。また、米国学術共同会議からの特別奨学金と、１９８６年から１９８７年にかけてのロチェスター大学からの研究休暇は執筆に専念できる一年を私に与えてくれた。エレン・ケイ・ハリス、ペリン・アイランガン、エリザベス・ガジャリー、ジェニファー・パウエルは調査を助けてくれたし、エドワード・G・マイナー図書館の司書ルクレチア・マクルーアと医学史担当の司書クリストファー・フーリハンが私の仕事の負担を軽減してくれた。シカゴではいくつかの組織からなる学者の共同体、特にノースウェスタン大学医学部で私の同僚だったジェイムズ・F・ブレスナハンを始め、クリスティーン・キャッセル、ウィリアム・ドネリー、レオン・カス、スザンナ・ポワリエらのお世話になった。チャールズ・L・ボスク、ジュリア・コネリー、エレン・ケイ・ハリス、J・ポール・ハンター、リサ・ハンター、スティーブン・H・マイルズ、ベス・モンゴメリー、フランシス・A・ニーロンは草稿段階の章の多くを読んで必要不可欠な提案をしてくれた。カメリアグリル文学討論協会の会員に向かって非公式にそのアイディアを発表したことや、１９８３年に設立された健康と人間的価値協会とその医療人文学部連合の会合での発表からも多くのことを学ばせてもらった。

長期プロジェクトはある人間の人生と区別がつかなくなるような長い道のりであり、私は、それを私と分かち合ってきてくれた全ての人々に感謝するものである。

第二章は、もともと“A Science of Individuals: Medicine and Casuistry”と題して発表されたものを改

変したものである。Journal of Medicine and Philosophy 14 (1989), 193-212. ⓒ 1989 by Kluwer Academic Publishers を参照。

第四章は、もともと "'There Was This One Guy...': The Uses of Anecdotes in Medicine" と題して発表されたものを改変したものである。シカゴ大学発行の *Perspectives in Biology and Medicine* 29 (1986), 619-30. ⓒ 1986 を参照。

第六章の一部はもともと "An N of 1: Syndrome Letters in the New England Journal of Medicine" と題して発表されたものを改変したものである。シカゴ大学発行の *Perspectives in Biology and Medicine* 33 (1990), 237-51. ⓒ 1990 を参照。

第一章と第二章の中のアイディアと言い回しの多くは "The Physician as Textual Critic" の中で初めて発表された。コネチカット人文学会議（the Connecticut Humanities Council）発行の *The Connecticut Scholar: Occasional Paper of the Connecticut Humanities Council* 8 (1986), 27-37. ⓒ 1986 を参照。

目次

第八章　物語のための事例

装幀＝新曜社デザイン室

序論

医学を解釈する

「犯罪学を研究するものなら、六十六年に小ロシアのグロードノーで、これに似かよった事件があったのを思い出すはずだし、むろん、ノースカロライナのアンダースン殺人事件というものもあるわけだが、今回のこれには、それらにもないまったく独自の特徴がいくつかある。」

（シャーロック・ホームズのワトスン医師への説明、『バスカヴィル家の犬』より）

医学の実践とは、解釈的活動（interpretive activity）である。それは科学の抽象概念を個々の事例に適合させる技術（art）である。医師の日常の実践は、観察、検査、解釈、説明、そして患者を健康な状態に戻すための行為から成り立っている。このほとんどは、日常的に繰り返される臨床判断の実践である。臨床判断は最初、ヒトの生物学の徹底的な教育によって獲得され、その後、多種多様な事例へのケアに参加し、それら一例一例が物語として記述され、吟味されることによって身につけられていく。個別の病気（malady）の詳細は生命科学の原理の観点から意味づけられ、治療は同じ観点に従ってとり行われる。それでもなお、医学が一般法則を特定の事例に適合させながら患者個人に焦点を当てるためには、臨床家の知識が物語として構築され伝達されることを必要とする。どうすれば、その他のやり方で個人を知ることなどできるだろうか？

医学は、それが秘儀的な知識と洗練された技術に依存していることを考慮すれば、科学ではない。これは議論の余地がある言明でもなく、驚くような言明でもないはずなのだが、それにもかかわらず、おそらく多くの医師はそれを受け入れがたいと思うだろう。二十世紀においては、科学と科学的合理性の理想が医学教育や患者へのケアにおける最も重要なものと見なされてきたので、今やそれらはわれわれが抱く専門性という観念の中核となっている。科学の発展は、医学の有効性へのほとんど否定不可能な確信をわれわれに植え付けてきた。疫学者や医学史家は、十九世紀後半にもたらされた健康の増進や寿命の延長をもたらしたものは医学ではなく、農業生産の増加や清潔な水の供給、衛生状態の改善、人口調整などであった、ということを論証してきた[1]。われわれ自身の時代において、米国内の心臓病の発生率は、独創的な心臓外科手術の技術によってではなく、著しい生活習慣の変化によって減少してきている。しかしこの疫学的史観は、人生における医学の重要性に対するわれわれの感覚を捉えているとは言えない。公衆衛生と予防医学が成し遂げたことは、一般的で顔が見えない。われわれの医科学への信頼は個々の事例にかかっており、それらははるかに鮮明で、有無を言わさぬ説得力がある。われわれのほとんどは身近に、医師によって命を救われた人々がいることを知っている。これまでのところは健康だった人々でさえ、医学によって人生をよりよく変えられてきた。たとえば、抗生物質は感染症を癒し、顕微手術は損傷した膝を修復してきた。梅毒、小児麻痺、天然痘は稀になるか、絶滅した。ペースメーカー、人工心臓弁、レーザー光線、避妊薬は、われわれの祖父母が生きていた時代とは異なる人生をわれわれに与えている。医学の最も辛辣な批評家ですら、古き良き時代に戻りたいとは望まないだろう[2]。

しかしこのような進歩の欠点は、われわれが深く考えずに医学を他の二十世紀の知的発展と同一視してしまったことにある。われわれは科学に信頼を寄せており、われわれにとっての医学の重要性とその二十世紀における成功はわれわれに――医師も患者も等しく――医学はそれ自体一つの科学である、と信じさせてきた。状況証拠は強固である。たとえば、医師たちはヒトの生物学の非常に小さな細部を学ぶことに年月を費やしている。その中には、科学的研究を行う者もいる。彼らは、病気や身体の不調を探知し治療するために科学的原理に従った複雑な機械を使う。彼らはその専門家的な客観性の証として白衣を着用する。彼らはわれわれの身体について、われわれ自身が経験によって知ることのできない（あるいは、まだ知り始めることもできないでいる）真実を知っていて予言する。何よりもまず、彼らは死のこともよく知っており、恐れ知らずで、理性的な態度をとる。ほとんどの人が医師から、どのようにして、あるいはおよそいつ、人生が終わるのかを聞くことになるだろう。死に尻込みする文化にあって生の有限性と折り合うには医療以外にほとんどなす術がない中で、医師たちはその教育と経験によって異彩を放っている。「科学」は彼らの特別な知識のしるしとして働いている。

それにもかかわらず、それがどれほど科学的であったとしても、医学は科学が通常理解される意味での科学、言い換えれば物質的世界の不変かつ予言的な記述ではない[3]。医学の目標は現在の苦しみを和らげることである。医学は生命科学の諸原理を利用し、またそれらの諸原理の応用の成功に多くを負っているけれども、（それがいつもそうであったように）特定の事例の理解と治療に精力を注ぐ実践的知識の総体である。われわれは医師を訪ねることから、病気の分類以上のものを得ようとする。われわれは自分の状態が理解され対処されることを望む。実際に患者と向かい合っても、医師たちは間接的にしか疾患を知ることができない。彼らは疾患の特定のために、観察した徴候や患者が話す症状に関する物語を解釈することに頼る。彼らは倫理や、事後的に調べることになるという時間軸上の制約のために、多くの実験的研究の形態を採用することができない。その代わり、シャーロック・ホームズのように、彼らは病いが引き起こした結果から始めて、疾患の原因にさかのぼって推論しなければならない。彼らは、われわれが提示する症状や徴候を説明するまでは診断を提供できず、ましてや治療や緩和の手段を提供できるはずもない[4]。それゆえに現代の医療実践は、威圧的な診断機械によって強化された根気強い科学教育の上に成り立っているのだが、その一方で、医師たちにとっては解釈の技能が、彼らの日常的な奇跡をもたらすためにも、必要とされるのである。

この解釈する知と科学的な知との区別は、それが実際に医学の実践においてほとんど注意を払われておらず、医学教育の中で明示的に語られることがほとんどないからといって、無価値だということにはならない。医学的知識の限界は、とりたてて新しい哲学的洞察というわけではない。二百年前、医学の知識に関する必然的な後方視的推論――シャーロック・ホームズが結果から原因に至る連鎖に沿ってさかのぼる推理としてワトスンに説明したもの――は、デイビッド・ヒュームとコンドルセ伯が記述しているが、それぞれが別のやり方で、観察に基づき、それゆえに演繹的な確実性を欠いている知識の正当性について触れている。医師にして哲学者であったピエール・ジャン・ジョルジュ・カバニスはその随筆「医学における確実性」(1798)の中で、臨床医学において帰納的推論が必然的に欠点となることを認めたが、それでもなお、医学的治療が注意深い観察や合理的分類、実験的な検査を通じて達成するであろう、相対的、蓋然的、実践的な確実性を主張した[5]。われわれの時代においては、その相対的、蓋然的、実践的な成功が多すぎるために、医学を不確実性に直面した状況における知的な追求あるいは実践知の行使として理解しなければならないということが、しばしば見えがたくなっている。

その成功にもかかわらず、医学を科学と同一視することは、医師の教育と患者－医師関係の両方に悪影響をもたらしてきた。その二つは無関係ではない。われわれの誤解は医師と患者双方を誤った期待に導き、結局は、とても最善とは言えない病人のケアと、医師にとって貧しい人生をもたらしてきた。この誤解は、医師にも患者にも同様に、病む人の世話というはるかに必要性の高いことに耳を傾けるよりも、むしろ狭く、疾患の診断に注目するように促すのである。

もちろん、医学への筋違いな期待だけが、この専門領域における近年の困難を招いてきたわけではない。現代の患者－医師関係を阻害する様々な要因については十分に説明されてきた[6]。診断と治療に用いられる技術の普及は、医師をますます患者の存在から遠ざかるようにさせてきた[7]。ヒトの生物学における「知の爆発」は、その領域の誰にとっても、知識を徹底的に理解するためには一生かかっても足りないことを意味するようになった――そして、患者へのケアのための時間はほとんど残されない。現代の経済的配分の混乱は患者と医師を疎遠にし、患者と医師双方の不信を煽っている。その結果、医療過誤訴訟と防衛医療とが悪循環に陥っている。一方、それら全ての背後では、医学は客観的かつ科学的な知の総体であり、信頼できる結果をもたらすにはそれを習得するしかないという誤った観念が、医学教育と医療実践の両方を不毛なものにしている。この誤った観念は医学生から、成熟した実践家への創造的な注目を奪い、またあらゆる医師から、十分な根拠のある、非常に多くのことを成し遂げてきた事例に基づく懐疑論的方法への敬意を奪ってきた。この根本的な誤解に関しては、何かなすべきことがあったはずだと私には思える。

専門領域の内と外の双方において必要とされるものは、病いの診断と治療という医師の日常業務を考慮するだけではなく、その本質的な知を入手し伝達するための、十分に発展した物語的方法論も認める医学という概念である。医学は解釈的な活動であり、患者を理解することに始まり、患者のための治療行為に終わる学問的な探求である。客観的であること、すなわち厳密な事実の問題とはほど遠く、医学は特定の患者に対する医師の理解という主観的な知識——教科書内の一般化された、十分に科学的な知識の総体ではない——に基盤を置いている。医学の解釈という仕事は、放射線科用語からも明白である。「X線の読影の明細書を、放射線科医から別に受け取ってください」と、われわれは無数の米国の病院の支払窓口で告げられる。そこには医者が読むための、レントゲン写真という触知可能なテクストがある。しかし、医学の他の領域でもほとんど違いはない。というのも、身体もまた、触知可能だからである——医師は腫瘤や腫脹を探し、肝臓が胸郭を越えて肥大した距離を正確に「認識」し、疑わしい圧痛を発見するために身体を触診する。一貫性があり、できるかぎり簡素な、病気の後方視的な説明を構築するために個々の患者の身体所見を解釈することは、完全に合理的であるとはいえ、自然科学を特徴づけるものとは異なる方法論である。医師たちが科学的に教育され技術的な訓練を受けているということは、彼らの実践的な知の物語構造を何一つ変化させるものではない。実際のところ、医師自身の主観性は患者の主観性と同じく、医学的物語という固定化された慣習によって支配されているのである。

本書の研究は、上記のような医学の解釈的な概念を前進させるものである。医師が、学習や教育のために、ありふれた病気を記録するために、そして稀な疾病を調査し報告するために、物語を利用するさまを描写する。本研究は医学の社会学ではない。私は、大学病院において実践され教えられ、『ニューイングランド医学雑誌（*New England Journal of Medicine*）』に報告される学術的な医学に焦点を当てた。最終的に私は、米国における現代の実践の政治的現実および経済的現実については、それらが重要であることは分かっていたが、書かなかった。米国の医師たちは、あまりにも多種多様であると同時に、経済的かつ規制的な重圧の下にある。そのため、このような研究は、手に負えそうもないほど巨大な仕事となり、私にはこの研究に着手する資格がないと思われた。その代わりに私は、そこで教えられ、また医師たちが実践すべきだと信じている医学に関心を持ってきた。私は医学における知のあり方と、その知識を伝えてゆく方法を描写しようと思った。臨床医学は実践的知識の行使であり、医学教育は職人わざの伝授である。医学は、重量があり高価な大量の教科書や何千もの学術誌に依存しているにもかかわらず、解釈的で、診断的であり、疾患の特定と治療に関心を持つ伝統的な実践法として伝授される。この伝統は、難しい、あるいは困惑させられるような事例においてうまく機能し、病因学と治療学の知識を進歩させることに役立つが、患者に対する長期間のケアや一般診療における諸問題への興味の涵養には不十分である。科学の様々な進歩は診断的な伝統の価値を増強し、より強固なものにした。それとは対照的に、慢性疾患と死についてはそうではなかったので、それらは多くの医師にとって「興味を引かない（uninteresting）」ものになりがちである。

私の研究方法は民族誌（エスノグラフィー）であった。すなわち、私が観察したとおりに、医学の教師と学習者の慣行や習慣や前提を記述することである。アカデミックな教育病院において、医学はほとんど最大限に理想化された科学的な形態をとり、その文化はその他の医学の実践に影響を及ぼす。医学生、インターン、研修医として、全ての医師に吸収され内面化されて、小さな町の一般診療や市中のクリニック、あるいは郊外のＨＭＯ〔訳註：健康維持機構。health maintenance organization の略。アメリカの医療保険システムの一つ〕における現実の生活にはどのように不適当であろうとも、アカデミックな医学は実践の「ゴールド・スタンダード」であり続ける。この慣行には教育病院ごとに地域差があり、様々な専門分野の間にも顕著な相違がある。一方で特記すべきことは、学問としてのアカデミックな医学文化の相対的な均一性である。医学生たちは通常、自分の出身医学部の関連病院以外の病院での研修期間を経るが、彼らが初めて臨床研修を開始した病院とほぼ同じ臨床業務を見いだすことになるだろうという予想が大きく外れることは滅多にない。彼らが見いだす小さな差異は、結局のところ「地方色」でしかない。たとえば、事例提示者が覚え書きのメモを使うことが許されるかどうか。早朝の新入院患者の紹介が「朝の報告」と呼ばれるか、「新入院患者検討会」と呼ばれるか。教授は教授回診に先立って、提示されるはずの事例について報告を受けるのか、事前報告を受けないで、回診で本当に困惑させられる危険を冒すのか。「人間味のある細かい事柄」が病歴に付け加えられるかどうか。「主訴」が記載されるのか省略されるのか、などなど。それらの相違点——新しい状態への反応、脱落例、改良点——などは伝統の変異形、すなわち、一般的な学術誌に記録されて再強化されるイデオロギーの変形である。本研究はそれらの伝統に着目する。大学病院においては、そこが最も純粋で科学的な場所に近いと予測されるにもかかわらず、臨床医学はその実践的な知の保存と改良のために事例の叙述に頼らなければならない。

医学を物語的活動（narrative activity）として理解することは、われわれ——医師と患者の双方——が医学の焦点を、疾患の診断という相対的により単純な問題から離れて、患者を苦しめるものに対するケアに移行させることを可能にする。ここ二十年の間、「患者を全人的に」配慮せよという医師への呼びかけは、注目すべき成功によって応えられてはいない。患者を手厚くケアしたり、患者の人生という文脈の中で素晴らしく効果的に彼らをケアしている医師は数え切れないほどいる。しかし、「全体論的医学（holistic medicine）」は軽蔑の対象であり続けており、特にアカデミックな医学からは、患者の心理的満足に危険なほど偏狭に注目するせいで身体上の事実を無視しかねない実践だと指摘されている[8]。全体論的医学が求める患者の状況に関心を向けることができない医師は、理想を捨てるか、あるいはそれが罪悪感と不満の原因だと理解するかのどちらかにならざるをえない。それに伴う主張、すなわち心は身体の一部で密接に病いと結びついており、時には疾患、しばしば治療にも関係する、といった主張は、アカデミックな医学の中にしっかりと根付いてはいない。

本書は、全く反対の——身体は心の一部であるという——提案を行うが、こちらの方がよりうまくいくだろうという希望を持っている。私は第一に、ある特定の病んだ身体に関する知識は、医師‐理解者の意識を通じて濾過される必要があり、それゆえに、それは文脈的で、身体として表現されるものであり、おそらくは不確実であると主張する。そして第二に、医学が身体的な知を表現するために考案し、作り出した物語は、その不確実性の人間的な表現を考慮に入れる、（また治療に役立てる）ことができる、と主張する。本書の第一部「医学と解釈」では、主として理論的な考察が行われる。第一章では、臨床知識に不可欠な医学症候学から始め、医学の疾病分類および、臨床判断の発達と実践における物語の占める位置について述べる。第二章では、医学の事例に基づく知識の徹底的な不確実性への応答において生じる、医師を特徴づける態度と実践——懐疑主義、一般化への躊躇、物語への信頼——について論じる。

第二部「医学における物語」では、医学の物語について描写し、その口承および記述という二つのジャンルにおける慣習について述べる。第三章では、事例提示、すなわち一人の医師が患者の物語と患者の身体の観察から構築した基本的な口頭の語りを吟味し、病いの医療化におけるその役割を検討する。第四章では、医学において近年軽視されてきた逸話が存続していることの正当化を試みるとともに、アカデミックな医学の中ですら、逸話による非定型例の同定が患者のケアや教育、研究に不可欠であることを論じる。第五章では、カルテや公刊された事例報告における記述された患者病歴について描写し、臨床医学という科学において必然的にデータとして役立っている、統制されるとともに統制する物語について論じる。第六章は、米国の（さらに言えば国際的な）科学的医学の牙城である『ニューイングランド医学雑誌』に特有の物語のジャンル、すなわち、臨床病理検討会、および真面目な、あるいは滑稽なシンドローム・レターに関する章である。第七章では、医学の物語と患者の病いの物語を対比し、医学的治療関心の緊急性と権力の存在下では、二つの物語の共約不可能性が病む人々についての医学言説（と医学的配慮）から人間性を奪うことを論じる。この問題に対する治療法は、医師がこの共約不可能性を認識することの中にあると私は信じている。より詳しく言えば、それは第一に、診療の開始となる面接において、医師が患者の物語に注意を払うこと、次いで、医師が注意深くその物語に応答すること――理解可能な言葉を用いるだけでなく、その物語が患者に属していること、患者の人生に関連していることを承認すること――の中にある。第八章では、文学的な物語への医師の親和性と、医学的事例の物語的変容について論じる。慢性疾患の時代において、医師は臨床事例に関する百科全書的な、シャーロック・ホームズの如き知識だけではなく、病いと医療ケアが生起する場である人生の物語への感受性を必要とする。このような物語の知は、医師の人生と患者の人生の交差点についての、より豊かな気づきという形で反映されるだろう。

第一部　医学と解釈

第一章

医学における知識——徴候を読む

「人の一生もまた一連の大きな連鎖であり、その鎖のうちのたった一つの環を示されるだけで、鎖全体の——その人間の生きかたの——本質を知ることができる。……この種の問題を解くにあたって、たいせつなのは、それをあとへあとへと逆もどりしながら推理してゆくことができるかどうかなんだ。」

（シャーロック・ホームズ、『緋色の研究』より）

医師は何をしているのだろうか？　彼らは、人間の体の中で進行する疾患を同定し、その経過を予測し、特定の治療法でそれに対抗する科学者なのだろうか？　それとも、ある特定の事例において、素質と環境とが自然の法則とどのように絡みあっているかについてあれこれ考え、患者を回復へと力づけたり、あるいは死を受け入れるように促したりする、いにしえからの癒しの技（わざ）の使い手なのだろうか？　このような正確な知識と癒しの力という幻想は、医学を学び始めたばかりの学生が現代医学に抱く、第一の理想と期待である。しかしその幻想は、二十世紀後半の現代の医学生がほとんどをそこで学ぶ高度に技術化された三次医療病院での研修の場で、根本的に見直されることになる。科学的な探求と患者のケアは、いずれも医学がなすべき中心的課題である。両方の活動が、疾患の症候を同定し症状を和らげること、そして病いという現象を説明することに順番に焦点を当てながら、医学を進歩させてきた。アカデミックな医学の外においてすら、通常治療者は二つのうちのいずれかを選択する必要はない。彼らは自分たちのことを科学的な癒し人だと考え、生物医学的な知識を用いて患者が医療現場に持ち込む症状を理解し治療すると考えているだろう。長年にわたる教育と徒弟制度的な訓練によって、臨床研究者から一般診療医に至るまで全ての医師は、具体的な病気の実践的な分類(とその標準的な治療法)を身につけると同時に、患者の病いはしばしばこれらの厳密なカテゴリーでは説明できないという強い懐疑的な精神をも身につける。個々の医師の経歴の中で、研究と患者のケアのどちらを強調するかということが問題になるとしたら――ごく稀な例外を除けばそれは必ず問題になるのだが――そのどちらを選ぶかということは、単に一日のうちでどちらにより時間をかけられるかとか、どのような医療機関に属しているのかという問題にすぎないように見える。

医学が抱いている理想化された二重の幻想は、患者にも共有されている。患者は医師を、近い将来人類の体験から病気を根絶してくれる科学的な魔法使いと見なしつつ、病いという主観的な体験にも興味を抱いてくれる、親身で信頼できる援助者であり助言者であるとも期待している。その結果医学もその実践者も、これらの期待と二十世紀後半の医学的ケアの現実との間のあまりにも大きなギャップに苦しむことになる。患者は不満を抱き、学生は冷笑を浮かべ[1]、臨床家は満たされない[2]。医師の仕事の多くが心身症的な苦痛と慢性疾患で占められ、治癒はできないが「なんとかやっていく(manage)」ことが求められる時、誰もが「魔法の弾丸」、すなわち絶対確実な即座の治療を求める。臨床を行っているプライマリ・ケア医の大半にとって、抑うつと不安の身体化、心疾患や高血圧、肺疾患、癌などの長期にわたるケアといったことが、日常的な医療の大部分をなしている。それでも医学教育機関においては、医学生や研修医（レジデント）に外来診療、あるいは心理社会的医療、老年医療などを教えるためのカリキュラム改革がまだまだ必要である。倫理的、法的な原則による患者の自己決定の主張、なくならない医療過誤による危機、医療費の高騰とその結果生じる医学の経済的な再組織化などが医療実践の現実の見直しを迫ってきたが、これらの問題も、時間の限られたカリキュラムの中に十分に盛り込むことは簡単ではない。これらの「特別な」問題の全てが、伝統的な観察のプロセス、上級医の指導下の臨床実践、そして入院患者に対する責任を段階的に引き受けていくことなどの、現在の医学教育に徒弟制度の性格を与えてきた事柄を困難にさせつつある。現代の教育病院は、これらの同じ慢性疾患による危機に苦しんでいる人々へのケアの補助を、研修医と医学生に期待している。それゆえに大半の臨床教育は、それらの危機に医学が二十世紀に成功を収める基礎となった診断・治療的な技術を適用することを学ぶことで構成される。それでは医師は、専門技術者なのだろうか？　彼らは「応用科学者」、あるいはエンジニアなのだろうか？

　医学の理想や臨床実践の目標や方法が社会的に明確に認知されるようになれば、医師に対する途方もない期待は——患者による期待だけではなく、医師自身が自分とその職業に抱いている期待についても——減ることだろう。そうなれば益するところは大きい。コミュニケーションは平易な言葉でなされ、ケアに関する決定に際して患者の参加が増し、医師も患者も「満足」は「治癒」とは別のことであるということが理解できるようになる。われわれは医学をどう理解するべきなのだろうか？　アートとしての医学とサイエンスとしての医学の間の緊張という伝統的な記述は、適切だろうか？——それどころか、そもそもそれは正しいのだろうか？　ソクラテスは医師を料理人、すなわち道具としての技術または技能の行使者に類するものだとしている[3]。患者としては、医師が人間の体を扱う優しい化学者や技術者に見えることもあるだろうが、それでもやはり、様々な形で、魔術師のように、牧師のように、親のように、われわれやわれわれの病いに対応してくれることを求める[4]。傍目から見ると、医師は患者の病いの神秘を解き明かす手がかりを捜し求めているシャーロック・ホームズに似ている。医師は、患者というテクストを批判的に読む訓練を高度に積んだ解読者でもあるのだ。

臨床実践をしている医師にとって、医学の本質に関する問いが問題となることは稀である。数多くの直接的な、しばしば命を救ったり回復に役立ったりする仕事が手近にあるし、医学は科学であるという共通理解は、十分満足のいくものに思われる。もし臨床実践が依然として、観察や検査によって得られる数値と同じように物語に信頼を置くとすれば、それは確かに一時的あるいは局所的なものであるから、専門的な学問分野の本質的な一部分ではないということになる。医学は、ルイス・トマスがそう呼んだように、未完の、病気という永遠の問題と熱心に取り組んでいる「最も若い科学」[5]かもしれない。しかしそれでも、それは科学であるという前提に立っている。

科学的な事実、物語的な事例

医学は根本的に物語的であり――三次医療教育病院で実践されている科学的な医療は特にそうである。そしてその日々の実践は物語に満ちている。最も重要なものは、患者が医師に話す「始まりの物語」である。これらは診療現場の外で繰り返し語られる鮮明な物語――「私の手術」や誤診や手遅れをめぐる「争いの物語」[6]――ではない。彼らがそのせいで入院することになり、彼らを病いの世界の入り口に立たせることになった病気の始まりの物語なのである。医学の枠内での患者の物語は、多少なりとも切り詰められた伝記的な記述である。それは病いという出来事を時間に添って述べ、常識的な病因を手短に説明する。「膝はまだ腫れていますが、だいぶんよくなったと感じていました――その後残業が続いて――今日になったら、一歩歩くたびに、ひどく痛むようになりました」。医師はそのような物語を聞いて、質問を行い、それを膨らませ、その都度医学的な情報に変えてしまう。そして、遅かれ早かれ、それを患者に診断として返す。そのような解釈を患者に語り返すことで、物語は幕を閉じる方向に向かう。このように、患者をケアするという中核的な仕事の主要な部分は、物語という手段を用いて行われる。

患者の病いの語りは、最初の物語ではあるが、決して医学における唯一の物語ではない。奇妙なことに、この科学的であろうとする努力の中においてさえ、病いに関する医師自身の論述（discourse）は物語の形をとる。患者が医師に語る最初の言葉と、医師が患者に告げる最後の提案の間の空間は、医学の物語によって埋め尽くされている。これらは、当面の仕事への社交的な解説とか、昼食とかホールで交わされる感想などではない。医学の物語とは、診断と治療における問題を分別して取り組むための非常によく確立された方法である。患者が単純な病気で診察に訪れた場合でさえ、患者が物語を語り医師がそれを聞いて仮定的な診断をするその短い時間に、医師は病いの詳細を時間順に並べ直し、似たようなケースの物語の分類に当てはめていく。医学のような科学的な専門領域において、「事実」を意味づけるこのような予想外にありふれた方法を見いだすことは驚きである。

教育病院の一日は、物語を語ることから成り立っている。朝の患者報告、教授回診、教育検討会、週に一度の各診療科の症例検討会、断続的な速記による夕方の申し送り[7]。これらの教育やコンサルテーションの機会においては、特定の患者の状態に関心が向けられるので、有用な議論を行うためには、その前に、患者の状態が物語的に報告される必要がある。昼食時の講義や、特定の疾患や病状に関する検討会などでは、もっと一般的で臨床に応用できるような原則や抽象化された要点に焦点づけられているかもしれない。しかしその場合でも、議論する病気を患っている特定の患者を例示することから始められることが多い。概して言えば、まるで、ジョン・デューイ〔訳註：米国のプラグマティズム哲学者・教育者〕のもとで一学期を過ごした医学教育者が、抽象的な病態生理学の原則や一般化された疾患単位のあらゆる議論を、現実の、日々の患者の体験に基礎づける、と誓ったかのごとくである。

医学の物語は、初めて耳にすると、物語を語っているようには聞こえない。あの現実的な日々の体験が翻訳されると、患者が生きてきた生とは似ても似つかぬものになる。「これがメモリアル病院への初回入院ですが」という形で事例提示は始まる。「ルシアス・ジェファーソンは六十一歳の黒人男性で、昨夜胸痛を訴えて救急外来を受診しました……」。この職務的、官僚的な説明には機械的な響きがあり、語り手は姿を消し、規定の客観的な口調で語られる。ジェファーソン氏を病院へと追い立てることになった苦しみの物語は、医学の語り直しの中に引き込まれて形を変え、単調になり、かろうじてそれと認識できるような改訂版となる[8]。患者を最も悩ませることは、痛みだったり、仕事や家庭生活がうまくいかないことだったり、単に、「今度は重症かもしれない」と恐れることだったりする。一方、医師が尋ねるのは別のことで、そのうちのいくつかは、患者の心配とは無縁なことである。医師は、患者の物語の断片を集めて、これらの問いに対する答えを病態生理学的な概念に翻訳する。このように患者の体験は膨らまされ、カルテの中で編集され記号化されて、「関連がないと思われること」が排除され、異常な身体の詳細が強調される。それは、専門的な訓練を受けていない目にはほとんど読むことができないも同然だし、専門的な訓練を受けていない耳で聞いても、少しましになるだけである。

この医学の物語を口頭で順序だてて述べることは、教育病院における臨床教育と指導の中心部分である。研修医は自分が診ている患者のことを同僚や教授に報告するが、この日々の口頭の儀式において、医学の物語は、それを語るものが病いをどう理解しているかを示す手段である。患者の主観的な体験の物語は、教育と統制の物語へと変化してしまう。事例提示は、実際、極めて伝統的な物語である。それらは厳密な秩序の下に置かれ、その用語は限定された抑揚のない記述を意図されているので、患者の苦痛や異常事態の主観的体験は、医師のより客観的な見方から取り除かれてしまう。この単調さは、持続的で臨機応変な病いへのケアに必要なものと感じられている、感情的距離を保つことの助けとなる。それはまた、判断根拠のパターンを明瞭に示し、病いが提示する知的なパズルを医師が同定するのを容易にする。結果として生み出される事例は、ぞっとするほど跡形もない「科学的な」ものに聞こえるかもしれないが、それでもそれは物語であり、ジェファーソン氏のストーリーである。その奇妙さにもかかわらず、それがまさに彼が求めて来たものである。つまりそれは、彼の物語を医学的物語として語り直してもらうことであり、彼が報告した出来事の意味を決定するための努力の一部なのである。

しかし、これらの事例提示は、実際に科学的な報告であると反論する人もいるであろう。確かに、それらの単調な修辞と儀式的な特徴は、確認しえないことを最小限にしようと試みており、報告される数値は客観性を強化している。それでもなお、それらは物語でもある。医学の中では、それらの（少なくとも）比喩的な物語としての地位ははっきりしている。医師の通常の言葉遣いでは、「事例」（case）と「物語」（story）とは非常に簡単に置き換わるので、検討会においてさえ時々、発表者はスライドを指しながら「ジェファーソン氏のような物語をいくつか示したいと思います」と言うのである。物語は出来事を時間の中に秩序立てる。「ジェファーソン氏の物語はどんなものですか?」とある研修医が別の研修医に尋ねる。そのような非公式な質問は、もちろん、事例の病歴全体を引き出すものではないが、その答えは――もし話者と聴き手とが以前にその症例を議論したことがなければ――事例提示の簡潔な非公式版になるだろう。「ああ、彼は昨夜胸痛で入院した男性ですよ」。もし両者がすでにジェファーソン氏について話したことがあるなら、あるいは質問者が昨晩救急治療室で彼を診察したのなら、答えは、もっと最新の、物語の次のエピソードが語られるだろう。「彼はカテ（心臓カテーテル検査）を受けました」とか、診断プロセスの後なら「彼はＭＩ（心筋梗塞）でした。ＣＡＢＧ（心臓バイパス手術）を受けることになっています」といった要約になるだろう。

医学的な事例を物語的に組織化することとは、今でも多くの場所で繰り返し再強化されているが、それは、伝統的に、医学生や研修医が事例の詳細を暗唱することを求められることによる[9]。それらの詳細とは、患者の報告する症状や病歴、身体診察によって明らかとなった病気の徴候や損傷、一般の生化学的検査やルーチン検査の結果、可能性のある原因に焦点を当てた特殊な検査結果などである。暗唱することは、その儀式的な性質にもかかわらず、いわれのない儀式的な精神訓練ではないし、検討会や回診の速度を上げることを意図したものでもないが、その有用性は広く認識されている。それは、事例提示をする者に、個々の患者を永久に区別して記憶できるという輝かしい能力を持っているかのように見せかけるよう強いる試みでさえない。しかし、実のところ真実はそれに近いところにある。医学生が、自分が提示する事例の詳細を暗唱することを求められるのは、彼らがそれらの詳細に精通し、それらを全体として知ることが求められているということなのである。それらは互いに調和したものにされなければならず、その結果、認識可能な――認識できるように歪曲された、と言ってもよいが――臨床的な物語になるのである。一つの疾患は一つの「臨床像」を持っているかもしれないが、病んだ患者は一人一人が異なっており、しかも常に変化している。それゆえに患者の現実は、時間経過の中で、物語としてのみ捉えることができる。「数値」や検査結果も、グラフ化されて、時間的な経過に伴う変化や安定度を示すことはできるが、それらは病いの文脈の中に置かれ、その光のもとで解釈されねばならない。このように、医学生や研修医が「事例を把握する」ことは、単なる技術的な専門性や、関連する生物学的、病理学的情報の驚異的な想起力ではなく、様式に忠実に物語を語ることである。その物語は、この語り手にとってのこの瞬間における、口頭で語られたエビデンス（事実）であり、それはその一人の患者についての、多少なりとも筋道の通った一つのまとまりを構成する、多数の臨床的事実の集積なのである。

テクストとしての患者

アカデミックな医療総合施設においては、その原点において、医学は一連の病いの物語的記述を用いて実践される。それらは、比較的自己閉鎖的な業界用語を用い、その領域を定義する厳格な規則に従って語られる。これらの物語や症例の病歴は、それ自身、出来事の読解と解釈であって、それらは患者の語りに表現されていたものであり、患者の体にそのしるしが残されているものである。それらは物語として、病いと疾患に関する仮説を生成することも、検証することもできる。患者は、医師によって吟味され、研究され、理解されるべきテクストである。時に患者は、「本のように読まれ」、新聞の記事や、ありきたりな説明文のように読まれるかもしれない。あるいは別の「興味深い」症例の場合には、患者の物語はそれほど単純ではない。それらは小説とか詩に似て、もっと複雑な作品であり、その意味を簡単に言い換えることは必ずしも容易ではない。

医師はこれらのテクストの読者であり、読者というものが皆そうであるように、諸徴候を理解し、それらを一つの認識可能で伝達可能な全体へと組み合わせることによって解読する。医師以外のわれわれは——特に母親とか「ボディ・ランゲージ（身体言語）」を把握できる者は——病いの予備的で暫定的な解読をすることができる。しかしどれほどその技能があっても、われわれは一般の読者である。一方で医師はより洗練された解釈者であり、患者が示す多様性と可能性についてもよく知っている。この意味で、医師は文芸評論家と似ている。評論家は（その読書からどんな楽しみを引き出すにせよ）、テクストに取り組む時には、理論、予測、仮説を身につけている。これらの予測は、そこに何を読み取るか、それをどのように読むか、それが何を意味すると理解するのかに関係する。もちろん、どんな読者でも、それぞれの癖と先入観と予見とを持っている。文芸評論家と通常の読者とを区別する能力は何に基づいているかと言えば、広範な同様のテクストに慣れ親しんでいるかどうか、そのテクストのジャンル（あるいは分類）についての知識や、それが由来する伝統に関する知識があるかといったことになる。それに加えて、文芸評論家は、自分自身の認識装置や、その文化的、個人的な起源についてある程度の自己認識を保持しているだろう。優れた医師も同じである。ここには、単に患者の物語を把握したり、探し出したりするだけではなく、患者という語り手の習慣や期待についても知識を持ち、その物語の語られ方がその意味の一部をなしていることを理解している解読者がいるのである。

徴候を意味づける

患者はどのように理解されるべきなのだろうか？　この点において医学的な探求の手順は、これまで習慣的に科学と見なされてきた実験室のプロセスよりもむしろ、読書の行為とはるかによく似ている。診断は解釈的な行為であり、治療も解釈的な行為である。そして患者のケアには、徴候とか検査結果といった厳然たる事実と見なされているものを解釈することが含まれている。「あなたの痛みは滑液嚢炎によるものです」とか、「生検の結果、腫瘤は悪性でした」などと医師は言う。患者は体調が悪くて医師の診察室を訪ね、その徴候とか症状の解釈を求めてやってくる。たいしたことのない病気であれば、と望んでやってくる。「今流行のウィルス感染」とか、あるいはペニシリンのよく効くはっきりした細菌感染であれば、と願う。いずれにせよ、診断上のラベルは、医療における解釈的理解の到達目標であり、そしてしばしば、その対価でもある。

日常の診療においても、「解釈学的循環」(hermeneutic circle) と似た、「診断学的循環」(diagnostic circle) が働いている。「解釈学的循環」とは、部分から全体へ、そしてまた部分へと至るような推論 (reasoning) のプロセスで、ヴィルヘルム・ディルタイが、テクストの解釈に特徴的な理解の様式として確立したものである[10]。医療における「知る」という問題は、歴史や文学や人類学——さらには犯罪捜査——における「知る」という問題とさほど違わない。「内科」とは、そこから外科以外の全てが由来した専門分野に与えられた、途方もないほどに簡略化した名称である。そしてその名前は、認識論的な問題の本質と医学的な解釈学の必要性とを示唆している。医師はどうやって、個人の、近づくこともできず、ほとんど見ることもできない体の「内側」で、何がうまくいっていないのかを知ることができるのだろうか?

外科と放射線科は、体を目に見えるような形へと開くかもしれないが、そのような場合でも、医学は第一に、主観的な病気の現れ、すなわち症状についての患者の報告を頼りとする。患者の報告を確かめたりその誤りを明らかにしたりするために、医師が患者の体を診察して見つけようとする、目に見える身体徴候というものもある。これらは客観的な手がかりであり、体の機能不全の読み取り可能な徴候である。これらは、症状を最も直接的に生み出しているかもしれないものと、患者の物語の医学的な解釈において症状が意味しているものとを指し示している。身体徴候に加えて診断的検査をすることで、示唆的な、時には決定的な結果が生み出される。全ての臨床医が知っているように、検査結果を不変の間違いのない証拠と見なすことは誤りである。というのも、それらが生み出す数値は絶対確実なものではないからである。それぞれの検査には予測される感度〔訳註:異常がある時に正しく異常値を示す割合〕と特異度〔訳註:異常がない時に正しく正常値を示す割合〕があって、患者自身の統計値をベイズの公式に当てはめて、心筋梗塞、多発性硬化症、妊娠といった臨床診断の確率が決定される。

ディルタイの解釈者と同じように、医師は、提示される細部を聴き取るが、それは扱うことが容易な、全体の図の一部でしかない――主訴とかその他の症状、臨床的徴候、検査結果などがそうである――、そして、これらの断片を全体へと適合させ、それらを文脈的知識に照らし合わせて検証する仕事に取りかかる。それから――診断学的循環のもう半分であるが――全体を把握した上で、医師はその全体から細部（徴候、検査結果など）を逆に推論し、情報の足りない部分に関する質問を行う。それは他の可能性を除外し、最も強力な、最も可能性の高い仮説を確実にするための質問である。診断的な検査は、患者の体の働きに関する決定的な定量的で科学的な「事実」を確立することによって、この種の循環的、解釈的な推論の近道となるように見えるかもしれないが、その検査自体も選択され解釈されなければならない。このように検査は、診断学的循環を排除するどころか、容易に新しい解釈学的ループに同化される。実際に、ある検査をオーダーするか否かを決断することは、診断学的循環の合理的なプロセスの一段階となる。医学において、身体の一部分――腎臓とか肝機能など――を分離して、それを全体とは全く無縁のものとして研究することは、医師にとって常に可能であり、しばしば有用なものである。しかし、この還元主義的な手順は、臨床研究における科学的発見にはこの上なく貴重なものではあるが、臨床医学の本質ではない。臨床医学の本質は、迅速で配慮の行き届いた患者のケアにある。事実、病んだ臓器や四肢だけを切り離してそれを対象とする「科学的」なアプローチは、それ自身、信頼に足る治療を含むものでもなければ、それにつながるものでもない[11]。患者の病状を緩和する方向へ向かうため、部分は再び全体の文脈の中に置かれなければならず、全体の一部として再度考慮されねばならない。そのプロセスにおいて、患者は、物語を再び授けられ、医学的言述に戻されて、再び物語られるだろう。

文芸批評と同じように、医師は、テクストを解釈するいくつかの選択肢、つまり読み取られた徴候を意味づけるいくつかの方法を持っているが、異なる方法は異なった解釈を生み出すかもしれない。「テクストとしての患者」は、その著者の過去という観点から読むことができ、そのような読解は伝記批評の一種である。高い血圧は、（いくつかの出来事の中から）患者の人生のいくつかの悶着の種まで辿っていけるかもしれないし、肺癌は生涯に及ぶ喫煙習慣まで辿ることになるかもしれない。これらの解釈は患者をよく知る者にとっては最も手近なものであり、診断としてもほとんど問題を提起することはなく、容易になされる傾向がある。それらは、（ポストモダンの批評家と同じように）より複雑な病因を好む学術的な医師の関心を惹くような謎を提起しない。にもかかわらず、伝記的アプローチは、そうでなければぼんやりとしたままになってしまいやすい、しかし長期間見逃されたままでいるわけにはいかないような、結婚生活のストレスとか、失業とか、子どもの病気といった、細々（こまごま）とした出来事についての役に立つ詳細な説明を生み出す。もちろん、自分自身を解釈する必要に直面した他の多くの著者と同じように、患者はそれを無意味なものとして無視することもあるかもしれない。たとえば「タバコをすっても、癌にならないですむ人もいるようですが」とか「いいえ、私は仕事にプレッシャーを感じていません。それに、私は仕事を辞めることはできませんし、そうしたいと仮に思ったとしても、無理でしょう」といったように。しかしそれでも、伝記的な解釈は病んだ人間の心を捉えて離さない。

「テクストとしての患者」を意味づける基本的な方法は、包括的解読である。「解釈者としての医師」は、病いの種類が何であるかを同定し、その光に照らして微細な点まで解釈する。ある種の病いは、ソネット

（十四行詩）に似て、注目するだけの価値はあるにしても、それと分かるほど限定されていて、どこにいつ現れたとしても、予測できる形式をとるだろう。他の病いは諷刺叙情詩に似ていて、非常に多様で、十分進行して他の可能性を除外できた後でのみ認識することができる。今年のインフルエンザは、去年のインフルエンザのたちの悪い変異形だった、などがその例である。ホイットマン風の自由詩のような上気道感染が広まっているかもしれない――たいていは散文と見分けがつかないのだが。他の患者では、「解読者としての医師」が、命に関わるような診断を見分けるかもしれない。その時の読解は、ギリシア悲劇における神託と同じくらい確かなものとして（そして当てにならないものとして）個人の運命を定めるだろう。

「テクストとしての患者」の身体徴候は、歴史的文化的な文脈においても解釈されうる。プエルトリコ人の患者は、「熱い」病気と「冷たい」病気というガレノス的な分類を今でも使っているし[12]、フランス人は肝臓病に苦しみ、アメリカ人はストレスに苦しむ。常に、経験のある「解釈者としての医師」は「テクストとしての患者」を同じ人物によるそれ以前の「作品」と比較し、目の前の病気を解明するであろう同じ主題やテーマを探す。ここで再び、（伝記解釈者と同じように）、病いには心理学的な要素が占める余地があることになる。心と体のつながりを専門とする医師や人生と病いの関係を研究する医師は、「傷心」と心疾患との比喩的な関係[13]、人生環境の絶望的な拒否と嚥下障害との隠喩的な関係を同定しようというところまで進むこともある[14]。

これらの解釈に続く治療戦略は、薬理学的なものから隠喩的なものまで幅広くなるかもしれないが、これらの両極は相互に排除的ではない。それらは実際、医学的な探求における、健全で広い基礎を持つ方法であり、相互に強化される解釈的なアプローチである。批評家のように、医師にも好みの方法や専門分野における弱点があるとはいえ、彼らのほとんどは、教室におけるよい批評と同じように、この事例のこの時点における最良の読み方のために彼らが必要だと信じるものに触れ、あらゆる可能性を渉猟することになるだろう。

テクストの著者は誰か?

医師は、「患者というテクスト」の著者ではないのだろうか? 医師を文芸批評家にたとえることは、健康診断や限られた病気の場合には適切かもしれないが、医師-患者関係全体のモデルとしては、あまりに受身ではないかという反論があるかもしれない。確かにこのモデルでは、重篤な病いや遷延する病いにおける医師の能動的で積極的な役割を記述できない。さらに医師は、自分が経過を追うべき出来事において中心的役割を担っていると理解しているので、医師がその病いの物語の書き手だと感じてしまいやすい。患者の病いの詳細を疾患の医学的な記述へと作り直すという彼らの義務は、ある意味では、解釈されたとおりのテクストを創成することのように見える。しかし、医師が「テクストとしての患者」の原作者であるとすることは、患者自身と患者の物語の重要性を無視するだけではなく、あまりにも単純に過ぎる。マイケル・バリントは、精神医学的訓練により培われた想像力を用いて、医師と患者は一つの物語の共著者であり[15]、共通の物語を相互交流によって構築するというイメージが治療的な面接の遂行に有用であると示唆した。しかしながら、医師と患者の関係性のモデルとして、共著者というのは、患者の人生のドラマにおいて医師にあまりに中心的な役割を与えている[16]。医師が行っていることは解釈作業であり、それはオリジナルな構成ではないし、（稀な例外を除いて）共同構成でさえない。患者の葬式に参列する医師はこのことを、印象深い形で痛感する[17]。医師も疾患も、患者の人生の中で最大の力を持っていたわけではなかったことを発見することは、驚きでもあり慰めにもなる。

テクストとしての患者、よく教育された、思いやり深い親密な読者としての医師という比喩は、医師と患者の間の情緒的、認識論的な関係の複雑さを捉えるにはまだまだ距離がある。しかし、医学的な読解は、表面的でも受動的なものでもない。読者、解釈者としての医師という考えを、さらにもう少し推し進めることも可能である。というのも、二十世紀後半の文芸批評が教えるところによれば、著者と読者の関係は、患者と医師の関係と同じくらい十分複雑なものだからである。著者は詩や小説を作るが、その意味やその読者まで制御することはできない。全ての読者は、この観点からすると、そのテクストの著者あるいは共同制作者と見なすこともできる。誰もがそのテクストの自分自身の改訂版を持っているというわけである。どうやってそのうちの一つの解読に特権を与えるかということは、激しい議論の主題となっている[18]。医師は、これと同じ意味で、「患者というテクスト」の著者として理解される。「患者というテクスト」の批評的な読者としての医師の著作に、患者の物語との対等な地位ではなくて優先的地位を要求するような人々は、その要求の中にある危険な愚かさと自己中心性において、自分たちの著作が自分の読んでいる詩や小説と同程度に創造的である――そして特権的でもある――と見なす文芸評論家と非常によく似ている。往々にして医師や評論家の著作は、身体の力や生きる意思を無視している。それでもやはり、森の中で誰にも聞かれない音を立てて倒れる木と同じように、読者のいないテクストは存在するかどうか疑わしい。そしてそれは患者も同じである。医学的な構築物として、病んだ人物の「患者性」は、その存在のために医師という読者を必要とする。それは、病いや苦しみが存在を要求するやり方とは違う。実際、カルテに記載されたり、回診で報告されたりする医師の解読は、病んだ、究極的には知り得ない人物を、知ることが可能で、語ることが可能で、それゆえ治療することのできる医学的な存在へと変容させる。解釈それ自体は一つの方法であり、善にも悪にも導きうる。医学的な解読は、理想的には、患者に害を与えることはなく、病いに干渉せず、それを変えることもない。患者が癒されるか、改善するかは、次に起こること、すなわち医師の治療的な行為にかかっている。医学的な解釈は、患者が語る出来事と身体徴候の観察とから、病いのメタストーリーを作り出す。病いの歴史と出来事とが医学的な物語へと変換され、そこで患者の理解と治療とが初めて開始されるのである。

一つの病い、二つの物語

病いはまず第一に病んでいる人のものであり、患者の体験は医学において消すことのできない事実である。病気になり、医療の注目を惹く形でそれがどう始まったかを語る患者をケアすることには、その語りを聞くこと、それを医学的な物語へと変換すること、そしてその物語を患者へ返すことが含まれていなければならない。たとえどれほど仮のものであったとしても、診断として再解釈され、変容し医学化された物語は、患者にとって異質なものに映る可能性がある。奇妙なもの、没個性化されたもの、人間不在のもの、とうてい受け入れがたいもの、狭量なもの、あるいは恐ろしいほど明確すぎるものなど。このように変容した病いの記述は、出来事の解釈として、患者の現在進行中の人生の物語へと再統合されねばならない。現在進行中の物語とは、健康あるいは病いの物語、うまくいった治療、身体的な制限、死が迫っていることなどいろいろありうる。これは必ずしも容易なことではない。というのも、医学的な翻訳の中で、患者の病いの体験の記述は歪められ、破壊され、ほとんどその痕跡も残らないほどにされているからである。このように異質な形で患者に返されるので、(多くの場合それは、病いの共通言語を忘れたり、それを使う必要性を無視したりしている医師によってなされるのであるが)、医学の物語はほとんど患者の物語の改訂版として認識できないほどであり、患者の体験の説明としてはほとんど役に立たない。病いの物語の所有をめぐる無言の争奪戦が、しばしば、医師と患者の間の緊張の核心にある。というのも、その緊張は、一部は、その著者は誰であるべきかということに関する争いであり、どんな言葉を使うかをめぐる争い、人生(と死)の出来事の解釈をめぐる争いだからである。

一つの物語がもう一方の物語から生じて、前者が後者の物語を解釈するのだとはいえ、これらの二つの物語を区別することは必要である。第一の物語、つまり患者の物語は、病気の人(あるいはその家族や友人)が医師のところに携えてきた、もともとの動機を与える語りである。第二の物語とは、医師によって構築される医学的な記述で、患者の物語から選択され強調された一部分と、患者の身体に認められる病気の徴候とから構成される。第一の物語は、病いが人生にどう影響したかということに関心を持ち、第二の物語は、疾患の同定と治療に関心を持つ。医師の物語の一部は患者の物語に由来しているので、二つの物語は多くの同じ出来事を説明したものである。しかしこのことは、二つの物語が異なる物語であることを妨げない。たとえ明確には分けられないとしても、それらは異なる動機と異なる主題を持つ、異なる視点から構築された物語である。この相違は、患者のケアにおける本質なのだが、医療において認識されることは滅多にない。

これらの二つの物語の存在は、伝統的西洋文化の民間信仰の中に科学的な医学用語が持ち込まれることによって見えにくくなっている。たとえば、今日ではわれわれの大部分は、「水腫」とか「心臓の問題」、「老化」といった言葉よりも、「うっ血性心不全」という言葉によってその状態を説明する。しかし、多くの場合、われわれは、以前よりももっと科学的に情報を伝えられた上で病気を理解しているわけではない。むしろ、科学的な医学が解釈共同体に普及したのであり[19]、それ自体が健康と病気についての現代の民間信仰や民間伝承をわれわれに与えることになってきたのである。同じ出来事に対して同じ用語を使うことは、（特にそれを毎日使う人たちには）医師と患者が、同じことについて話し、同じ物語を話しているように思わせる。しかし実際には、同じなのは身体的徴候と診断のラベルだけである。理解のしかたや関心の的は全く異なる。日常会話において、このような要約的な診断用語が一般に使われているのは、患者が上記二つの改訂版を和解させようとする試みであったり、病いの物語の全体を取り戻そうとする試みであるように思われる――とはいえ、その不可解な記述子（descriptor）は依然として医師の持ち物である。患者は、自分自身や自分の症状を、科学的医学に由来する西洋的民間信仰の言葉で解読し、このような予備的な解読（あるいは一連の解読）が彼らを医師のところに連れてくる。彼らが捜し求めているのは、専門の解読者による、自分の状況のより主観性の少ない解釈、ほぼ客観的と言って良い理解、これらの事柄についての伝統的な知識から告げられる理解、その意味についてのより正確な直接知である。患者はしばしば、医師の物語の中に、自分自身の症状についての解釈の脱構築を求める。「重症でしょうか？」と患者が尋ねる。「癌ではないですよね」。

第二の――医学の――物語を創造することは、患者と医師の出会いにおける直接の目標である。しかしながら、医師にとって――そして患者にとって――この再解釈が重要だからといって、患者の体験の優先権が失われることはありえない。普通の人々が医学的な用語を用いて自分自身を記述するという事実があるからといって、医療における第一のテクストとしての自分自身を執筆する著者は患者（あるいは、正しく言えば、病気になる人々）である、というわれわれの認識を曖昧なものにするべきではない。患者はまるで、人生行路の中で構成され、この瞬間のためだけに意図された詩か小説であるかのようだ。そして、医師である読者が、一組の出来事からの二つの物語を区別できず、医師が患者を存在させているかのように感じてしまうということも理解できなくはない。にもかかわらず、「テクストとしての患者」の著者は、一週間前にはおそらく少し疲れはあっても健康だと感じていたような人である。医師の物語はそれ自身の生命と意味とを持つようになるが、それでもそれは、二次的で派生的なものである。患者の病いの記述は、臨床医学における基本的な事実であることに変わりはない。医師の物語は、診断的循環の過程の記録として、われわれにとっての医学的な意味を生み出してくれるものだとはいえ、病いの出来事は医師の物語のために存在するのではないのである。

したがって、医学の物語は患者の病気の一つの記述であり、それ自体が患者というテクストの読解である。もっと正確に言うなら、その読解の記録である。それは物語の原作と同一ではなく、時に原作とは認識されないものとなる。患者の物語は病いの出来事を、暗黙の病因と共に、単に時間順に並べたものである。医師の物語はこの報告と身体診察の所見から構築されるものであり、診断の発見の物語を伝える。それゆえに、それは厳密に時間順のものではなく、直前の過去から始まって「歴史」を掘り下げ、次には検査という手段を用いて、まだ知られていないものへと移っていくのである。

臨床医学と「グラウンデッド・セオリーの発見」

医学の物語は、事例における事実を同定してそれらを意味づける循環的な方法であり、バーニー・グレイザーとアンセルム・ストラウスによって（彼らは医療実践への応用可能性については言及していないが）、「グラウンデッド・セオリーの発見」として記述された、人類学や歴史学に固有の調査研究法と多くの共通点がある[20]。この方法は、実験的環境の設定が難しく、変数を操作することが望ましくないかあるいは非倫理的であるような学問分野で使用され、調査者自身に研究の主たる道具としての地位を与える。分析には「連続比較法」が用いられ、「現象についてのあらゆる陳述、説明、見解がデータそのものと見なされる」。グレイザーとストラウスは、民族誌的研究が物理科学の研究のように仮説の客観的な検証から成り立つべきであるという見方に異議を唱え、社会科学においては、調査されている理論は、形式が定まったものというよりはむしろ実際の現実に即したものであると主張した。ここで何が起こっているのかということが問題なのであり、たとえば酵素の働きのような抽象的なことが問題なのではない。理論は、それゆえ、集められたデータから引き出され、そこで生み出される仮説が次のデータ収集の方向を決める。そのような「グラウンデッド・セオリー（データに密着した理論）」は、グレイザーとストラウスによれば、四つの基準によって検証される。全てのデータを説明する上での適合性と適切性（fitness and adequacy）。調査された人々への説明としての受容可能性（acceptability）。他の事例への一般化可能性（generalizability）。そして、応用と変化のための有用性（usefulness）。

臨床医学との類似は明白である。病院とか臨床の調査フィールドは、倫理的、時間的な理由から変数を操作することがほとんどできないという点が似ているというだけではなく、可能な診断のリストを作り検証するという医師の方法とも極めてよく似たプロセスである。予備的なデータから始めて、医師は、徴候と症状を説明できるような、考えられる仮説のリスト――鑑別診断――を組み立てる。それから、医師は、任意にではなく、鑑別診断によって示された線上に沿って、更なるデータを集め始める。新しい情報を使って、医師は、リスト上で、今知られている全てを説明できない疾患を除外したり、放棄することができる。こうして、可能性の極めて高い一つの診断が残るかもしれないし、あるいは適切性という基準によって残された可能性を判別することを可能とするような決定的な事実を求めて、さらに焦点を狭めた追加のデータを集めるところまで、可能性の幅を狭めることができるかもしれない。

医学の診断方法もまた、その仮説の妥当性を確立するためにグレイザーとストラウスが設定した基準を共有している。診断は事実に対して適切なものでなければならないし、当の患者がもっともだと思うものでなければならない。同じ種類の他のケースにも一般化が可能でなければならないし、患者の病気の治療もしくは軽減に適用される時に役に立つものでなければならない。民族誌研究（エスノグラフィー）の場合と同じように、定量的技術はデータの発見に部分的に役立つが、科学的な測定は調査の到達目標ではない。その代わりに、調査者は、当面する状況の物語的な説明、進行していることについての理解を捜し求める。推論のこのプロセスの早い段階で、幸運と最新の技術があれば、医師が集めるデータに、診断の可能性の一つを確証してくれるような検査結果が含まれることもある。しかしながら、もしこのような検査が存在しないか、もしあったとしても危険であったり、痛みを伴うものであったり、法外に費用がかかるならどうするのか？　もしその結果が曖昧であったり、間違っていたらどうするのか？　検査は診断の結論への近道ではあるが、その結論は多くの場合他の手段によっても到達することができるものだし、現在ですら、検査は診断の方法論の基本ではない。なぜならば、医療におけるデータの収集は仮説の形成や仮説の検証と分離したものではなく[21]、鑑別診断に埋め込まれている推論の方法は（グラウンデッド・セオリーの発見におけるのと同じように）仮説の妥当性と技術の信頼性の両方をチェックするものとして働くからである。「検査結果が、その他の点では満足のいく仮説に合わなければ、検査結果の方を捨てて、新しい検査をしなさい」という臨床の格言があるが、これには、「ある一つの事実が、そこまでたどってきた長い推理の筋道と矛盾するように見えるときは、必ずやそこに、なにかべつの解釈がありうる」と主張する達人、すなわちシャーロック・ホームズを思わせるところがある[22]。

この方法が、患者のどこが悪いのかを解き明かそうとする人にとってどれほどなじみのあるものだとしても、古典的な自然科学の方法論によってのみ知識が生み出されると考える者にとっては異端とも言えるほど「後ろ向き」に見えるだろう。古典的自然科学の方法論においては、調査者は現象から分離した観察者であるべきだと信じられていて、理論（より抽象的で法則のような理論であるが）の生成は、データの収集からは厳密に切り離されている。妥当性は観察されたデータを構成する量的な測定の再現性の中に存在する。それでは、理論とその検証過程の両方の基礎を新たな現象の探求に置く医学のための認知的方法を、どう考えるべきであろうか？　医学がこの方法を用いているということは、動かせない事実である。医学の実践を合理的に説明しようとしている人たちの中でも最前線に位置するアルヴァン・R・ファインスタインでさえも、合理的な治療が臨床科学の領域であるとし、診断を臨床経験に委ねている[23]。そのように実践される医学の方法論は、生化学や分子生物学など「基礎的」と呼ばれる科学とだけではなく、人類学、歴史、文学のような解釈学的な学問とも共通する点を多く持つもののように思われる。

医学が知識を得る方法を弁護し説明することは、論理実証主義的科学モデルを古典的自然科学以外においても唯一の有用な知識パラダイムと捉えることに異議を唱える、より広い運動の一部である。行動科学や社会科学（より能動的で、人間的に構築され、それゆえ価値を伴う主題を持つ）がそれらのデータに適切な方法を捜し求めたというだけではなく、グラウンデッド・セオリーの発見に類することもまた、歴史文献研究および文学批判の方法として、よく実践され弁護されてきた。アーサー・ダントが主張したように、歴史は「等質である」。というのも、その物語において、記述と説明は、ほどきがたく絡みあった一つのものだからである[24]。実在論的な仮説が一次資料から立ち現れてきて、さらなる発見によって検証される。歴史が量的な「事実」の脈絡がないリストとして展開される（それさえ疑わしいが）のでないかぎり、「価値に左右されない」非説明的な歴史などありえない。アナール学派のフランスの歴史家の方法に関するジョージ・スタイナーの適切な記述は、歴史一般に適合する。「記録が直観を生み、書庫が証人となる」[25]。

医学と科学

科学は価値から自由で解釈に影響されないものでなければならないという論理実証主義の考えは、医学が依然として疑問も抱かずに受け入れている科学の理想であるが、今や科学それ自体の領域においてさえ、異議を唱えられていないわけではない。その厳密さにもかかわらず、科学的な知識それ自体は、論証的演繹や厳密な幾何学的な証明だけからなっているわけではない。ましてや観察だけでは、どれほど精密なものであったとしても、十分ではない。知覚について知られているすべてのことが、科学的な観察は、（患者を臨床的に観察するのと同じように）必然的に仮説に影響されるということを示唆している。E・H・ゴンブリッチの説くところによると、西洋の具象主義の伝統において描かれる絵画は、共通の文化的特質、視覚的な図式に基づいており、芸術家はこの図式を作品の中に再現している。ただ単に「現実を描いている」者など一人としておらず、「無垢な目」などない、と彼は主張する[26]。

知覚が予見に依存しているということは、物理学における知識についての最新の理解と矛盾しない。トーマス・クーンは、その革命的な著書『科学革命の構造』[27]で、いかなる領域の科学者も、受け入れられているパラダイムの中で仕事をし、その領域における実験の行為は、そのパラダイムを完全なものとして実体化する働きをしていると主張した。通常の科学の作業では、科学者はすでに何を見つけるべきであるかを知っており、だからこそ、それを見つける。これは医師が、病気の徴候が全体としてその文脈において何を意味するかということをすでに知っていなければならないのと全く同じである。実験の目的は、観察される所見が与えられた理論にどのように合致するかを明らかにし、それによって理論を検証することにある。異常な所見や、適合しない「事実」を発見する能力、どんなに注意を払っても確立された分類をすり抜けてしまう事実を認める能力こそが、クーンにとっては、あらゆる科学革命に共通する発生源である。

臨床医学においては、「通常の」活動と「革命的な」活動の割合は、物理科学のそれとは違う。標準から外れた所見や、奇妙なことが観察されるのは、医療の実践においての方が、物理学や化学、あるいは生物学においてさえよりも、はるかに頻繁に見られる。もし「通常の科学」がパラダイムの範囲内で作用するというクーンのモデルを臨床の疾病分類学、すなわち病気の記述と分類に適用するならば、「新しい」病気が同定されたり、古い病気が細分されたり組み合わされたりという革命が、一年に一度は起こっているという結果になるだろう。極めて小規模に患者の診断に適用したならば、パラダイムの作用という概念は、個々の患者に関する仮説の頻繁な変更と修正のために挫折することになるだろう。というのも、各々の患者は潜在的に特異的であり、病気の変則的な一例だからである。医学における「通常の」科学は、シェイクスピアの無韻詩の「通常のリズム」のようなものである。よく知られているように、その韻律は弱強五歩格であるが、たいてい、変則的でない古典的な詩行を見いだすのにはひどく苦労する。そうであっても、たじろぐほど多数の変化形を目の当たりにしてさえ、標準的な様式を主張するのが詩歌の調べの本質というものである。同じように、医学においても、変異形は一般化された意味でのパターンと両立する。『ワシントン・マニュアル』は、診断に必要な臨床徴候を羅列している。たいていの病気に、可能性の範囲、ウィトゲンシュタインの定義の「家族類似性（family）」の範囲がある。ファインスタインの使っている例をとれば、リウマチ熱は、「関節炎、舞踏病、心筋炎、輪状紅斑、皮下小結節」から診断される[28]。決定的な検査というものはない。学生や研修医は、特定の患者がそのパターンに合致する蓋然性を考慮することで、教科書の固い記述をほぐすことを学ぶ。病巣と徴候とは必ずしも一致しないし、徴候と検査結果も必ずしも一致しない。病巣と検査結果すら、時には対応しないことがある。オットー・グッテンタークが1947年に指摘したように、「臨床的疾患単位」は、十八世紀のドイツの生理学者の揶揄の的となったが、胚種説〔訳註：全ての伝染性疾病は、微生物が原因であるという説〕の勝利がそう思わせたような「紛れもない真実」ではない。そうではなくて、それはただの予備的な類型論にすぎない[29]。臨床家と臨床研究者は、病いの地図を完成させるために働いている。しかし、それぞれの患者、病いの一例一例は、地図に載っていない領域である。

正確に言えば、医師がかつて一度も出会ったことのない患者に対して「受け入れられているパラダイム」はない、という議論があるかもしれない。しかし、ほとんどの場合、医師は予見を持っている。たとえ以前にその患者に会ったことがなかったとしても、「それに似た人々」を診た経験を持っていたり、患者が自動車事故に遭ったことを告げられていたりする。これらは先入観を植え付ける事実であるが、よく知られた場所で、ある特定の専門領域の中で行われる実践であるという性質から、これらの「事実」は、医師が遭遇するであろう病気を予想することを可能にする。何年もの経験や現在のインフルエンザ流行の疫学的事実によって、倦怠感、筋肉痛、疲労、頭痛、咳といった手がかりと診断との間の距離を縮め、「インフルエンザにかかっているようですね」と診断を下すことになる。これらの臨床予測は、新しい病気、新しい医学、シートベルト着用といった新しい行為によって変化するが、患者の日々のケアはそれなしでは不可能だろう。病院での訓練では、医師は最初、そういった誘いに抵抗するように条件づけられる。梅毒がそれほど長い期間未治療のまま放置されることなど滅多になくなり、結核が（まだ貧しい地方では恥ずかしながら残っているが）珍しい病気となった現在においても、「TB（結核）を考えなさい」「第三期の梅毒を考えなさい」と、学生と研修医は強いられる。そして、ひとたび稀なことが習慣的に心に浮かぶようになると、今度はそれを修正する警句が発せられる。「馬のひづめの音を聞いた時に、シマウマのことを考えてはいけない」と。

臨床においては、医師は、標準的なもの、予想される病気を認識しなければならないが、それでもなお、その作業仮説を崩すような非定型的な詳細にも心が開かれていなくてはならない。実際、医師はそれに合わない事実も積極的に探さなければならない。うまく合わない、「革命的な」詳細が見つかると、それを説明するための、より適切な仮説が生み出されなければならない。異常に喉が渇き、排尿も頻繁であると分かれば、患者が「風邪」を疑っていても、糖尿病を考えなくてはならない。「通常の」胸膜摩擦音とは少し異なる低い吸気時摩擦音が聞こえたら、そうでなければ疑うこともなかった強皮症の発見につながるかもしれない[30]。教科書や雑誌、臨床家の記憶に、その異常を説明するパラダイムが見つからない時に、新しい症候群、ひいては新しい疾患が発見されてきた。たとえば、重症の入院中の高齢者において在郷軍人病（レジオネラ肺炎）が以前に見つからなかったのは、あらゆる細菌が知られていると信じられていて、レジオネラで亡くなっても、通常の「肺炎パラダイム」に容易に適合したからである[31]。しかしながら、ホテルに集まった比較的健康な人たちにおける流行は尋常ではなく、そのため調査が行われて、以前は知られていなかった細菌が発見されることになった。このように根拠が定義し直されることは、科学よりも臨床医学においてはるかに多い。これは、ある程度は、医学が「最も若い科学」だからである。その理由の一部は、医学においては、科学的な実験が疾患の臨床的な発見の後に続くものだからである。臨床医学の進歩は、病人――たとえばＡＩＤＳを患っている人々――のケアを行う必要性によって形作られる。一方、遺伝学におけるような利害関係がない実験は、何年も後にならないと臨床医の実践や思考様式に影響を与えない。

最近、科学哲学者や科学史家は、解釈的あるいは解釈学的（hermeneutic）方法論もまた科学の特徴であると論じている。彼らの主張によると、物理学と化学は、論理実証主義者が認識しているよりも、はるかに文脈に依存している度合いが大きく、これらの研究の領域は、人類学、歴史、文学と、普通に認識されているよりも多くの共通点を持っている。メアリ・ヘッセは、理想的かつ自然なカテゴリーなどないのであるから、科学における理論とは競合する隠喩の中での選択の問題である、との考えをずっと抱いていた。彼女は、科学が本質的には、予測するものではなく、説明するものであり、人文主義的な活動であると論じた[32]。同様に、「純粋」科学と「応用」科学の間の線引きも曖昧になってきた。ルイ・パストゥールは、応用科学が独立した存在であることを否定して、両者の間の有機的なつながりを思い描いていた。「科学と応用科学というものがあるが、それは、果実と果樹と同じように、つながったものである」[33]。しかしながら、現在は、その区別自体も否定されている。技術史家のエドウィン・Ｔ・レイトンは、理論の優先性や「純粋性」といった基準は、科学と工学の区別には役立たないだろうと主張する。科学的な研究の重要性を疑うものはいない。しかし、明瞭で線形的な解決を得るために必要な科学的な理論の一般化の程度を考えるならば、技術は、文脈を背負った現実の状況の非線形性を扱う、それ自身の知識の総体を生み出さなければならない[34]。確かに、癌治療とか心血管疾患のような領域における研究の結果は、これを立証している。レイトンが主張するように、「実践の複雑さは理論を超える。その成果は、実践に伴う秘伝的な知識の総体から発展してきたものと言える」。

理論と実践の世界とのこのような区別の曖昧さは、量子力学の比喩を持ち出すにせよ、応用指向の研究のためであると言うにせよ、医学が科学であるという前提を安易に疑問視されないままにしてしまう。多くの医師(と大半の大衆)にとって、「科学」とは、感情を離れ、文脈に依存せず、本質的には数学的な、再現可能な知識でなければならないと単純に理解されている。この観点からすると、科学の目標は、その対象に関する何にも媒介されない直接の真実である。しかし別の人たちには、現代物理学の哲学として知られているもの――相対性と「不確定性原理」――が標準となっていて、その場合、医学の特徴である不確定性は吟味されないままとなる。

それよりもはるかに医学と関連しているのが、その基盤となっている生命科学である。生物学は、スティーブン・トゥールミンが指摘するように、そして特にC・H・ウォディントンとJ・B・S・ホールデンが考えたように、四つのレベルでその主題の解釈が要求される科学である。四つのレベルとは、生化学、生理学、発達学、進化学である。そしてこのいずれも、十分に適正ではない[35]。医学との比較は示唆に富む。ケネス・F・シャフナーは、医学を「個別的なものの間レベル的(interlevel)科学」であると表現した[36]。生物学と同じように、医学も理論のためのデータを様々なレベルの特異性を持つものから集めて理論を生成するが、それは非常に多様であるため、単純な普遍的一般化はできない。医学は、むしろ、生物学よりも複雑で多レベル的なものである。多レベル的な性質は、医学の「生物・心理・社会モデル」の中心的な特徴である。これはジョージ・L・エンゲルが提唱したもので、ルードヴィッヒ・フォン・ベルタランフィのシステム理論に基づいている[37]。エンゲルのモデルは、医学に関連する変数を、医学の「基礎」科学的な構成要素によって認識される分子的、組織的なレベルからはるかに超えたものにまで拡張した。これらを無視せずに、「生物医学モデル」の焦点を、発病や治療効果に影響を与える可能性のある心理的社会的な相互作用にまで広げることを彼は提案する。革命をもたらす可能性のあるエンゲルの立場に対しての医学における反応は、明らかに奇妙であった。誰も反対しないのだが、ほとんど何も変わらなかったのである。これは、一部には、「生物医学モデル」の概念は、実践においてはほとんど存在しないものを指し示しているという事実による[38]。実際、臨床医学を、実験室の科学のように進行していくものとして想像することは難しい。というのも、その「材料」は受動的ではなく、理解可能な不変の対象でもないからである。マイケル・アラン・シュワルツとオズボーン・ウィギンスは、「生物医学のモデルは、実際の医療実践のレベルというよりもむしろ、…医学の神話的な観点のレベルに存在する」と主張した[39]。科学としての医学という観念は、疾患という抽象概念の具象化には素晴らしく有用であり続け、それゆえ、診断と治療をより正確に行うことを促す。しかし、患者のケアの唯一のガイドとしては、ほとんどの臨床医はそれを遵守するよりもむしろ破ることの方が名誉なことであると理解してきた。生物医学モデルは神話のように、医師が目標とする厳密な医学的科学の理想という役割を果たし続けているが、患者にとって有害である可能性があるために、実践には移されないのである。

医学と物語

医学が何であるかを説明し、その合理性の本質を定義する上では、文学が、自然科学や社会科学よりも適切な、方法論の相似物を提供する。というのも、単に読書という隠喩が、患者の状態の解釈に対して用いられるという理由から基本的に文学的隠喩であるというだけではなく、さらに重要なことに、医学はそれが用いる比喩的な言語と、病いの事実の物語的構成を通じて、すでにして文学や文学的な研究と共通点を持つからである。医学の事例とは、個々の患者における疾患の研究や診断についての中核的な物語的記述であり、それは西洋文学の最も現代的な形式である探偵小説と歩みを共にしてきた。エドガー・アラン・ポーの１８３０年代の小説に出てくるデュパンの推論は、初期の病理解剖学者によって共有されていた。シャーロック・ホームズの方法論は、リチャード・キャボットの臨床病理検討会（ＣＰＣ）に大切なものとして取り入れられ、依然として、口述・筆記を問わず、医学的探求のあらゆる物語のモデルとなっている。十九世紀は、最も物語的な世紀であり、認識論と物語を語ることとがつながって、歴史と小説の双方に非常に長い作品が生まれたが、両者のつながりは非常に強く、徹底していたので、全く当然のことと受け取られていた。ミシェル・リファテールが、文学のテクストは「文化的な前提の現実化」だと記述しているが、彼に続いて、ローレンス・ロスフィールドは、十九世紀に前面に出て来たリアリズム小説と、医学的研究の間のつながりは、実際、革命的なものであると論じた[40]。小説のリアリズムが技法的に医学化され、登場人物や出来事に、医学が病いに与える事実や病因論の具象が探し求められた。シャーロック・ホームズにも、小説と医学の特別な関係が優れた形で示されている。ホームズを生み出したアーサー・コナン・ドイルは、彼自身医師であった。そしてエディンバラ大学の学生のころ、ジョー・ベル博士の講義を聴いている。ハロルド・E・ジョーンズという、もう一人のベル博士の学生によれば、ベル博士は「演繹」の魔術師として知られ、その離れ業ともいえる臨床的推論は伝説的であった。ハロルド・E・ジョーンズという、もう一人のベル博士の学生によれば、教授はしきりに彼の学生たちに「その方法（The Method）」を使うよう促した。「この男のどこが問題だろうか？」と彼なら尋ねるだろう。そしてついに学生が思い切って、「股関節の病気だと思います」と言うと、ベルは次のように答えたと伝えられている。

腰――そうではない！　男の跛行は、腰からではなく彼の足からきている。綿密に観察すれば、靴にナイフで切込みが入っているのが見えるだろう。そこは足に対して靴の圧力が最大となるところである。その男は、魚の目に苦しんでいるのであって、諸君、腰にはぜんぜん問題はない。しかしながら、諸君、彼は魚の目の治療のためにここに来たのではない。彼の問題はもっと深刻な性質のものだ。これは、諸君、慢性アルコール中毒の事例である。赤らんだ鼻、膨らんだ顔、充血した目、震えている手とぴくぴく動く顔面筋肉、素早く鼓動する側頭動脈、全てはこれを示している。諸君、これらの推論（演繹）は、しかしながら、絶対的で具体的な証拠によって確証されなくてはならない。この場合私の診断は、患者の右のコートから突き出ているウイスキーのビンの頭が見えるという事実によって確認される。……決して自分の推論を確証することを怠ってはいけない[41]。

もしベルがホームズのモデルだとすると、より堅実でどちらかというと鈍いワトスン、コナン・ドイルの描く「医療人」の方が、物語の中では、語り手としてわれわれを代表している。ホームズ自身は、医師でも現代的な意味での科学者でもない。彼は実験室の中でくつろぎ、細部の正確さを高く評価してはいるが、彼の「仕事」の大部分は、手がかりの鎖を探りまわりながら考えをあたためることによってなされる。人類学者あるいは文芸評論家あるいは臨床医と同じく、彼は解読の専門家である。あらゆる出来事は物質世界に解読可能な痕を残す、と彼は推定する。小道の横のかつて一度もつぶされたことのない草の葉や、様々な圧力の踵の痕がこのような精査の対象となった。ホームズは、ベル博士のように、細部の詳細な観察に頼って仮説を生み出すが、その仮説はさらに詳しい物的証拠によって確証されねばならないものである。犯行現場で彼は仲間と接触を絶ち、本の読者のように——実際にホームズの本に没頭するコナン・ドイルの読者のように——現象に深く没頭する。『緋色の研究』、これは最初に出版されたワトスン医師によるホームズの「事例記録集（事件簿）」だが、その中でわれわれは、彼に会う前に、実験室でのホームズが「絶対的かつ正確な知識を得たいという、その一念」に凝り固まっていることを知る[42]。しかし彼の科学は全て、葉巻の灰に関する論文を書いたこともあることが示すように、「実地調査（フィールドワーク）」を行うことにある。観察に見過ごしや不正確さがあってはならない。というのも、直接的かつ究極的に、彼の仮説は観察に依存することになるからである。

また、ホームズは早まって理論を立てることもない。この最初の犯罪の現場に行く途中で、彼は開かれた心を持つ必要を主張する。「まだ判断の材料がないのでね」、とホームズは、（われわれと同じく）彼の方法を把握しようと奮闘しているワトスン医師に説明する。「具体的な証拠がそろわないうちに、論を立てようとするのは大きなまちがいだよ。それは判断を歪めるおそれがある」（深町眞理子訳『緋色の研究』創元推理文庫、49頁）と。禁止命令は新しいデータに対して警戒を怠らないための手段であり、医師が鑑別診断において診断に拮抗する仮説を意識的に作ろうとするようなものである。しかし、ホームズにとっても、臨床医にとっても、このような科学的な厳密さは、犯行現場を最初に観察した時にだけ、医師ならば「現症（presenting symptoms）」と呼ぶであろう証拠にだけ当てはまる。わずか数時間後には、詳細な補強証拠を集めた後で、彼はワトスンにこう宣言する。「何事も直接の証言を聞くのに如くはないからね。……実際問題として、ぼくの事件にたいする見かたはもうすっかりかたまってるんだが、それでも、聞けるだけのことは訊きだしておくのがいいと思うんだ」（同書65頁）と。

もし解釈者が理論から始めることができないとしても、ひとたびプロセスが始まってしまえば、理論的な知識を欠くことはできない。ホームズの奇妙にも見える仕事の道筋において、理論的な知識を構成するのは物語である。彼の商売道具は、犯罪行為において現れる人間性についての徹底的な知識である。証拠を求める彼の目と組み合わされて、この情報は彼を手がかりから結論へと素早く移動させる。彼の記憶には犯罪の物語が貯えられている。そして出来事を確率の高い連鎖として再構成する彼の能力は、起こりうるこれらの逸話によって研ぎ澄まされてきた。ホームズは一つの手がかりが手に入ると、それに関連した事例の物語をライバルのスコットランド・ヤード警察の警部たちに自発的に提供して、彼らに恥をかかせ、彼ら自身が専門職としての一般原則に無知であることを曝す。「まるで犯罪記録の生き字引だな」と、ホームズとワトスンを引き合わせた両者の共通の知人は述べる。「その線で新聞でも発行したらどうです――紙名は《過去の犯罪新報》とでもして」（同書21頁）と。ワトスン医師は、友人の奇妙な知識の在庫目録を作りながら、こう記録する。「文学の知識――皆無。……通俗的な読み物についての知識――該博。今世紀に発生した煽情的な事件に関しては、その全てについて、細部まで詳しく知るもののようである」（同書31－32頁）と。ワトスンに「これはたいへんだ！」と叫ばせるような残虐行為も、ホームズからは、われわれがホームズ一流の単なる陽気で控えめな表現と誤解しかねないような、「たしかにちょっと変わっている」（同書45－46頁）という正確で慎重な分析を引き出すことになる。「まあいろいろと特殊な知識をぼくは持ってますから、それを当てはめれば、なんなく事態は動きだす」と彼は控えめに述べる。「そもそも犯罪というやつには、それぞれにいちじるしい類似性があるものでね。だから、およそ一千もの事例に精通しているかぎり、一千一例めのやつが解き明かせないというほうが、かえって不思議なくらいなんです」（同書38－39頁）と。

シャーロック・ホームズは、犯罪現場をくまなく調べる時も、実験室で秘密の実験を行う時も、思索をめぐらす時も、同じように仕事をしている。「発掘」したものの中でじっくり考えをめぐらし、パイプを吸い、バイオリンを弾く。これら全ての活動は、複数のレベル間で行われる彼の分析作業に欠かすことができない。事件の手がかりに没頭してしまうと、ホームズは現象に基づいた理論を用いて、診断的かつ解釈的に作業をする。この最初の事件での彼の仮説は、その後の全ての事件と同じように、想像された物語である。彼の方法には、受け入れられる時間順の配列の範囲内で事件の手がかり同士の関係がうまくいくように、仮説の物語を後方視的に構成することが欠かせない。アーサー・コナン・ドイルによって書かれて出版され、ワトスンによって語られた物語の中では、ホームズが自分の組み立てた物語を話すことで、一連の出来事は結末を迎える[43]。ホームズの物語は診断的な、失われた時間や観察されていない行為を捉え直すことを目的とした物語的再構築（narrative reconstruction）である。そしてそれは、事件の始まりを引き起こした出来事を明晰に説明し、コナン・ドイルの物語（そしてその物語の中の謎）の幕を閉じる。われわれ――ワトスンが物語を語る相手であるコナン・ドイルの読者[44]――のほかにも、ホームズの最終的な物語には、ワトスン医師のみならず、加害者あるいは被害者が聴き手として存在しており、犯罪の細部は物語のプロットの中で見事に解き明かされる。発見されるのは、ピーター・ブルックスが解明したように、犯罪のプロットと物語のプロットの両方なのである[45]。

医師の教育において最も重視される診断の技能は、これと顕著な類似性を持つ。シャーロック・ホームズが犯罪の物語を再構築するように、医師は患者の物語を医学的な改訂版として再構築するが、それは診断仮説を物語的に具体化することであり、何が不調をもたらしているのかを再構成することである。このことが最も顕著に現れるのは、事例提示においてである。いまだ述べられていない結論によって順序づけられ、「否定」や「問題のない細部」の報告によって進行しつつ[46]、事例提示は、論理的に結論される診断の徴候に焦点を合わせるためにすでに除外された、動かしえない過去の可能性へと聴衆を導く。探偵にとっても、診断する医師にとっても、実験は禁じられている。なぜなら、彼らの仕事は事実を追って行われる観察科学だからである。手がかりは、所与のものとして取り扱われなくてはならない。更なる証拠が検査から探し出せるかもしれないが、出発点となった状態を実験的に再現することはできない[47]。証拠を説明するために操作できるのは物語だけである。そしてその後に、診断マニュアルや、熟達した実践者の記憶に使いやすいように貯えられている物語のパラダイムと対比することができるのも物語だけである。医学的診断は、シャーロック・ホームズの謎解きと同じように[48]、分子レベルから環境レベル、文化レベルに至る詳細な帯域への関心を結び合わせる、間レベル的な活動である。名探偵と同じように医師は、最初物語を個々の詳細な出来事を組織化する手段として用いる。そしてそれは、運が味方すれば、熟考を重ねることによって検証可能な一般的な概念へと花開くだろう。そうすれば、その概念が正しいということを、個々の詳細な出来事の時間的な連鎖の中に示すことができるだろう。

解釈としての医学

医学は科学ではない。そうではなくて、それは病む人をケアするための、合理的で、科学を利用する、間レベル的な（一般システム理論でいうところの複数のレベルを結び合わせるような）、解釈的な活動である。次々と果てしなく訪れる個人を解釈する行為として、医学は患者をテクストとして受け取り、その病気を、現代の生物学的、疫学的、心理学的な知識の光のもとで理解しようとする。

医学が科学であるべきだという要求は、その要求を明確に示す医師の白衣と同じように、その魔術の一部であり、合理的で公平無私であるという理想に奉仕する。宗教の助けも魔術の助けも借りることのできない現代において、「科学」はわれわれの人生の中で予期しないこと、奇跡的なことが起こる場所であり、奇跡的なこと（あるいはいくばくかでもそれを信じること）は、死に抗おうとする不完全で不確実な領域では、患者と医師の両方にとって必要なことかもしれない。それならなぜ、医学は科学であるべきだという要求を額面どおりに受け取ってはならないのだろうか？　厳密で客観的な科学としての医学という観念は、多くの医師にとって指針となるものだが、実際の臨床実践においては有効に機能しないものであるとすれば、なぜそれをかき乱すようなことをするのだろうか？　問題は、それが、患者にとっても医師にとっても、必ずしも無害なものではないということにある。スタンレー・タンバイアが「科学が理性のためのパラダイムから理性の同義語へと変わるような、『科学』という術語の帝国主義」[49]と呼んだものは、他の可能性、すなわち、人間を理解するためのより適切なホームズ流の方法を正しく評価する、という可能性に対して心を閉ざしてしまう。科学的なことだけへの関心が具象化されると、患者を精神的にも、時に肉体的にも傷つけることがあることに加えて、科学としての医学の理想化は、医師に彼らの仕事のごく一部のための準備と支援しか提供しない。これは、心理的に感受性が豊かで、人間の相互作用に熟達しており、保健教育と病いの予防に熱心な、思いやりのある医師がいないと言っているわけでは全くない。そういう医師はたくさんいる。しかし多くの場合、これらの特性は、医学教育を受ける以前から保持していたものである。これらの特性と技能を育み、それらを早期に専門家としての生き方にしっかりと組み込むための方法は、米国の医学教育において、計画的な関心の対象とはならなかった。

医学は、多くの高い知性を吸い寄せ、ミシェル・フーコーが主張したように、一般的な宗教的信念の欠如のもとで、人類の哲学的な状況に関する二十世紀の論議において中心的な位置を占めてきた[50]。われわれは何であるのか、人間の本性とは何であるのかという問いは、病い、障害、死との出会いにおいて常に提起される。医学はこの問いに直接答える準備ができていない。医学は、人類の冒険的な企てとして何よりもまず、実践者が患者の疾病の仮説として構築した物語を通して、患者というテクストに見て取った医学的な意味を伝える物語を語るのである。

第二章

個別性の科学——医学と不確実性

「〝個々の人間が解きがたい謎であるのにひきかえ、集団としての人間は、一個の数学的確率となる〟ってね。たとえばの話、あるひとりの人間がどういう行動をとるかはぜったいに予測不可能だが、対象が平均的な多数になれば、それもぴたりと言いあてられる。」

（シャーロック・ホームズのワトスン医師への返答、『四人の署名』より）

「教科書たる患者なき教育を行わない、というのが鉄則である。そして、最善の教育とは患者自身によって教えられた教育である」とウィリアム・オスラー卿は記している。１９０４年の随筆「医学生への教育法における抜本的改革の必要性について」[1]から引用したこの宣言は、この新しい科学の時代の医学生を教科書から引き離して臨床の場に移動させようとする、彼のキャンペーンの一部であった。オスラーの原則は、ジョン・デューイの経験主義的学習の充実についての勧告[2]を先取りしただけにとどまらず、医学の知が本質的かつ不可避的に臨床的であることを明らかにしている。それは実践知(phronesis)——実際的かつ応用的な知識——であって、単なる科学的原理だけの問題ではない。臨床経験の中心的役割を訴えるオスラーの主張は、十九世紀における医学の科学的合理化が医学教育に及ぼした影響を相殺しようとするものであった。十九世紀のフランスとドイツにおいては、生物科学——解剖学、病理学、生理学——が疾病分類を改変し、また大学に医学教育を導入して、臨床実践に影響を与えることになった[3]。現在と同じようにその頃も、未来を予測する人々は医学がまもなく厳密な科学になるだろうと想像していた。ウィリアム・テイヤーは、ジョンズ・ホプキンス大学の医学教授でオスラーの後任者の一人であるが、「権威による方法論は、観察と調査による方法論へと道を譲った」[4]と宣言した。それ以来数十年間にわたって、科学の進歩は生物学の原理に関する知識とそれを患者の疾病理解に適用することの間にある緊張関係を頻繁に配置し直してきたけれども、その緊張を緩和することはなかった。科学は医学の基礎ではあるが、臨床教育において養われる知性と人格の性質は、教室や実験室で教え込まれるそれとは異なっている。ヒトの生物学に関して十分な教育を受けた医学生が医師へと成長するには、患者に対する吟味された、思慮深いケアによるしかない。

臨床行為は科学に先導されて合理性に染められてはいるが、医学それ自体を科学と見なす見解を具体化すると同時に、それを拒んでもいる。オスラーは、科学的方法論を臨床観察に波及させた人々の中では初めて、以下に並べるような事柄を同時代の人々に気づかせ、今なおわれわれに気づきを与えている。すなわち、人間の病いのケアにおいては、必ず所与の分類パターンに従うとはかぎらない個々の症例に、何らかの方法で多数の一般的原則を適用しなければならない。医学は厳密科学ではなく、個別性の科学（science of individuals）と表現される方がふさわしい。医学は、病人のケアに科学を利用する一つの合理的な企てである。その主要な性質——厳格な階級組織、科学的進歩の探求、その懐疑的態度と独断性、専門分化の推進、一般化に対する医師の抵抗、そして何よりも、物語の認識論的重要性——は、個別性の科学という困難な状態に固有の不確実性に対する医学の応答である。診断と予後の不確実性は医学の基礎となっているので、医師たちがそれらの不確実性を処理するために考案してきた方法もまた、当然ながら医学の基礎をなす一部分である。この困難な事業において、その方法とは、諸原則とその応用の間に必ず生じる間隙を埋めるものである個々の事例に関する観察と報告という、まさにその戦略である。

科学とは、アリストテレスが述べているように、一般的な真実を確立し、普遍的な自然法則を探し求める試みである[5]。しかし、医学の一般法則に対するあり方は、それが真実である一方で、しばしば変化の過程の中にあるような個々の異なる事例に対して有効に適用されねばならないという点で、物理学や生物学とは異なっている。医師は病いや疾患の変数を操作することはできないし、患者の利益を代弁して行動するという彼らの義務は、しばしば継続的な科学的観察を不可能にする。医学における分析は、気象学と同じように、常に事実に関する厳密な報告を提出するわけではない[6]。その変動は微細なものであるし、調査の対象は吟味される時点においても刻々と変化している。予測は、多数例の平均に関しては信用できても、個別の地域や個人のレベルにおいては恐ろしいほどに不確実である[7]。こうして医学は、道徳的な決疑論者が行ったのと同じように、具体的な事例に基づく推論を行いつつ、臨床的決疑論〔訳註：casuistry. 類推によって個別事例に一般的規範を当てはめる方法〕を実践する。個々の事例こそが、医学における知の試金石である。

医学の決疑論は、臨床家の習慣的な懐疑的態度や一般化の忌避、そしてとりわけ、単独かつ特定の時系列順の記述を教育目的や記憶を保持する目的で使用することにおいて、特別明瞭に現れる。これらの方法は、経験豊かな実践者が新しい知識を獲得する時にも、初心者が確立された情報を獲得する時にも、同じように重要な役割を果たす。というのも、患者の病気を理解することは医学的説明における難問だからである。それを哲学的に表現すれば、抽象的あるいは法則定立的な知識であるところの一般生物学的法則と、病んでいる人の人生という文脈上で単独かつ時系列順に提示される個性記述的な病いの記述を、いかにして和解させるかという難問である。この困難は医学教育学に影響を及ぼしているだけではなく、医師の特性と見なされている精神と行動における習慣をも条件づけている。

医学は書物から得られる知識を通じて輸送される。生物学的あるいは臨床的な知識の巨大な目録は、雪崩のごとく殺到する学術雑誌の中で報告される実験データによって、毎週のように補充される。この知識、言い換えれば医学の科学は、特定の事例に対してどのように適用されるべきなのか？　また、新しい知識はどのように獲得されるべきなのか？　病人は依然として、医学の知の根本的な問題、すなわち、抽象概念と普遍性に基づく客観的情報と科学的な説明はどのように特定の人間の事例に応用されるべきなのか、という問題の中心に取り残されたままである。医学はこの認識論的な問題に明確な返答を与えていない。その代わりに、レニー・フォックスが彼女の初期の著作で主張したように、診断と治療の方法論についての長期にわたる科学的な教育と厳しい臨床的訓練は、医学にとって不可避の不確実性を制限し、それに耐えることを学ぶことを目的としている[8]。

医学の学習の中では、生物学的教育と臨床研修との接点において、この問題——理論と実践の間の距離——がこの上なくはっきりと提示される。伝統的な医学教育における、この二つの「片割れ」は、それぞれがこの認識論的な間隙の片側を扱うように意図されている。最初の二年間に行われる科学的な教育では、病気を抽象的かつ法則定立的に説明する一般的な病態生理学的原則が提供される。その後、臨床的な訓練は病んでいる個人に焦点を当てて、疲れ果てた未来の臨床医たちがその行動の道筋を記憶に刻んでしっかりと身につけるまで、病気と治療の様々な経過についての物語を語り続ける。片割れの一方は、もう一方の片割れとどのように関連づけられるのか？　基礎科学の知識を吸収した三年次の医学生は、最初の臨床実習において突然、彼らがそれまで習ってきた原則を一人の特定の患者に適用する問題に直面する。生化学、生理学、微生物学、組織学、病理学の厳しい課程は全て、この一人の病気の個人とは不確実で仮説的な関連しか持っていない。身体は注意深く観察されなければならないし、検査で得られる数値は何の病気が起こっているのかの手がかりを探すために注意深く読まれなければならない。身体はそれぞれ異なっている。病因が単純であることは滅多にない。肉体が被る病気は単独ではなく、重なりあって起こり、偽の手がかりを提供し、本質的な徴候を軽く見せたり隠したりする。入念かつ詳細な教育が三年次の学生たちを疾患と治療に関して学識深く理性的な単なる観察者にしたとしても、それは彼らの先輩と程度において異なっているだけでしかない。治療基準についての事後的評価がどれほど科学的であっても、医師は必ず目の前の患者についての不完全な知識に基づいて行動しなければならず、それゆえに、彼らは依然として経験的であることを避けられない。必然的に不確実であるからこそ、医学は魅惑的なのである。それは実験室の科学ではなく、一つの生きた身体という闘技場における科学である。それは、その最古の解釈技能、すなわち臨床判断が応用される生物学である。

　理論と実践の間のこの間隙は、知識と行動欲求の間の不一致以上のものである。そしてそれは、「基礎科学」と「臨床」に二分された保守的な医学のカリキュラムの中に教育学の偏狭さが保存されているというだけのことではない。それは学びの初心者に特有の性質、つまり、もっと情報があれば確実に埋めることのできる間隙のように見えるかもしれないが、臨床実践に通底する徹底的に認識論的な問題でもある。臨床実習生を悩ませるこのやっかいな不正確さは、多かれ少なかれ、全ての医師を悩ませる――そして、それに対する応答が、その医師の性質の品質証明になる。というのも、経験豊かな医師でさえ、病態生理学の原則を個々の患者の理解に対して実際のところどのように適用すべきか、という疑問があるのだから。膨大な数の、信頼のできる使い慣れた診断や治療の方法があるにもかかわらず、十分に確実なものは決してない。経験則は確かに役に立つ。そして、研修医としての経験が長いということは、経験則をしっかりと教え込まれるということを意味する。「こういう患者の具合が悪くなり始めたら…」、と研修医はインターンに指導する。「副腎皮質ステロイドを追加投与しろ」。ここでの「具合が悪い」という記述子の言外の意味は、「こういう患者」に対して経験則を適用するための規則を構成している。しかし、この規則の適用を支配しているのは、どのような規則なのだろうか?

単一事例

現代の哲学者たちが、困難で状況に左右される単一の事例を一般的な規則と調和させるという問題を議論するようになったのはごく最近のことであり、それは特に医療倫理の領域においてのことである[9]。生命倫理の問題解決に利用するためにアルバート・ジョンセンとスティーブン・トゥールミンが復活させた決疑論は、まさに臨床医学の性質それ自体に特徴的な方法論である。臨床的決疑論とは、初期の現代神学やわれわれの法律体系における決疑論と同じように、一般に受け入れられている複数の原則からなるシステムに特定の事例を信頼できる形で関係づけようとする中で、その事例とそれを取り巻く全ての特殊な状況を比較分析することである。多数の個別事例を綿密に調べることから得られた知識の総体――倫理神学、判例法、臨床経験など――は理論的原則からもたらされるものではなく、実践ガイドライン、臨床上のドグマ、経験則などのような、検証済みの一般化された事柄の集積である。

そもそもの始めから、医学が個人に対する個性記述的な科学であることは明白である。十九世紀まで、医学は主に徒弟制度によって教えられる知識の集合体であり、治療実践の体系であった。ヒポクラテスの著述や、現存する最古の医学教科書である『エドウィン・スミス外科パピルス』において成文化された医学知識は、科学的な原則ではなく、臨床観察および治療技術や診断、予後、治療、専門性などに関する規則から成っている。「頸の骨がずれており、同時に両足、両手の感覚がなく、尿失禁している人」は、エジプト人の外科医師が教えられるところでは、「治療のしようがない病気」を患っているのである[10]。この一般的な規則は、動きのない肖像画というよりむしろ映画から取り出した静止画像に似ているけれども、れっきとした一枚の「臨床像（clinical picture）」である。それは熟練した実践家の観察から引き出されたものであり、数え切れないほどの単一事例に関する経験の合成物である。近代の生物学的医学は、脊髄損傷についてもっと複雑な説明を用意し、われわれが四肢麻痺の患者の生命を救うことを可能にしてきた。しかし、この五千年前に記録された法則より、少しでも強力な一般法則を創り出してきたというわけではない。

単一事例は、ほとんどの医学教育の基盤であるとともに、研究方法論が応用される問題の同一性を確認するための基盤でもあり続けている[11]。医学部の教授が会話の中で「専門家の逸話は科学に値する」と主張する時、彼は物理学者ならば同じ主張をすることはできないだろうということを承知しているが、彼の口調の全体の四分の三くらいは真剣なものであり、彼の立場は確かなものである。人工知能（ＡＩ）に至る途上の生産的な通過地点の一つである、「専門的な」プログラミングが降臨したことで、一人の死すべき権威者が保持していた知識が、将来の教育と診療のアルゴリズムを供給するために保存されることが可能になっている。専門家たち、一例を挙げれば心内膜炎の患者をいつ外科に送るかを正確に告げることができる引退直前の循環器科の医師のような人物が、一連の個別事例に対してどのように診断と予後予測の微妙な技能を用いているかが研究される。外科手術の危険性が高いが、手遅れになれば致命的となるような状況においてさえ、臨床判断は、咽頭痛をウィルス感染と暫定的に診断する医者によって必ず問われるものと寸分たがわない、「いつもと違うところはありますか？」という懐疑的な問いに基づいて行われる。

『北米外科診療誌（*Surgical Clinics of North America*）』は、専門家の物語に「科学的な」価値があることを証明するよい例である。このような複数の症例研究の要約によって最新の外科技術の状況を提示することは、１９１２年にシカゴの慈善病院の『ジョン・Ｂ・マーフィー医師の外科診療（*The Surgical Clinics of Dr. John B. Murphy*）』によって始まった[12]。それらは、伝統的な事例報告の形式をとるコレクションで、マーフィー医師の明快で、口語体ではあるが学識の滲み出る考察が添えられている。形式的な意味で言えばそれらは随筆ではないし、臨床的な事実についての直接的な教科書でもない。そうではなくて、それは外科の事例検討会の生（なま）の逐語録である。患者の悲惨な状況についての臨床医の思慮深い観察だけではなく、診断や手術手技、予後、病因などが合わせて書かれている。たとえば、ある血管炎の患者の診断と治療についての記述の後で、マーフィー医師は、外科医はこの状態への生命を救う手術よりも、内反趾爪を治す方がよけい感謝されるだろうとコメントしている。なぜならば命に関わる危険があるにもかかわらず、血管炎は恐ろしく痛むというわけではないからである。彼の後をついだ世代の医学教育者たちと同じように、彼は自分自身の失敗談を通じて、鑑別診断において想定される疾患の可能性を混同することの危険を説明している。「以前経験した症例だが……」（第2巻819頁）というように。この毎年発行された事例集の目的は外科手技を完成させることであり、単一事例に注目するのは外科における知識を確立し広報するための手段であった。これらの初期の『外科診療誌』は――今日でも数え切れないほどの専門的な診療雑誌が続けているように――個々の実践者によって観察され、報告され、議論されてきた帰納的な事例の連鎖に新しい事例を付け加えた。単一事例集を創ることは、それらの一般化可能性に対する懐疑的態度から始まったものだが、今でも臨床的学習全般の基礎的な方法であり続けている。

医学はこれらの困難に直面しながら、なんとかうまく切り抜けてきたと言ってもよい。ヒトの生物科学を活性化し、患者によって提示される病気への応用を研究したことで、医学はわれわれが自然に対して行っている支配の縮図となった。実際のところ医師のほとんどは、自身の知識の脆弱性に悩まされることはない。個々の医師が感じる不確実性の多くは、さらに学べば、またはさらに研究が進歩すれば、減少していくと信じられている。それにもかかわらず、医療における根本的な不確実性は絶えることがない。科学の進歩、高度な訓練、より一層の専門化といったものは全て、医学が不正確で再現性に乏しい科学であることから必然的に導かれる結論から注意を逸らさせる。伝統的に医師は、その振る舞いに関して言えば、不確実以外の何物でもない。彼らは、臨床実習の開始におけるぞっとするような瞬間を生き延びる。その時彼らは、長年基礎科学を十分に学んできたにもかかわらず、一人の患者を助けるのに少しでも役に立つようなことを、自分たちはほとんど知らないということに気づかざるを得ない。ひとたび病院での生活にどっぷりと浸り込めば、医師たちは、生物科学と臨床経験の分離、そして理論と実践の分離を当然と思うようになる。それを克服することこそ、医師としての彼らを裏付けてきたものにほかならない。

階級制度

この認識論的な間隙はどうすれば克服されるのだろうか？　医学は、自身の持つ徹底的な不確実性の問題を構造的に解決するために、学習と責任についての学術的な階級制度を綿密に作り上げている。それは医学生に始まり、研修医の階段を一段ずつ昇り、専門領域の団体に加盟し、主治医を通り過ぎて教授や診療部長へと至る。どんな階級制度でもそうであるように、医学におけるそれも権威と権力の段階的変化を示すものではあるが、一方でそれは、知識の習得に焦点を当てている。研修医のための教育プログラムは、その正当化の根拠となり、研修医が経験するようにその基礎となっている。近年の医学部を卒業した若い医師たちは、昔なら一度社会に出て実務に携わったであろうが、第二次世界大戦以降はますます、長期間の卒後臨床教育期間を過ごさなければならなくなった。今日では、一人の医師が免許を取得するためには一年間のインターンを行わなければならず、さらに大部分は三年間の研修教育を受ける。外科の専門医や内科系の専門領域の資格を得るには、さらに時間がかかる。上記のように、医学部の三、四年次も計算に入れて、最短でも五年間にわたるアカデミックな階級制度の中での臨床訓練は、不確実性に対する医療専門職の解毒剤の一つであり、あらゆる分野の広範な臨床知識に直面するために必要なことの一つなのである。

研修期間を終えて専門領域の集団や教授の段階に至ると、臨床知識を進歩させること、臨床実践を改善することに努力が向けられる。医学の知識が不確実であるということが、同僚による相互コンサルテーションを動機づけている。そして、教育の義務に加えて医学教育施設の生活の一部となっている回診や検討会の背後にも、この不確実さが横たわっている。卓越した研究業績を持つある外科部長は、彼の実験室における研究には敢えて触れずに、彼の学部における死亡症例検討会の必要性について説明する。「われわれが外科で行っていることは、おそろしく経験的なことだ。われわれにできることは、経験的判断を再吟味することだけだ」と。彼の言う包摂的な「われわれ」は、省察（reflection）の必要性を学生や研修医以外にも押し広げ、初学者と同じように実践家や臨床教員によっても感じられる必要性を示唆している。このような検討会は、ピア・レビューおよび継続的な教育における生涯訓練として役立つ。なぜならば、経験的な選択を再吟味することは、選択それ自体と同様に、自身の臨床技能と判断を進歩させている者には少しずつ見返りを与え、そうではないものをやはり少しずつ落胆させ、進路変更を促すということが階級制度の中で起こってくるからである。

この階級制度は、あくまでもアカデミックな領域における階級である。完全に個人開業している医師の大部分はその範囲外にある。自分の専門職としての人生を患者へのプライマリ・ケアのために費やすことを選択した医師は、慣行として医学教育や臨床研究にはほとんど関与しない。彼らが新しい治療法を採用する最初の人になったり、新しい診断戦略を開発したりすることはおそらくないだろう。医学の階級制度の中に補助教員として足がかりを残している個人開業医は、中間的な立場にある。すなわち、半ば学術的世界の階級制度の階梯を昇り、半ばその中に留まり、半ばそこから自由な立場にいる。多くの施設において、彼らは主治医であり、教育病院への私費患者の提供元であり、将来の開業を見据えている学生や研修医のロールモデルであり、そしてしばしば偶発的に臨床医学の教師となる。主治医が研修医に教えるのは、臨床上の管理作業である。一方で主治医は、入院患者のケアを補助するために研修医が常時利用できることや、彼らが入手している最新の情報に頼っている。実際、主治医の通常は保守的な習慣と、研修医の刻々と更新される新しい知識との間での意見交換が、双方にとっての教育の（時にイライラの）源泉となる。ここでもまた一般的な知識と実践的な経験が、突然遭遇することになる。

学術的な階級制度は、医師が理論と実践の間隙を乗り越えることを学ぶための手段を強化する。定まった対象のない一般的規則の知識を持つ医学生は、特定の患者のために情報に基づいて快く行動する臨床医へと徐々に変わっていく。この移行は、医師の臨床訓練の一部として必ず含まれている習慣や儀式を通じて成し遂げられる。チャールズ・L・ボスクは、患者のケアにおける不確実性を扱うための八つの戦略を発見した。すなわち、断定を避けること、確率を推論すること、研究疑問として不確実性に焦点を当てること、上級医へのコンサルテーション、ソクラテス的な教育（訳註：質問を繰り返すことによって洞察を促す）、決定しないことを決定すること、絞首台のユーモア（訳註：非常に深刻な事態を茶化すような諧謔）、そして「超写実主義（hyperrealism）」である[13]。それに加えて、「不確実性検討会」[14]や回復の見込みのない患者のための「ギリシアのコーラス」[15]というような新しい儀式が、正解のない状況を受容するための方法として提案されてきた。医学教育施設での毎日の回診や検討会において、学生や研修医は治療そのものと同じくらい多く、患者のケアにおける不確実性を受容することについて学ぶのである。

科学の進歩

医師が臨床科学の進歩を知ることは、依然として医療の不確実性を制御する第一の手段であり続けている。改善された情報は、再帰的な解釈を必要とするいまだ理解されていないことについてリチャード・ローティが「非標準的な言説（abnormal discourse）」と呼んだものから、「標準的な言説（normal discourse）」の領域へと、臨床上の話題全般を移動させる[16]。そして、その領域においては、論理実証主義的な認識論が非常によく機能する。これは、個々の医師の知識のレベルと、病院や大学の医療機関が提供する実践共同体のレベルの双方において真実である。不確実性に直面すると、研修医たちは図書館へと足を向ける――そして、このような学問的好奇心の頻繁さと緊急性は、病院の図書館が長時間開館しているということに反映される。そこでは、同業者（あるいはライバル）によって査読された研究論文の中に、研修医向けの教科書やポケットマニュアルへの最新の訂正や修正が入っている。通覧文献集は、特定の臨床的な問題についての最近の研究を要約し評価してくれる。学生と研修医（あるいは、最新の研究についていけなくなった臨床医）にとって、学術雑誌の中に見いだされる情報は、不確実性に対する適切な解毒剤となるように思える。ある特定の患者について何を行為選択すべきかという問題は、ある治療法と他のそれを切り分けてくれる手軽な刃を提供するコンセンサス論文や臨床治験論文によって、おそらく解決されるだろう。しかし、どの規則に従ってその患者が論文に記載されているカテゴリーに適合するかを決定するには、依然として解釈が必要となる。目の前の患者が報告されている事例にどの程度合致するかは常に近似の域を出ないし、医師たちは患者のカルテに埋め込まれている病いの記述（学生やインターンの場合は、事例提示として彼らの教師に再度それを告げるのであるが）を覗き込んで、治療法の選択を権威づけるのに十分な類似を見つけようとする。

これらの学術誌に具体化されている科学の進歩は、最終的に不確実性が減少することを約束するように見える。ルイス・トマスは、生物医学的な研究は、非常に高価で効果も限定的な高度の先端技術によって治療される疾患のための「発展途上の先端技術（halfway technology）」の泥沼から脱出する唯一の道であると主張した[17]。しかし、それが最大限にうまくいったとしても、科学の進歩は常に道半ばである。われわれの現在の状況から完全で正確な知識への距離は、非常に小さなものにできるかもしれないが、それでも間隙が完全に埋まることは決してない。それどころか、医学においては、われわれの文化が病気を再定義することや、新しい義務が生じることや、今何ができるかについての新しい状況が生じることなどによって、その間隙は絶え間なく拡げられ続けている。その一方で医師たちは、注意深く教え込まれた懐疑的態度によって均衡が保たれていること（これはたいてい、単にファウスト的な行き過ぎがないというだけのことだが）を知る必要性を、経験的に知っている。

懐疑主義──そして臨床のドグマ

個別事例の記述は、標準的な診断と治療の実践を変えてしまうかもしれない。というのも、臨床経験の集積された知恵は、絶え間ない検証と頻繁な修正を必要としているからである。学術的な階級制度は、個々の事例の決疑論的な議論の中で常に求められる権威を体現しているのだが、この権威も、学術誌に載るほとんどの新しい研究報告に宿る権威も、挑戦されないままではすまない──未熟者は例外だが。検討会で、研修医のグループに検査依頼のしかたについて質問をしていた外科の教授が、ちょっと気むずかしい表情でこう尋ねる。「手術を指示するためには、あとどのくらいの診断情報が必要かね？」と。それは治療行為について、常に繰り返される質問であり、日々のありふれた診療で毎日のように出現する質問である。しかしそれは、危機的状況においてこそ最も力強く提起される質問でもある。不確実な状況において、知識と行為の適切なバランスとは何であるのか？　上級研修医が答える。「もちろん、それは判断の問題です。しかし他の人がそう言ったからという理由だけでことを行ってはいけません」と。

個々の事例を調整するために、適切な判断を定めることが、研修医教育の重要な務めである──そして同時に、医師自身の生涯にわたって続く、注意と自己抑制の務めでもある。医師は、人は行為のためには十分な知識を持たなければならないことを学ぶ一方で、たとえ知識が得られない時でも決断をいとわないことを学ぶ。人は個別の瞬間において、何が「選択すべき」診断と治療の方法と見なされるかを知らなければならない（この「選択すべき」というフレーズが用いられる時は、幅広い可能性の中からという意味が暗黙に含まれている。というのも、情報が十分であれば、そもそも選択の必要はないからである）。しかし、権威は速やかに新しいものにとって代わられるということを、皆が知っている。実際、臨床実践は進歩しており、それゆえに臨床における名望は、新しい知識を導く権威的見解に対する懐疑的態度に依存している。このような懐疑的態度は、他の領域と同じように、医学の時代精神の本質的な部分を形作っている。完全に正しい道はないとしても、次善の道はいつでも見いだされるだろう。

臨床医は、新しいものに対しても懐疑的でなければならない。1980年代初頭、必然的に質のばらつきが避けられない研究報告を読んで評価する方法〔訳註：初期のEBMを含む研究論文の批判的吟味の方法〕についての何冊かの書籍（短報形式を好む専門領域においては注目すべきものであった）が出版された[18]。他の学術的医学専門領域から独自の研究領域を持っていないことで嘲笑されがちな専門領域である家庭医学のある教授は、半ば冗談めかして以下のように主張した。すなわち、有益な研究は、最新の医学ジャーナルを出版後一週間以内に読んで、その結果として最新の医学だけを実践するような医師たちの患者を対象に、医原性の病気の比率に関してなら行えるかもしれない、と。彼の主張の前提になっているのは、これらの医師が行う最新の治療は害をもたらす可能性があるということである。サリドマイド〔訳註：1960年代に発売された睡眠導入薬。いわゆるサリドマイド禍と呼ばれた催奇形性が問題になり発売中止されたが、現在、抗腫瘍薬として限定的に使用が許可されている〕、ゾメピラック〔訳註：Zomax：経口非ステロイド系消炎鎮痛薬、米国で1980年代に発売され普及したが、アナフィラキシーによる副作用が多発したために発売中止となった〕、そしてそれに続く、診断と治療に有用であると期待されたがそうではなかったものの長いリスト、たとえばハンチントン舞踏病へのＬ－ドーパ、多発性硬化症に対する高圧酸素療法などが、彼の前提を支持している。ある消化器科の教授は、特発性肝硬変（非アルコール性肝硬変）の八十歳の女性患者の事例検討会において、患者の生命を脅かしている食道静脈瘤からの出血に対する新しい治療について次のように述べる。「これが私の治療だ。これが正しいかどうかは分からない。しかし論理的だ」。彼は一度間を置いて言う。「私たちは答えを持っていない。二年経ったら、私は戻ってきて、『静脈瘤に硬化術を施行してはならない』と言うかもしれない」と。しかしもちろん、二年後には、今テーブルを囲んでいる人たちは誰もそこにいないだろう。クローン病の検討会で別の教授は、その病気に対する複数の異なった治療アルゴリズムを比較した論文の最新の要約に言及する。彼は言う。一般的に言えば、彼はその要約の結論に賛成だ。しかし検討中の事例に関して言えば、彼は第二位に位置づけられている治療法を勧める。「私たちには、この治療法がよい成績を収めていることが分かっている」と彼は説明する。「それに、この新しく一位になった治療法のデータが全て書かれているわけではないと思う」と。

これらの検討会は、診療部門の毎日のスケジュールとして、その専門領域ごとのラベルとともに掲示される――「午前十時、消化器病検討会、五階、検討会室」――そして学生や研修医には疾患名のラベルで知られている――「クローン病症例について」、「非特異性肝硬変症例について」。それにもかかわらず、それらはより多くのことを教えている。つまりそこには、気づかれていないとはいえ、懐疑的態度に関する最も重要な教訓が含まれている。医学における他の全ての事柄と同様に、学生はそれを学び、研修医はそれを実践し、彼らの先輩たちはそれを補強する。懐疑的態度は彼らの専門性の目印である。全ての事例を通じて、彼らは自分自身の知識の暫定性や、自分自身の実践の不確実性を教えられる。彼らはまた、これらの困難が医療の日常生活においてどのように受容されているかを学ぶ。

実践の中では、この懐疑的態度はしばしば変形を被る。なぜならば、医師たちは、疑いや記憶違いによって動けなくなってしまう危険を冒すわけにはいかないので、明確な処置の方針を必要とするからである。臨床上の経験則はしばしば教条的に伝授され、研修医が実践の習慣として保持する必要がある知識を成文化する。たとえば、「どんな場合でも経鼻胃管を使え」という知識は、救急部において上級研修医がインターンに伝えるものだが、彼の数十例の経験の成果を伝授しているのである。このような教条的な主張を惹起する不確実性は、（一研修医や知識のさび付いた実践家の場合と同様）個別的なもので矯正可能なのかもしれず、（研究が正しい答えを提供するまでは）専門職の間で広く行われているが一時的なものかもしれず、さもなければ、（患者の不可知性、あるいはわれわれと検査の絶対性の間に立ちはだかる例外のように）最終的に根絶不可能なのかもしれない。いずれにしても、医師たちは不確実性に対してあまり耐性を持っていない。彼らの確実性に対する欲求は、確信の影響力に左右されかねない。実際、医師の見解は、しばしば強い信念であるかのように表現される。このような宣言は、一見すると科学の領域においては明らかに奇妙だが、それでも、推奨されるべき行為はしばしば次のように伝達される。たとえば、「このようなケースでは、レビン先生はコーチゾン（副腎皮質ホルモン）を信用していません」と、研修医は専門領域のコンサルタントについて報告する。あるいは、教授が「機械吻合なんてものは、私は全く信用していない」と軽蔑的に言う、というように。彼らの言葉が示唆するように、これらは教条的な言説であり、事実に基づいた根拠があるにもかかわらず信念として表現されたものである。こういった慣行は結局のところ、専門家のアドバイスを「意見」と呼ぶような専門領域においては特に驚くには当たらない。それらの言説を含むような主張の教条的な影響力との緊張状態の中では、信念を表す言葉を常用することは一つの意味論上の限定、言い換えれば、知識の脆弱性についての、おそらくは意図されざる承認なのである。たいていの場合、医学において根拠とは曖昧なものであり、その問いの両面において等しく印象的な――あるいは印象的でない――ものである。その次に起こる事例は、それ自体の価値によって判断されねばならないだろう。かつて年長の教授が陰気ではあるが明確な口調で言ったように、「君たちは自分自身が信ずる情報の導きによって前に進まなければならない」のである。

確実性への逃走

医師が医学の徹底的な不確実性に晒されることを制御するもう一つの方法は、より狭い専門領域を追求することである。この現代的な風潮には、もちろん他にいくつかの理由がある。経済的な要因には強い説得力があるし、専門分化は、最後の検査が為されるまで止めることを好まないという性格構造の現れでもあるかもしれない。同時に、これらの動機は、どちらも不確実性からの逃走と両立しうる。医師たちが感じる不快さは、彼らの個人的な不確実さの指数が耐えられる水準になるまで、彼らの知識と実践の領域を狭めさせるかもしれない。

確実性への衝動もまた、医師の人を安心させる専門家としての態度の一助になっている。「制御できないものに直面した時には…」伝統的な臨床的態度はこう告げている。「…われわれはできることなら何でもしている」と。この暗黙の主張は、言葉にされ、死と敗北感に対する医師の最善の防御であり続ける。すなわち、「私たちにできることは全てやりました」と。この宣言はそれ自身、挑戦的な逆説である。人間が死を防ぐことができないことは誰もが認めているが、それでもなお、死を打ち負かすか、でなければできるかぎり生命を引き延ばすことは、広く知られている医師の義務であると主張される。確実性への衝動は、困惑を引き起こす変数を制御するために、医師が「あらゆることをする」必要性の極端な例を表しているような臨床状況をもたらすこともある。われわれの大多数はこのような医学の挑戦に感謝しているが、この二十年間というもの、医療技術は不確実性に対する無分別で機械的な応答を、過剰かつ非道徳的なものにしてきた。不確実性があるにもかかわらず保証を要求することは、患者に必要なものに気づかないまま、過剰に医療技術を使用するように仕向けることになりうる。

一般化の拒否

医学の臨床決疑論は、医師たちに特徴的な一般化の拒否においても明白に現れている。この拒否は一例一例を慎重に検討するという伝統的な臨床教育法を特徴づけているので、長期間の臨床研修における最も重要な学課になっている。毎日行われる回診や検討会は、あれこれの疾患に対する効率的な診断と好ましい治療を教えてくれるように見える。しかし多くの診断のツールや治療法のほとんどは、一人の実践家の生涯において一度ならず変化することも多いだろう。その当然の帰結として、医学教育法――教科書による学習というよりも、オスラー流の観察と事例検討による教育法——は、臨床訓練に関する真の教訓を伝えている。突然の発熱や呼吸困難に対する診断法と治療法についての実用的な授業の先で、研修医たちは何度も繰り返し、次のように理解させられる。生物医学によって地図が作られ、臨床経験によって確立された、使い古しの診断と治療の軌道があるにもかかわらず、各々の事例は同種の他の患者とは異なっているだろう、と。医師の多くは他の医師の患者の治療にコメントすることを躊躇するが、それは個々の事例がそれぞれ異なっている可能性を考慮するからである。ここで躊躇しているのは、単に同業者を庇っているわけではない。医師は「私は事実を全て知っているわけではない」と言うだろう。そしてこの申し立てには十分に根拠がある。同じ疾患を抱えたある患者ともう一人の身体的な現象が同一であり続けるとしても、患者に影響する複雑な環境はもちろん、「事実」と見なされるものについての認識と解釈も微妙に、時には著しく、異なっている。たとえば、一人の狭心症の男性に内科的治療だけを提供し、もう一人には冠動脈バイパス手術を行うという判断には、その患者の内科治療への反応はどうか、その医師が投薬の管理者としてどのくらい信頼されているか、あるいはその医師が危険をどう評価しているかなどが影響するだろう。これらの環境要因は、その医師がその患者を継続的に理解することの一部としてのみ理解されうるし、また適切に評価されうるのである。同様に、ある外科医が組織の一片を他の組織と吻合する時に機械吻合を用いるか糸で縫合するかは、単にスタイルの問題であるとも言えるが、その外科医が抱いている強い信念の問題とも、個人的な技術の問題であるとも言える。一人の医師が、彼／彼女は患者のケアを他の医師が選択したのと同じ方法ではしない、とどれほどあっさりと言ったとしても、そこにはいつでも、他の方法はそれゆえに間違っている、と述べるという次の一歩を踏み出すことへの躊躇がある——実際には、それは次の一歩と見なされないが。一流の医師は、複数の環境要因――利用可能な資源、助手の経験の程度、時間の切迫、受けてきた訓練の重点あるいは先入観、さらには純粋な幸運さえも――が他の医師の治療戦略の選択に影響を与えうることを、あまりにもよく知り尽くしているのである。

このような判断に対する拒否は、専門家が「適切な（appropriate）」という言葉を使うことに顕れている。それが本来判断のための言葉であるにもかかわらず、賛意を表す言葉として頻繁に用いられることには、明らかに遠慮の意味が含まれている。それは、今は見えていない何かが、それでもうまくいかないかもしれないということを暗示している。その反対語である「不適切な（inappropriate）」という言葉は、話し手が賛成できない行動、あるいは治療上の選択を非難する言葉である。しかし、「正しい（right）」「誤っている（wrong）」の代用語としては、これら「適切な」「不適切な」は、より状況依存的な単語に近い。それらは絶対的かつ客観的な基準を主張しているというより、むしろ、行為と状況の関係を強調しているように思える。事実あるいは真実への言及を欠いているそれらの単語は、善悪という範疇を避けており、ある行為の有効性を第一に主張し、あくまでも二番目に暗示を通じて、その正しさあるいは道徳性を主張している。どれほど権威的に「適切な」と「不適切な」という言葉が使われたとしても、それらは暗黙に了解された話し手の主観性を担保している。その事例は、話し手が知らない点で異なっているかもしれないのだから。

この個別事例の潜在的な可変性に対する根深い自覚は、哲学者たちがことあるごとに医師の臨床問題に関する一般化の忌避――医師の能力の欠如と言われることもある――と記してきたものとも関係がある。道徳的な葛藤を解決するように迫られた時、医師は「それは時と場合による・・」と答える傾向がある。これは、必ずしも訴訟になることを怖れてのことではない。というのも、医療実践において防御的な医療が強制力を持つようになるはるか以前から、この傾向は存在するからである。それはむしろ、人間の病いとそれを取り巻く状況についての知識の中に根付いている、一般化の忌避である。状況がとてもよく似ていると事前に示唆されている時でさえ、ある事例において「適切」であるものが、別の事例においては「不適切」でありうる。結果として、一般化の忌避は医学全般、すなわち医学の倫理のみならず、医学の認識論や、医学は複雑で変化に富む人間を一人一人扱っているという正しい推論を特徴づけることになっている。

道徳的判断の一般化が不可能であるということは、ハーマン・メルヴィルの『ビリー・バッド』を論じた雄弁な随筆の中で、ピーター・ウィンチによって論じられている[19]。この中編小説では、戦時下の海軍士官のヴィア艦長は、自分を苦しめていた邪悪なクラガートを誤って殺してしまった純真な若い水夫に審判を下さなければならない。ビリー・バッドは純真な男であり、彼に罪はない。にもかかわらず、法律では、戦時下の兵隊間の殺人は疑いなく死刑に処されねばならない。ここには正しい答えは存在しない。「板挟みの倫理（quandary ethics）」[20]は生命倫理学の初期の著作のほとんどを特徴づけただけでなく、全くの臨床的な問題についての日常的な医療判断の大半をも特徴づけているが、ヴィア艦長の苦境はこれと類似している。最も明快な原則の中にさえ、確実な答えは決して見つからない。決定を下す者は明確な一般原則を特定の事例に当てはめなければならないのだが、その事例の特徴は一般に流布している規則によっては説明されないし、実際に矛盾していることもありうる。人間の病いの特殊性とは医学が自分の領域と見なしているまさにその現象であり、もしそれが十全に理解されるべきだということになれば、納得のいくような完全な抽象化に対しては抵抗することが避けられない。そしてそれゆえに、統一見解が存在しない多くの問題に関する医師の判断には、その類の次の判断への拘束力がないのである。

臨床判断

不変の正しい解答が存在しないという状況で、医学教育は臨床判断の形成と訓練に焦点を当てる。獲得された技術と見るにせよ、個人的な資質と見るにせよ――疑いもなくその両者なのであるが――判断は知識から臨床行為への架け橋である。科学と実践、知識と行動を調和させる困難さは、この用語の位置によく示されている。医学において臨床判断が中心的役割を果たすことを疑う者はいない。それを育てることは臨床教育の目標であり、良質の臨床判断力を備えていると言われる医師は、医学の最高の贈り物を受け取っていることになる。しかし、この上なく巧みに操ったとしても、臨床判断は検査結果と対立したり、権威に対する証拠のない異議申し立て――不機嫌な臨床家が「私の臨床判断では、マクギリカデイ氏が論文に書いていることは考慮に値しない」と抗議する場合のような――になってしまうかもしれない。往々にして、特に若い世代からは皮肉な目で見られるとはいえ、臨床判断が敬意を払われないということは決してない。なぜならば、理論に関する専門家が知識を応用する時に誤りを犯すことは誰でも知っているし、最新の知識を頭いっぱいに詰め込んだ研修医は、自分がまだ熟達した実践家ではないということを自覚しているからである。

医学教育が臨床判断を養い、臨床実践はそれを洗練する。臨床判断とは、現実的経験と想像上の経験両方の記憶から生じる[21]一種の感触であり、いつ行動に移るべきか、一般に受け入れられている知識を懐疑的態度の吟味にいつ委ねるべきかに対する感覚の問題である。臨床家は、必要な情報や厳密な科学的事実を全て手に入れている状況であっても、依然として自身の主体性や、検査技術は無謬ではありえないこと、そして、制御されておらず制御することもできない患者という変数を受け入れる余裕を持たなければならない。黒い北極熊、すなわち帰納的推論という嫌われ者は、医学知識の藪の中をいつもうろついている。この患者は基準に合わないかもしれない、臨床判断のために特別な作業が必要かもしれない、もしかすると、結果として新しい知識を生み出す臨床的洞察を引き起こしさえするかもしれない・・・といったように。

この特殊性ゆえに、臨床判断は伝統的に個性記述的に獲得され、訓練されてきたし、「歴史的な対照群」[22]や個別事例の物語的報告記述によって磨かれ、拡張されてきた。これは生命科学が診断と治療を合理化するより以前の医学教育の方法であった。今日、臨床疫学の精緻化と臨床決断研究の進歩によってもなお、個別事例の物語は医学における学習の基本であり続けている。それは臨床研究者にとっては知識の進歩となり、新しい学習者にとってはすでに確立された知識の習得となる。

コンピューターと単一事例

医師の単一事例の帰納的な連鎖は、もちろん分析と修正を必要とする。しかし、アルヴァン・ファインスタインの先駆的な1967年の研究『臨床判断(*Clinical Judgement*)』[23]が出て以来、臨床疫学が診断と治療上の決定に関する統計学の信頼性という問題に対して医師の注目を呼び起こすようになった。臨床的徴候は必ずしも正しいとはかぎらない。臨床検査は進歩してはいるが、それでも完全な正確性からはほど遠い。そして副作用のない治療はほとんどない。これらの確実性に対する障害物、言い換えれば医科学が取り除けそうにない障害物を考慮するならば、「臨床測定学(clinimetrics)」とは、単一事例がどの程度この種の一般的な規則に従うかを問うものとなる[24]。人間の選択の諸条件についての情報やコンピューター科学の進歩(それにまた、内科や小児科の下部専門領域である「一般医療」における量的研究への強い圧力)は、医学の決定分析の急速な発達をもたらし、1970年代後半には、学会や、年次大会や、学術誌が創設された。不確実な条件下での人間の選択の複雑性の研究[25]や、医学的判断に影響を与える心理社会的な要因(患者の選好を含む)の認識を促進するために役立ったとはいえ[26]、決定分析は医師あるいは患者が必ず選択ができるようにするというものではなかった。検査の感度と特異度や特定の種類の患者の診断確率の情報で医師と患者を武装させることで、決定分析はまさにその不確実性自体を描き出し——そして実際には、不確実性そのものに基づいていた。結果として現在では、医師は自身の不確実さの本性について、より詳細に理解することができるようになった。

選択の過程を明確にし、誤りを減らすという点での決定分析の価値は――個別の医師の判断の価値と同様に――その統計の基礎となる大量の事例に依存している。そしてこの二十年の間に、診断と治療上の選択に関する統計的分析は、閾値条件と予測症状についての有益な研究を生み出してきた。たとえば、ドナルド・ボードレイらによる急性上部消化管出血についての研究は、救急治療室から退院させてよい患者と出血が再発する可能性の高い患者を医師が区別することを可能にしている[27]。スザンナ・ベーデルらは、心肺蘇生がうまくいかず、その結果死亡を長引かせるだけの侵襲となってしまう条件を同定した[28]。クナウスのＡＰＡＣＨＥ（Acute Physiology and Chronic Health Evaluation）分類スキーマ（身体的な重症患者における重症度を等級づけ、転帰を予測するためのスコアリングシステムの一つ）は、臨床状況から見て集中治療室（ＩＣＵ）への収容を要する患者――と、除外される患者――を明確に区別する知識を成文化する試みである[29]。このような研究は、比較できないほど複雑化したわれわれの医療のために、古代エジプトの外科医が行ったものに近い水準の一般化を再確立しており、治療上の選択という藪の中を通り抜けるための案内として役立つことは間違いない。これらは科学的な基準というよりはむしろ、より総合的で高度に洗練された実践の規則である。そして、それらの規則が、これらの話題の非標準的な言説から標準的な言説への本当の意味での移行を表しているのかどうかは、特例による挑戦にそれらが示す耐性によって試されることになるだろう。

明確に定義された治療状況のための一般的な経験則の確立がこのように成功するのに伴って、コンピューターがこれまで以上に――またより早い段階で――特定の患者の診断に利用されるということはありうるだろうか？　人工知能（ＡＩ）の医学における将来性は、医師たちが彼らの学術領域の科学的性質全体について抱いている信念に関する、一種のリトマス試験紙である。というのは、彼らがどれほど医学は科学的であると考えているとしても、大部分の医師は、彼らがしていることがコンピューターのプログラミングに把握できるような完全に客観的かつ再現可能な知識の問題である、という考えを楽しむことはほとんど不可能だと知っているからである。コンピューター化された医学的診断の蓄積は、医療のケアを増強し、改善することができる。学習は単純化することが可能である。たとえば、経験は素早く（そして危険を冒すことなく）架空の状況において獲得され、新しい情報は迅速に診断の蓄積へと追加されることができる。しかしそれでも臨床判断は、特定の事例から分離可能で、新しい問題への理解へと転用可能であるといっても、依然として符号に変換されたままである。

臨床判断の符号化の問題に関してどのような立場をとるかは、ある程度はその人が疾患というものをどう理解しているかによる。この議論は十九世紀前半にさかのぼるものであり、その時代にはカール・ヴンダーリッヒやルードヴィッヒ・トラウベのような「現象学派」の研究論文上で、イギリスやフランスにおける「臨床像」や「特効薬」などの研究が十分に科学的でない「存在主義」だとして攻撃されていた[30]。疾患とはそれ自体が事物なのか？　言い換えれば、存在論者が考えていると思われているように、それ自体の経過に従い、特定の治療によって無効化されなければならない実在物なのか？　そうでないなら、それはむしろ、ウィルヒョウが考えるように、「変化した状況下の生命」なのか？　その世紀の後半における胚種説の勃興に従い、医学教育と日常的実践から来る実際的な要請に支持された存在論が見かけ上の勝利を収めたのは、日常生活においてニュートン力学が存続したのと同じような理由であった。つまり、特殊な例外を除けば、それらの古くさい概念化は役に立つのである。患者であれ医師であれ、われわれは物象化された疾患概念で説明できない多くのものを無視する傾向がある。そして、文化的な疾患の決定要因はよく知られているにもかかわらず[31]、疾患が自然界に実在する物体であるかのように、われわれは生活――医師は診療――している。このようにして、疾患の診断と治療のプロトコール、臨床上の経験則、専門家制度、そして、裸足の医者〔訳註：中国の赤脚医生（せっきゃくいせい）の訳語〕や専門看護師、医療助手などによる有能で洗練された医療の存在が可能になっている。しかし、そのシステムにおいて説明できない現象に直面した場合、医学的あるいは医療補助的な判断を下す者〔訳註：医師および看護師などの医療補助者〕にとって上記のような一般化に価値があるかどうかは、個人の理解力に全面的に依存することになる。

コンピューターは、われわれが明細を述べられるものなら何でも複製できるし、臨床科学は人間の病気の明細事項をゆっくりと拡張する方向に動いている。しかし診療における変数は（どこかほかの場合においてと同様に）ほぼ無限であり、臨床徴候は徴候のないところに影を落とす。何が疾患を構成しているかということについて暫定的な合意が得られたとしても、これらの微妙な点の解釈には、特定のものを選んで注意を払わない一方で特定のものを選んで認識する、という過程が必要となる。この過程は、現在のところ想像できないほどに詳細を述べることが難しく、人間同士の触れあいを理解することの、評価の定まっていない診断的かつ治療的な価値に漠然とつながっている。医学的「事実」と患者を区別して、探求を蓋然的意味へと方向づけるために求められる臨床判断は、ロジャー・C・シャンクらによって行われた物語的「脚本（script）」における仕事に似ている。シャンクらの脚本適用装置（SAM：Script Applier Mechanism）[32]は、転回点を含む「挿話」の収集を重視して言語の生成規則を無視している「トップダウン方式の」システムであるが、文脈に関する情報を新しい物語を「読む」ために利用し、物語に関する質問には確実な根拠に基づいて答える。患者の病いをプロット化する医師のように、SAMは注意を逸らせる詳細を無視することができるだけでなく、失われたり隠されたりしているかもしれないものへの手がかりを認識することもできる。しかし、SAMはとても処理速度が遅い上に、日々のニュースの消化能力も限られているため、医師の診察室の入り口において現出しうる病いという宇宙に比べれば、単なる塵に等しい。これらのおそらく克服不可能な限界は、医師たちがAIにとって代わられるべきだというよりは、彼らがAIから引き出す診断的推論に賞賛を得ることになりそうだということを示唆している。

それ以上にすぐに役に立ちそうなものは、医師が行う診断と治療をより迅速に、計りしれないほど正確に行うためのプログラムである。症状の一揃いが与えられれば、診断プログラムはゆっくりと鑑別診断を創り出す能力を持っている。それは相談者というよりは促進者として機能し、医師に早い段階で、彼らがまだ検討したことがない可能性の調査を思い起こさせる能力を有している。臨床判断は依然として、得られた情報を患者の状況に適用するために必要である。CADUCEUS（もともとはINTERNIST）[33]のみが、診断をピンポイントで指摘し、五百種類の疾患の「短い」リストの中から選び出すことに挑戦している。

医療情報科学という新しい領域は、個体の科学としての医学の根本的な問題であるところの診断と治療に関連して達成されうる一般化の水準という問題に、絶え間なく取り組んでいる。臨床実践の規則というものは確かに存在する。しかしそれは、歴史や経済における法則と同じ限界を持っている。すなわち、十分に一般化された法則は特殊な事例を無視してしまう危険を冒し、その一方で、全ての可能性を考慮に入れた法則は行為を導くのにはほとんど役に立たない、という限界である[34]。ジェイムズ・F・フリーズらが案出した物語的解決法は示唆に富んでいる。十分に多くの事例の集積がなく、変異例を説明できる因果関係も知られていない時（これは、一人の特定の患者に直面している時に全てのプログラムが共有する状況である）、彼らの米国リウマチ病学会医療情報システム（ARAMIS）のための時間志向的なプログラム[35]は、規則に基づくシステムを使用するよりはむしろ、「概念的（診断）ユニット」を採用している。それは経験を積んだ医師のように、予後の示唆と治療戦略の策定を目的として、新しく診断された患者の病いに関する時系列順の記述を、複数の類例と照合する。医師は、コンピュータープログラムによって彼らの鑑別診断の知識を充実させたり、治療選択の計算を単純化させたりする時にも、彼ら自身が最も重要かつ最良の臨床の道具であり続ける。

物語と臨床判断の教育

臨床疫学が改良され、意志決定について研究がなされているにもかかわらず、個別事例の注意深い構築と解釈は、臨床医学の学習と記憶における最重要事項であり続けている。医師にとって知るという作業は、情報を却下し、細部を通じて分類し、無視すべきものを知って、単一の例外に気づくことによって生じる懐疑的態度を保つと同時に、一般的な規則を適用する、という作業であり続けている。情報に詳しく経験豊かな人間はこれらの主観的な細々（こまごま）としたことをかなりうまく処理するし、この技能のほとんどは、われわれがそれに頼っている時でさえ、認識も理解もされていない。もし臨床判断が生まれつきの能力であるとしても、それでもそれを強化し改善することはできる。内科医は、主治医の回診（attending rounds）で研修医から患者を入院させるかどうかをどうやって見分けるかという質問をされた時、このように言う。「しゃがみ込んで、患者を目にする時に君は『感覚』を得る。彼らは本当に病んでいるのか、と。それが臨床判断が起こるということだ。感覚を磨くんだ――二年目の研修医は救急室で、すぐにそれを身につける」と。彼は時間に追われる救急現場での判断を、外来での診療において（彼が指しているのは、患者の方に時間がなくて即時の診断に喜んでお金を払ってくれるような、郊外での外来診療ではないのだが）、診断のツールとしての時間を有効利用する能力と対比する。診察室での診療では、医師の鑑別診断で可能性として挙げられた疾患が否定されうる、と彼は言う。「時間をどのくらいかけるかは、バランスの問題だ。健全な臨床判断の一部には、君が望まない情報を無視することが含まれる」と。

シャーロック・ホームズが、彼自身が解決したり詳しく調べたりした奇怪な、あるいは重要な犯罪についての豊富な知識を携えていたように、医師は自分で治療したり直接観察したりしてきた事例の集積を獲得しており、学術誌に報告された他の医師の事例によってこれらを増強する。この実践知識は、その所持者が臨床研究の報告を読んだり臨床判断の実習に参加したりすることで頻繁に改良し再編してさえいれば、臨床家が新しく体験する事例を診断と治療の臨床分類に適合させようとするたびごとに、その事例についての解釈を教えてくれる。個別的経験の特異性を除いてくれるのが「学術誌に遅れずついていくこと」である。というのも、学術誌は、変数を制御するために選択され観察された多数の事例を描写している臨床研究の報告記事の集まりだからである。これらの研究は、今度は臨床家自身の経験という試験を受けることになる。

シャンクのＳＡＭとの比較が示唆するように、臨床判断は原因を決定するための数学的あるいは論理的な能力ではなくて、根本的に解釈学的な能力、言い換えれば、変化の過程における多要因的な状況での意味のある構成要素を同定し理解するための能力である。物語的な術語で言うならば、それはプロットを識別する能力である。エジプト人の外科医による脊髄損傷の記述のように、様々な臨床事例の「プロット」が実践家による事例の物語として定式化され、精緻化される。そして、それらが一連の医学の一般的な規則を構成するのである。それらは診断のハンドブックに記載され、臨床像として記憶に残される。医師たちは、鑑別診断において集積される、これらのすでに構成済みの事例のプロットと多彩な変異形の両方を知っていて、最終的にはそれらを識別する。それらの灯りの下で、患者の謎に関する物語や、やっかいな病いが、同定可能な病気として再解釈されるのである。

道徳神学や法律学、そしてシャーロック・ホームズの探偵業――すなわち、事例に囚われている全ての分野――と同じように、医学においては十分に詳しく個々の事項が語られるのだが、それはかの決疑論者〔＝医師〕がそれらの事項と、疾患、贖罪、適法性、罪といった、検討中の世界観に関する基準を比較したり調和させたりすることが可能になるような手がかりを提供するためである。これらの全ての分野では、個々の事項に関する個性記述的な時系列順の報告が、一般的原則と特異な事例の間隙を埋めている。医師にとって、それは単に診断を決定する特定の所見や症状が存在するというだけのことではない。ペリー・クラスは少しだけ皮肉を込めてこう言った。「あらゆる疾患のあらゆる臨床報告のあらゆる文章記述はよく似ている。もし全ての可能性のある症状をリストにすれば、結局は全て重なってしまう」[36]と。医師の理解もまた、それらの時間経過に沿った配列、すなわち物語的なプロット化に依存している。その患者の病いの物語は、身体診察の結果によって補強され、その医師の臨床情報の蓄積に照らし合わされることによって解釈されて、医学的にプロット化された改訂版へと形作られる。そしてその後、最も可能性の高い疾患（鑑別診断におけるそれ）の標準化された教科書的なプロットと比較されるだけでなく、その医師が経験した対応事例のプロットとも比較される。

もしも、オスラーが主張したように、教科書としての患者なくして医学教育はないのだとすれば、そこには医学もない。というのも、単独の患者だけが、医学が読み取り、意味づけ、そして説明しなければならないテクスト（教科書）を提供するからである。医師たちは病いの物語を聞くことから始め、そして身体を「読み解く」のだが、その間中ずっと、解釈し、区分し、照合し続けている。熟練した解読者としての彼らは、鑑別診断を整理し、この特定の事例の詳細に対して仮説的な疾患の記述が適合するかどうかを試すにあたって、細かい事柄のごった煮に意味を与えるために、科学知識と類似例のプロットに精通していることの両方を利用する。そこから浮かび上がる診断は、出来事と病いの徴候に対する医師の解釈であり、それは患者を認識可能な疾患の物語の中央に位置づける。このようにして、物語は規則と事例の間隙を埋めるのである。

医学の不確実性を扱う方法としての物語は、確実に適用可能なものに近づくにしたがってありふれたものになってしまう一般的な法則よりも、探索的で柔軟である――そして、それゆえにより有用である。物語は、医師が患者を知ることと治療することを可能にし、人間の可能性についての医学知識を組織化し、改訂することを可能にする。この物語的構築は、医学において知識を得る主要な方法の一つであり、存在論者と生理学的現象学者がとる立場の中間のどこかに、医学の認識論を位置づける。この見方によれば、疾患は一個の実在というよりもむしろ、複数の出来事を同定可能なように時系列順に組織化することである。この一般化の段階で、疾患の「プロット」はその疾患の「臨床像」を要約する一方で、変異形、すなわちその規則を証明する例外を考慮に入れている。物語の記述的な精密さと時間性は、物語が複数の現象を有用な規則に適合させることを可能にするか、それらの現象がうまく適合しない場合には、例外から成る有用な集合（クラス）を新たに提案するための基盤を形成する。

毒素性ショック症候群や、在郷軍人病のような変異形の物語は、うまく適合しない事例のややこしい特殊性を、いつかは改良された臨床疾病分類の中に位置づけるものである。それらの物語は、新しい臨床的な実在となる。変則的な状態の記述は、１９８０年代初頭の多数のＡＩＤＳ関連疾患のように、一般に受け入れられた教科書的な複数の図式に対する例外を前提にしている。それらの記述は新しい知識を構成し、それらの図式を解釈するための経験則に同化される。これらの発見の最前線に位置する新しい現象の記述は、生物医学的な秩序へと精緻化されていく。実際、「新しい疾患」の事例においては、それらの記述が古い図式の一部の破壊を誘発し、病態生理学的な科学における新しい秩序の再構成を引き起こすかもしれない。

医学は、教科書という森と、新しい可能性を秘めたアルゴリズムの藪との間のどこかで実践される。物語は現代の存在論者と現象論者――前者は実験台とコンピューターの前で不確実性を少しずつ削り取っており、後者は自分の診療所で、有効な一般化に有利になるように認識論的な問題を無視している――の間で続いている対話において重要な役割を果たす。細かい事柄を時間的に組織化し、疾患の「プロット」によって管理される時、医師たちは、理論と実践の狭間を乗り越えることができる。またそれと同時に、科学の原則と彼らの患者である人間の特異性の双方に対して責任を持たなければならない、異なるレベル間の活動としての医学を維持することができる。物語は、（神学と法学におけると同様に）医学における決疑論の最も重要な工夫である。そしてそれは、診断治療の世界観を共有する実践者たちが一般的な原則を個別事例に適合させることや、実践可能であると同時に変化に向かって開かれている、ある程度の一般化を達成することを可能にする。

人間科学としての医学

したがって医学とは、人間の病いに関する知識とケアに深く関与する、科学を利用した判断に基づく実践であり、それは同時に不確実性に対するその多彩で独創的な防御によって特徴づけられている。疾患は文化的に定義されるものであり、事実、単に「外にある」だけのものではなく、また人間は究極的には不可知な存在であるという理由で、医学の知識は根本的に、そして根絶不可能なほどに、不確実である。その結果、ある程度制御可能な不確実性の原因――個々の医師の情報あるいは技能の不足、そして、医療実践を特徴づける生物学的な知識の不完全な状態――は、不断の改善の対象と見なされる。実際、医学は科学であり、科学以外の何物でもないという医学の主張は、ほぼ間違いなく、医師がこの不確実性、特に患者からの正確さに対する頻繁な厳しい要求に直面した際の、その自覚に根ざしている。しかしそれでも、個体の科学としての医学の地位に備わっている根本的な不確実性は残ったままである。医学には、歴史や文化人類学のような学問分野と共有していることがある。それは、探求しているデータの意味を理解するよりは、むしろ創出されたデータの意味を調査者が提出する疑問によって理解しなければならない、ということである。医学は政治学や経済学のような学問領域とさえ、より多くのものを共有している。それは、統計的に、そして事実を追い求めて、彼らがほとんど制御できない人間の状況を研究しなければならないということである。この複雑な認識論的状況においては、医学の時代遅れの「ハードな」科学観である厳密な論理実証主義は、あまり役に立たないだろう。

医学は、その個体の科学としての困難な状況をかなり上手になんとか乗り越えているが、医学がそれ自身の認識論的逆説に関して一貫して無知であることは、その成功の一部であると言えるかもしれない。科学と信念、ドグマと懐疑的態度、権威と予期せぬ出来事に対する綿密な注意の奇妙な混交は、医師が規則に照らし合わせて事例を解釈したり、事例に照らし合わせて規則を改良したりしながら、抽象概念と特殊性の間を移動することを可能にしている。ヒトの生物学と臨床疫学は、一種独特な医学の状態を「非標準的言説」の領域から通常科学の確立された真理へと動かしながら、この解釈学的な作業が進行している環境の知識を精緻化し続けている。その間ずっと、どれほど無視されているとしても、物語は医学の抽象的な知識を個別の患者へのケアに応用するための主要な方法であり続けている。

医師と患者の双方が科学としての医学を過大評価してきたことは確かである。医学――そして社会――は、医学の科学的な性質を吟味しないまま断定する代わりに、より広範に理解すること、すなわち、合理性を一つの理想として保持しつつ、法則定立的な説明だけでなく個性記述的な記述にも信頼を置くことによって、より大きな恩恵を受けることになるだろう。医学の根本的な不確実性を認識することと、その認識論の中心となっている物語の伝統を十分に発達させることは、われわれの社会が医学の働きに寄せる非現実的な期待を和らげる助けになるかもしれない。近年では、医師が自身の職業と能力について抱く期待さえもが、医学は化学や物理と同じくらいに確実であるか、あるいは確実になりうる領域であるという、医学に対するわれわれの狭量な理解によってねじ曲げられている。医学をより総合的に理解することは、不確実性により寛容な専門職の人々の興味を惹きつけるかもしれない。そして、ひとたびそうなれば彼らは、不確実性を可能なかぎり減少させる気にするだけでなく、不確実性の自覚を患者への関与と結びつける気にさせるような教育を要求するかもしれない。何よりもまず、より広範に医学を理解することは、最善を尽くしても不完全な人間の活動というものについて、われわれが患者や市民として抱く法外な期待を少なくすることに役立つかもしれない。二十世紀の後半においてわれわれは、脆弱性と完全性、死と生、そしてわれわれが健康と病気に付与する意味などへの関心を、神学から医学へと移してきた。医学が人間の病いに関する理解と向上しつつあるケアをわれわれに提供しているということは、十分に問うに足ることのように思える。

第二部　医学における物語

第三章

患者を表現する

「すくなくとも、事件の基本的事実はつかんだつもりだ。それをこれから話してきかせよう。問題点をはっきりさせるのには、他人にそれを語ってきかせるのがいちばんだし、そもそも、ぼくらがどこから出発するのか、そのへんをきみに示しておかないかぎり、きみの協力を期待するもへったくれもないだろうからね。」

〈シャーロック・ホームズのワトスン博士への返答、『〈シルヴァー・ブレーズ〉号の失踪』より〉

医学において、事例（case）は思考と叙述の基本単位である。というのも臨床知識は、それがどんなに科学的だとしても、物語的に体系化され伝達されるからである。病気の医学的記述は患者の言葉と身体から構成されるので、事例とは二重化された物語である。すなわち、患者の物語は、この一個人の疾患のプロセスについての医師の記述に取り込まれ、語り直されるのである。医学の物語を語るという行為は、先行する患者自身の報告の改訂作業とほぼ同じことである。医師による医療関係者に向けての事例提示は、医学的な配慮を求める患者による身体と自己についての最初の提示（presentation）を表現（represent）し、同時に再提示（re-present）する。学問としての医学の基本的形式として、事例提示という物語的行為

（narrative act）は医学教育の中心に位置し、また実際に、患者についてのあらゆる医学的なコミュニケーションの中心に位置している。物語の一つのジャンルとして、事例は、慣習的な構造と言語を獲得し、科学的医学の中核的な伝統となった。事例提示は、援助を求めてきた一人の病む人の病いについての、その医師の観察、思考過程、結論を伝える。しかしなお一層重要なことは、しばしば不完全で主観的に報告された情報に基づいて行為しなければならない科学的専門領域である医学において、事例提示という物語的行為は適切な知識の習得の導きとなるということである。

事例提示

「サンダース先生、今朝私たちに提示する症例はありますか？」主席研修医が公式どおりの態度で尋ねた。時刻は七時三十分。宿直明けの研修医たちと、今勤務についたばかりの研修医たちが、スチロール樹脂のカップをコーヒーで満たし、ドーナツをつまんでいる。軽く冗談を交わし、経過観察の情報と、昨日からの「戦場体験談」を交換しながら、彼らは縦に並んだ二卓の長いテーブルを囲んで座っていた。新入院患者検討会（sign-in rounds）、すなわち、軍隊の暗喩がいまだ使われている、「朝の報告」が始まるのである。

二年目の研修医のサンダース医師は、X線フィルムのフォルダを抱えたまま同意の身振りをして「あります」と答えた。「それでは、始めてください」。「症例は、ホープ・フェリアーという五十六歳の白人女性です。記念病院へは初回入院です。昨夜十一時三十分ころ、吐き気、嘔吐、右上腹部の痛みを訴えて救急部に来院しました。彼女は『夕食の後で胸やけがして、それから体が折れ曲がるようなひどい腹痛が来て、何度か嘔吐した』と言っています。三、四時間しても痛みが増すばかりだったので、彼女の夫が連れてきました。彼女の過去の病歴で重要と思われるのは…」

アカデミックな医学における会話は、圧倒的に多量の細々（こまごま）とした項目の海の中、そして人間の通常の自制感覚を圧倒し、自己を脅かすような状況の下で始まる。ここでは、患者についての医師の伝達は、最大限に科学的かつ客観的な状態が意識的に目指され、努めて平凡かつ平板で冷静であろうとする。医師たちは、彼らが日々出会う何ダースもの患者たちに関連する、混乱をもたらす可能性の高い情報の蓄積を整理するために、事例提示の定まった形式に頼る。医学的な会話の目的は常に、純粋に個人的かつ主観的なものを、その源が患者であれ医師であれ、抹殺するか統制することにある。それによって、病いを特徴づける身体の異常は、好結果をもたらす治療のために必要な注目を受けることができるようになる。病いは主観的経験である。そして診察医は、それを翻訳し、その病気を医学的宇宙の中に位置づけ、医学用語には通じているがその特定の患者のことは何も知らない他の人々にその特性と意味するところを伝達するという任務に直面する。この任務を達成する方法として、事例提示はその形態と様式において強固なまでに慣習的である。記録に関する定まった規則はないが、その進化の基本的な均一性に比べれば、地域ごとの相違は些細なものである。あらゆる事例提示は、患者の主観的かつ個人的な病いの経験についての医師個人の解釈を、客観的かつ科学的な——あるいは、違う観点から見れば、確実に間主観的で医学的に承認可能な——疾患の記述に変えようとする。

教育実習病院において事例提示が行われるのは、医療的ケアが開始され最初の一仕事が終わった時点である。この動きを開始するのは患者自身であり、それは医学的な注目のもとに自らを現前させることによってなされる。たとえば、電話で予約をとり外来を訪れる、あるいは、もし急病か事故ならば、家族か友人か通りすがりの人の手で救急処置室に運び込まれる。われわれは誰一人として他者の病いの経験を直接知ることはできないが、近似的に理解することが全くできないわけではない。われわれは自分自身が病いを経験していたり、知人の物語を知っていたりする。そして――人生の最晩年までほとんどの人が深刻に病むことがない時代においてはますます重要なのだが――長編小説・短編小説・戯曲、あるいは映画やテレビなどの多数の創作表現を通じて、病いの物語を知ることができる。

しかし医学は、測定可能な身体と行動の異常に焦点を当てる。それらは、規則的に症例に現れることで、識別可能な疾患や傷害の指標となるからである。病む人が現れ、診療を求められると、看護師や医師は、その人が経験した「諸事実」から事を始める。最初に何に困っているのかを尋ね、それからできるかぎり正確に、その病いがどのように発症したのか、どのくらい重篤なのか、どのくらい続いているのかを詳細に記録する。この「病歴」の聴取こそが、まさに医学の物語の医学的構築が始まるところである。その患者の物語を再構築し、論理的な一連の探求に沿って患者の物語を拡張するために、質問が重ねられる。質問は、身体や臓器システムの領域に関わるものだけではない。それは、旅行歴、職業上の有害事象への暴露の有無、食生活、生活習慣、服薬歴、体重の変化、障害の有無とその程度、そして患者自身が自分のどこが悪いと思っているのかという解釈にまで及ぶ。何の情報ももたらさない――あるいはむしろ、探求領域においてはどんなものも的外れではない情報をもたらす――それらの質問は、調査の全ての通路を封じ込める。病歴の聴取は相互交流的な作業であり、病む人へのケアの第一歩である。それは最も緊急度の高い救急医療においてさえ例外ではない。ケアの提供者は、今や患者となった人（あるいは、患者が子どもや会話能力のない者である場合は、その患者について話せる人）に問いかける。どうしたのですか？　それについて教えてください。どんな感じですか？　いつからですか？　その時どうしていましたか？　ずっとそのままですか？　これをすると楽になるということはありますか？　ひどくなることは？　これまでにどんな治療を試しましたか？　何か心当たりはありませんか？

医師がまとめ上げている病いの記述は、患者の物語に依拠し、部分的にそれを再構築しているとはいえ、患者の物語ではない。そうではなくて、それは医学の物語、すなわち身体所見に対して検証され、医師の診察と検査の結果を通じて増幅され洗練されることになるはずの物語の始まりなのである。それはその患者のカルテに記録され、状況に応じて、回診や検討会において再度述べられることになるだろう。もしその病気が珍しいものであり、それゆえ教育に役立つものならば、その事例は最終的に事例報告として出版されるかもしれない。しかし、目下のところその医師の関心は、病いという主観的経験を認識可能な医学的記述へと翻訳し、その患者の医学的記録の中にその詳細を符号のように記すことである。

そのままでいけば、事例提示は、この医学的な物語についての、医師によって遂行される語り（performative telling）になるだろう。患者の医学的配慮を求めての来院に始まり、彼または彼女の病いの記述を再度語り直しながら、その研修医の事例提示は、面接および検査において得られた、それがなければ見過ごされていた知識を医療に関わる聴衆に向けて再構築する。この再構築において研修医は、医療の物語の一部として患者の物語を語り直すが、この医療の物語は身体の観察、その観察の範囲、予備的な検査の結果をも含んでいる。二つの物語の間の相違は、難解な言語上の相違以上のものである。生物科学的な図式に沿い、事例提示の長きにわたる医学的慣習に従って再編成されることによって、患者の物語は、最も関係の深い本人にさえほとんど識別できないような物語に変化してしまう。実際、伝統的に医師は、患者にカルテを読ませることを嫌ってきた。近年では、ベッドサイドで事例を提示することで患者の心証を害したり警戒させたりする可能性に、より敏感になってきている[1]。それでもなお、患者の経験を医学の物語に「翻訳」し再構成することは、患者が求めている助力、すなわち診断や治療計画を提供するための有力な手段である。

事例提示の順序と内容は厳密に慣習的であり、事例を提示する医師は集団に共有された物語形式に縛られている。もし科学的な記述が期待されているのであれば、あるいは説明的記述の慣習に従うのであれば、事例提示は診断仮説から始められ、次いでその証明に取りかかるはずである。しかし、これは全面的に慣行に反している。さらに、事例提示が冒頭から疾患の発症で始まることもない。二千年前にホラティウスが、演劇の語りは「前置きなしで（in medias res）」始まるべきだと忠告したように、事例は患者の治療への最初の依頼で開幕する。冒頭の一文においてわれわれは、その患者の年齢、性別、人種または民族についての簡潔な記述とともに、患者が来院した時とその状況、そして援助要請のきっかけとなった病気の性質についての申し立てを受け取ることになる。たとえば、フェリアー夫人は「夕食の後で胸やけがして、それから体が折れ曲がるようなひどい腹痛が来て、ずっと吐き気がしています」と訴える。これは彼女の「主訴」、すなわち、「どうされましたか?」という医師の最初の質問に返答として与えられた単独あるいは一群の症状である。伝統的にこの返答は患者自身の言葉で記録され、報告されてきた[2]。

事例提示の冒頭文においてサンダース医師は、まさに臨床が始まろうとするところでの物語的現在

(narrative present) を確立している。彼女は簡潔に問題の人物を紹介し、その後に続く行為を暗示する。しかる後、彼女は現病歴、すなわちその患者のストーリーから構築された物語の報告に立ち戻り、医師の質問に答える[3]。次に来るのは、本当の意味でより歴史的な事柄である。それらは、何ら余計な意味を含まない、患者の「既往歴」と呼ばれるもの、すなわち患者のそれ以前の年月における健康状態の記述と家族の成員の病歴である。この過去への二重の手順の後、事例提示は社会歴を伴う物語的現在、すなわち現在に至るまでの患者の家族、仕事、生活習慣の簡潔な調査に向かう。それは、現在の症状への医師による方法論に基づいた調査報告、すなわち頭部から始まって決まった順番で身体中を末端まで進めていく「システムレビュー」で終わる。その情報が病歴聴取のための一連の質問によって収集されたものであっても、あるいは開かれた態度による面接によって聴取されたものであっても、「病歴」全体の順序はほとんど変わらない。個々の実践はそれぞれに異なり、初診の状況はいつも他のものと全く同じではない。しかし、医療に関わる聴衆は、可能なかぎりにおいて、観察された状況の物語的描写を提供される。

診察の結果は以下のような順序で叙述される。患者の全般的な外見と状態、生命徴候、それから、視診と聴診と触診によって得られた、より特別な観察所見。これらの所見の順序はシステムレビューのそれと同じである。それゆえに、ほとんどの場合診察は身体の範囲ごとに行われるにもかかわらず、所見――あるいはそれらの欠如――は、患者が知らせた症状と同じ順序に従って報告される。その後に、ケアの開始の時点で指示された検査の結果が報告される。

この段階に至るまで医師は、実際の患者診察で得られ、それについての語りである事例提示に示されている豊富な情報について解釈することを徹底的に避けている。経験豊かな聴き手は主題を示す手がかりを判別できるにもかかわらず、可能性の高い診断は一時保留の状態に置かれる。その手がかりとは、発表者の一連の質問に暗に内在すると推定される仮説や、聴き手から見ると合理的に考えればその病気に関連するだろうと期待される臓器システムについて、正常所見が物語的に取り込まれていることなどである。「発熱はなく、悪寒もなく、腸雑音は正常でした」。これは医学独特の否定のレトリックで、連邦議会の参考人をも恥じ入らせるであろう不関与の一覧だ。複数の否定は、かつて試みられて成立しえなかった物語的関連を表現している。それらは無数の可能性から聴き手の注意を引き離し、持続可能な仮説に注意を向けさせる。総じて――主訴、患者の物語、身体所見および身体所見のないこと――これらが「事実（fact）」である。それらの事実が意味するであろうものは、全ての入手可能な情報が報告されるまで遅らされているのである。

その次に来るのが鑑別診断（differential diagnosis）である。それはすなわち、上記の所見と症状を呈する患者が罹患しているかもしれないいくつかの病気についての、尤度（likelihood）の高い順に行われる論理的な考察である。事例提示が医師の調査過程を再現するのと全く同じように、鑑別診断は調査に伴う思考過程を再現し、それゆえに思考過程の案内役として働く。それぞれの診断可能性を支持する根拠と反論する根拠の双方が考慮され、それぞれを是認あるいは否定するための論理的行程が踏まれる。この過程の目標は、第一に最小限の検査による正確な診断、次いで患者を回復に導く、副作用を最小限に抑えた迅速な治療である。事例提示の最後には、合理的推論の帰結として、患者の予後予測（prognosis）が述べられる。これには、その病気の予想される病悩期間と重症度、期待される治療の結果が含まれ、そしてもし必要ならば、さらなる検査と患者へのケアの計画が含まれることになる。

医学生はみな、この高度に慣習的な形式の中で、医学の世界に入ったばかりの一人の患者を取り巻く出来事を調査することと、それを叙述することを学ぶ。医学の調査様式として事例提示は、疾患の様式を強調するためにそれらの出来事を整理する。それは患者の身体的な問題の主観的報告をより客観的で抽象的な医師の記述へと翻訳し、患者の病いによって提示された、医師が取り組むべき複数の知的パズルを分類する。事例提示は高度に規格化されており、部分的な派生形――たとえば、「男性（male）」の代わりに「man」という語を用いたり、「夫と十代の息子と一緒に暮らしている会計士」といったように患者の職業と家庭内の役割を提示に含めたりするような微細な「再人間化」――はあるものの、西洋の科学的医学が教えられている場所ではどこでもこの様式が普及している。医学生や研修医は伝統的に、彼らが提示する事例の詳細を暗唱することを期待されてきた。これは物語の全体性の感覚――臨床像の一貫性ばかりでなく、特定の病人の中にそれが具象化していること――を強調するためである。情報はすぐに忘れ去られ、終生にわたって続く事例の連なりに取って代わられるが、思考の習慣と叙述の順序は医師の第二の天性となる。このように医師たちは考え、知るのである。研修期間を終え、学問としての医学を離れてしまった医師であっても、彼らはほとんど自動的かつ完璧に事例を提示することができる。事例提示は医学という王国の通貨であり、臨床的思考とコミュニケーションの媒介物である。外国においてさえも、その国の言語についての基本さえ把握していれば、医師は事例提示についていくことができる。

週に一度のマサチューセッツ総合病院、またはベス・イスラエル病院（不定期）における臨床病理検討会（clinical-pathological conference）での事例提示が、完全な形で『ニューイングランド医学雑誌』誌上に、七十五年以上にわたって毎週掲載されてきたが、これは医学的な語り（medical narration）というジャンルの好例である。臨床病理検討会の「発明」は、１９４０年にマサチューセッツ総合病院でそれを設立したリチャード・キャボットによるとされている[4]。しかし、それに酷似したものは遅くとも１８３２年にはパリで、病理解剖学を臨床の問題に関連づけたことで名高いピエール・ルイによって毎週行われていた[5]。彼の学生によって結成された医学観察協会の毎回の会合では、困惑させられるとともに教訓的な単独の事例を、グループのうちの一人が集団の検討に委ねた[6]。その後しばらくして、１８４６年には、ニューオリンズ医学校の学部長であったエラスムス・ダーウィン・フェナーが、類似のグループを組織しただけでなく、初めて臨床実習に登録された学生に、検討会で教授に向かって読み上げるための「分かりやすい物語」を書くことを要求した。

その正確な歴史的起源が何であれ、事例提示は医学における談話の中心である。朝の報告に加えて、他のほとんど全ての病院の検討会は――患者についての非公式な会話でさえ――多かれ少なかれその様式に従っている。最初に症状および病歴の提示、それから身体診察所見および予備検査の結果、続いて尤度の順に応じた鑑別診断、というように。同じ事例提示を聴いている医学生、研修医、経験豊かな医師は、ある程度までそれぞれが異なるものを聴き取り、異なる側面に関心を向け、ますます洗練されていく知識を習得し、検証し、更新している。事例がどのように提示されるのかを学習するだけでなく、医学生たちは症状の一覧と病態生理学コースで学んだ複数の鑑別診断を、現実世界において患者に現れているものと比較している。卒業一年目のインターンたちは、診断と治療の過程に耳を澄ませる。研修医たちは疾患における個々の変異に関する彼らの知識を更新しながら、診断上の「燻製ニシン」(訳註：真実から目を逸らさせるものを表す慣用表現)や、想定外の事態への解決の糸口に聞き耳を立てる。教授たちは助言やコメントを与えながら研修医の能力に注意して耳を傾け、発表している研修医の早朝の襲撃から彼ら自身の情報の蓄えを「文献」の中に詰め込んでゆく。その結果、自分のお気にいりの理論を検証し、臨床研究の着想を得られるかもしれない。知識と経験のどの段階にあっても、聴き手たちは自身の医学的経験を拡大しているのである。事例提示は彼ら聴き手に、それがなければ知ることがなかっただろう一般法則の実例――あるいはその例外――について考えさせる。患者への臨床的観察に引き続く事例提示は、臨床医学における最も主要な教育法である。

「提示すること」

事例提示の目標は、患者の状態の明確かつ科学的に正確な記述である。したがってその用語が平易かつ暗喩の意味を持たないのは驚くことではない。研修医は、時に簡素で説明的な直喩を用いて「水瓶状の心臓」とか「牛眼様の紅斑」などと述べるかもしれないが、それらを除けば、医学的談話を賑やかにする比喩的な言葉はほとんど追放されている。もちろん、提示に引き続いて慣習的に行われる討論においては、暗喩が再び活躍するだろう。しかし、さしあたってこの儀礼的行為において最も印象的に使用される言葉は、「present」という単語そのものである。

「提示すること（to present）」と「提示（presentation）」という単語は、医療においては二通りの意味を有しており、患者の医学的ケアへの導入と、それに引き続く研修医の出来事についての遂行的な語りのいずれにも、非常に近い意味で、かつ混乱を伴うことなく用いられている。たとえば、「フェリアー夫人は救急部に来院（present）して…」というように。あまたの言語学上の特殊性を提供している医学的言語の中で、この単語はほとんど注目に値しないように思えるだろう。それにもかかわらず、患者と事例に対するそのほとんど非暗喩的な使用法において、「present」は医学用語の特徴を最もよく表すものの一つである。教育実習病院の中でこの単語は、まさしくそれが日常会話で意味するものを意味する。「サラは、それに似た事例を火曜日に発表（present）したよ」というのは、週末に学生が話していてもおかしくない。他の例を挙げれば、礼儀作法に沿って誰かを紹介する時のありふれた次のような用法──「モーガン氏を紹介（present）いたします」──あるいは劇場での決まり文句──「ジョーゼフ・パップ制作提供…（Joseph Papp presents …）」等々。しかしなぜ、科学的な正確さを獲得せんと励む学術領域の、公式かつ「客観的」な場において、一つの単語が行為とその行為についての語りの双方を二重に指示するようなことが起こるのだろうか？

「present」という語の二重性は、事例提示の本質についての、また、知的な学術領域であると同時に伝達可能な実践的経験の集積でもある医学における事例提示の重要性についての、何事かを語っている。サンダース医師はただ事例（と、それによって換喩的に患者）を提示するだけではなく、彼女が提示する物語は、患者が医学的な配慮という明るい光の中に入ってきたこと、いわゆる「来院（presentation）」の記述を包含している。「フェリアー夫人は昨夜救急部に来院（present）した56歳の白人女性で…」というように、事例提示の冒頭の文章において「来院する（present）」という動詞は、サンダース医師が現在行っている発表（presentation）のためではなく、患者による最初のケアの要求のために用いられている。フェリアー夫人のそれ以前の行為、すなわち研修医のこの事例の物語的記述が依拠するところのそれ以前の出来事についての提示（presentation）は、これとは全く異なった種類のものである。それは第一に（患者が自分の病いの物語を語ることを含む）一つの行為であり、この出来事における第二の提示（presentation）、すなわち、患者という医学上の存在に印を付けて承認するという医師の遂行的な語りの萌芽である。

昨夜フェリアー夫人に出会い、朝の報告で彼女について伝えたこの研修医は、いつも変わることなく事例を「提示（present）」するように言われる。儀礼的でいささか芝居じみたこの単語の意味は、現代の科学的医学における事例の特別な位置づけを暗示する。患者は提示（present）されるのであって、「描写（describe）」されたり「紹介（introduce）」されるのではない。「描写」は物語にとっては不正確であり、患者は「紹介」が含意するものより重要でないと同時により重要でもある。彼女の事例は、カンファレンスや回診あるいは朝の報告において、いつも特別に時間をとったり、注目を浴びたりするわけではない。なぜなら、そこはまた教育の場でもあるからだ。権威者――教授あるいは主席研修医――は特定の事例から一般原理、あるいは少なくとも行動指針か、役に立つ経験則に移行しなければならない。しかしまた、その検討会が訪問中の専門家のために急遽開かれたものでもないかぎり、その事例は単なる科学的議論のための口実ではない。研修医の事例提示における患者は教材（テクスト）そのものとなり、事例提示はそれ自体が解明と改訂の対象となる一つの物語的解釈となる。

しかし、救急外来に現れる前のフェリアー夫人とは何者だったのだろうか？　どのようにして彼女は、この検討会のための教材になったのか？　いつ彼女は「事例」になったのか？　昨夜、彼女は単なる「フェリアー夫人」であり、救急処置室に車椅子で運び込まれた一婦人であり、救急受付に登録された一婦人でもあった。彼女は「来院（present）」し、この行為によって患者になった。彼女は、サンダース医師が彼女の事例を朝の報告（「フェリアー夫人を提示します（I'll present Ms. Ferrier）」）で発表する時には「提示する（to present）」という動詞の対象になるだろうが、救急部への彼女の来院に関する物語的記述の中では、彼女自身がこの動詞の主語になっている。たとえば、「彼女は吐き気と嘔吐を示し（present）ました」というように。この自己提示（self-presentation）は、それに引き続く研修医による事例の物語と同一の種類の「提示（presentation）」では全くない。フェリアー夫人の医療ケアを求める行為のために用いられた「来院する（present）」は、再帰的な動詞であり、目的語が後に来ることはない[8]。例を挙げれば、彼女は救急車か彼女の夫によって「来院された（was presented）」とは決して言わず、患者を主語とする使用法は受動形を持たない。たぶん、われわれは言葉に出されない再帰代名詞「彼女自身（herself）」をもともとは聞いていたのだろう。しかし現在では、新来院の患者に対して確立された医学的用法において、その動詞は自動詞である。それは、スポンサーの付いた公演に対して用いられるような、たとえば初めて社交界に出る女性または演劇の上演——あるいは医学上の事例——がどれも「紹介／提示／発表される（are presented）」と表現されるのとは異なる。まだ描写されない人生から、まだ具体的に記されない手段によって、一人の女性が能動的に、医療の現場という現在時制に入ってくる。物質的な質と量、そして固有の歴史を備えた彼女の身体は、検査の対象となる運命を担っている。

このように、患者が外来あるいは救急部に到着することが一つの境界線である。来院（presentation）の瞬間より前の人生は、病いの発症を含んではいるが、収集されてただちに朝の報告で聞かれることになるものであり、それは彼女の「病歴（history）」である。その後の医学的現在（medical present）における彼女の人生――あるいは、その人生の身体的顕現――は入念に記録され、分析される。複雑で混乱した情報――症状、身体所見、検査結果――の中で、彼女の病いは調査と解釈に向けて開放される。彼女は一つの事例になる。彼女の状態は全く変わっていないかもしれないが、彼女が来院した瞬間は、一方に病歴における「柔軟」で不確定なもの全て、もう一方に診断法とその技術という区分を刻み込む。

事例提示は「病歴」と医学的現在の間の区分とともに始まる。それは、個別的で主観的な情報源を認めることを通じて調査者が患者についての情報を発見することに基盤を置き、その病いについて知られたことについての信頼できる物語を形成する。患者のストーリーは、この歴史と科学的調査の間にある線をまたぎ、その結果、慎重な配慮と、時に軽蔑と疑いに等しい懐疑的態度の双方を持って見られることになる。一方で、「病歴」は医学的情報の重要な一片であり、医学の伝統はそれに高い評価を与えている。良い臨床医はおそらく七十から九十パーセントの割合で病歴から診断を作り出す、と言われている[9]。認知科学的にもその重要さは確認されている。マースデン・S・ブロアは、われわれが保有する診断の技術あるいは人工知能のどれよりもはるかに強力なものとして、患者の病歴が持つ予測能力を記述した[10]。身体診察とその後の検査は、その病歴を確認して輪郭を描くために用いられる。この歴史の語りは医学的観察の現在時制において生じ、病気の進行を特徴づける出来事に関する知識の唯一の情報源が患者のストーリーであることは珍しくない。それゆえに医師たちは、細部への厳密な注意を持って患者の語るストーリーを記録することと、話し手の信憑性に関する評価を付け加えることを教えられる。たとえば、「その苦痛にもかかわらず、フェリアー夫人はよい歴史家です〔話しぶりに一貫性や信憑性がある〕」というように。現病歴における「データ」は患者に属している。事例がそこから始まる最初の瞬間である患者と医師の出会いと同じように、患者の病歴は科学的ではない。それは、主観的で、たいていは不完全であるかまずいやり方で報告され、時には信用ならないか完全に注意を他に逸らすものであったりする。またそれは、起こらなかったかもしれない出来事――彼らについて知覚されたことや報告されたことそのままではないか、時には全く異なっていること――に関心を持っていたりもする。患者の過去の出来事は、すでに解釈された状況で――他の医師、患者の家族、あるいは患者自身によって――医学の闘技場に入場する。患者に医療ケアを求めさせた（あるいは求めるのを遅らせた）のは、これらの来院以前の解釈――「こりゃ大変だ！　すぐ病院にいかなきゃ！」あるいは「ああ、私も前にそんな怪我をしたけど、病院に行かなくても治ったよ」――の一つだったという公算は高い。それゆえに、病歴に対する医師の高評価は、強い懐疑的態度と共存している。患者による病いの語りが非常に説得力に満ちているのと同じくらいに、あまりにも主観的で信頼できない可能性のある何かでもあるということが、優秀な医師にとっては不安の絶えざる源泉でありうる。あらゆる歴史につきものであるように、解釈を被っていない「事実」を明らかにするために、解釈の裏を調べる方法は存在しない。患者の語りは脱構築、すなわちその要素に分離還元されねばならず、その痕跡は現在において探し求められねばならない。医師は本当に知ってはいない――そして、どんなに確からしく見えようと、自分は知らないということを知っている――患者の歴史が確かめられるまでは。

したがって、医師の診察室あるいは救急部に患者が来院することは、単に彼女が登録受付に現れることではない。それは、科学としての医学という闘技場に入ろうとする最初の動作である。「フェリアー夫人は来院（present）して…」というように。その瞬間、彼女の歴史――彼女によって報告されねばならず、またいくらかの疑念はあっても、彼女を知らない研修医が依拠する——と、現在その研修医が彼女の事例に全力で持ち込もうとしている医学的探求の科学的領域との間の区別が刻み込まれる。それならなぜ、宿直の長い夜を終えた後で、彼ら研修医は一つの単語を二通りに用いるほどに注意を欠いているのだろうか?

「誰か興味深い事例を持っていますか?」と主席研修医が尋ねる。「サラはどう?」「フェリアー夫人を提示(present)します。」

表現

「present」の二重用法は混乱の源であるどころか、表現すること(representation)に対する暗黙の要求である。正確さと精密さを保つことに努める言説には、単一の語に関する二つの別個の用法を避けることが期待されるだろう。しかしこの場合、誤解はおのずと招かれたように思える。二つのpresentation〔来院と提示〕はたいていの場合、わずか二、三時間の差で起こるのだが、両方とも、最初に理解されねばならない病いを抱えた患者をどのようにケアするかという難問に深く関わっている。患者のケアに直接関与していない人々にとって、第一のpresentation、すなわち患者が自らを提示する(self-presentation)という行為は、単に第二の(そして物語的な)presentation〔=事例提示〕の一部としてのみ知られることになる。二重用法は、医師たちに気づかれずに通り過ぎる。混乱を避けるための努力はなされず、混乱を避ける必要性は明らかに認識されていない。その二つはある意味で一つなのである。

医療現場で事例提示を聴く人々にとって、事例提示は、患者による提示（presentation）──それは患者自身の病いのストーリーと医学的かつ社会的な歴史を含んでいる──を再提示（re-present）し、表現（represent）するものとなる。二つのpresentationはもう一方と関連しており、医学的な視界においては、一つの全体の、相互に依存する二つの側面であるように見える。確かに、それらには冒すことのできない時間的な順序がある。つまり、その患者の事例（あるいは、部分を全体だと勘違いしていれば「その患者」）は、患者自身が救急部に来院（present）した後でのみ、研修医によって提示（present）されうる。フェリアー夫人の来院は、研修医の提示に物語的に埋め込まれる。またそれから、語り手はその最初の文章において、昨晩患者がケアを求めて来院（present）したまさにそのとおりに、患者を医療関係の聴衆に紹介（present）する。その研修医はその患者が救急部に来院していなければ、発表するものを何も持たなかっただろう。同様にその患者は、彼女の病いや救急部への来院がいかに現実であったとしても、医学的実在としての彼女を物語的に提示しうる教材である一事例へと仕立て上げた、医学的調査という一つの儀礼なしには存在しえない。それゆえに、患者と医師による二つの行為は固く結びついている。事例とは、患者を医学的実在として具体化するものであり、それ自体には直接触れることのできない、時間的順序に従う医学的ケアの開始を、一つの物語の改訂版として表現したものなのである。

それでもなお、表現すること（representation）の同一性は確保されない。行為と叙述の両方に対して同一の単語を使用することの中に暗に含まれる偶像性（iconicity）にもかかわらず、これらのpresentationに関連する複数の物語は同一ではない──それどころか、異なる人々によって語られる同じストーリーでさえもない。それでも、ちょっとした暗喩的な言い回し――「サラが提示しているフェリアー夫人（Sara's presenting Ms. Ferrier）」――によって、その事例はしばしば患者自身とその歴史を意味するようになる。この置き換えの容易さは、医師たちが言語学上の二重性についての不安を持たない理由を暗に示している。医療の中では、それらの指示対象の違いに関する認識が働いていないのである。二つのpresentation はすでに一つになってしまっているので、「present」の二つの用法は混乱をもたらすことはなく、たいていは気づかれることもない。患者は医学的提示物（medical presentation）すなわち事例になる。このような換喩的帝国主義は、ある人が自身の物語構築の中で他の人を表現（represent）するという行為がもたらす危険の一つであり、医学の関心の対象として、人々よりもむしろ病気を見るという職業上の近視眼に寄与している[11]。この危険から身を守るためには、医師の言語使用についての自己認識という方策が必要であり、事例と病む人が同一ではないということを思い出すことが要求される。事例提示は患者が語った病いの物語から生じ、また二つの物語は同一人物の同一の病いに関係するのではあるが、事例提示は患者とその物語についての表現（representation）であって、複製（replication）ではなく、非常に実用的な換喩的表現の場合を除けば、置換（replacement）でもない。

文学用語において、また医学の観点から見ると、臨床の物語（clinical narrative）が担う患者の物語（patient's narrative）への関係は、筋書き（プロット）が物語（ストーリー）に対して担っている関係と多くの共通性を持つ。物語論における「ストーリー」と「プロット」の区別は、複数の出来事とそれらを語る順序の違いを示している。たとえば『オイディプス王』のストーリーは、神託が主人公の誕生に関わることに始まり彼が盲目になるまでの年月を包含している。一方、そのプロットは、主人公の素性と父殺しの罪が明らかにされる一日の間の複数の出来事の順序である。プロットとストーリーのこの区別は、簡素なありのままの真実を提示することだけを意図する医学の物語をあまりにも高尚にしすぎるように最初は思えるかもしれない。実のところ、話し手はしばしばそれが一つの物語であることを全く認識していない。事例提示は平明かつ全く説明的に思えるので、その話し手と聴衆はほとんど、そこに物語の形式があることに気がつかない。ある医師の作家は最近、その非人格性に反応して、事例提示の冒頭部分を「茶化し（banter）」として特徴づけた[12]。それにもかかわらず、医学の物語は創作と同じくらい確実に生産されている。医師は、診察と検査結果からの観察を患者の物語に付け加えるだけでなく、最も信頼すべき患者が提示した細かい事柄の中から取捨選択も行う。それどころか、医学の物語は、患者の人生における出来事の直截的な時間的順序さえ変更してしまう。

物語的表現は常に、そして必然的に、それが叙述する出来事の解釈である。二つの物語は異なる著者、異なる物語様式、異なる主題を持つ。患者の病いの物語は、医師の記述のための原資料として役立つかもしれないけれども、単なる「生のデータ」ではない。患者は、人生を変えてしまうような出来事を意味づけようとして、患者自身の病いの物語を構築している。しかし、話し手が異なるというだけでは、患者のストーリーと医学の物語の違いは説明できない。各々が異なる目的のために話され、その結果、異なる出来事が選別され、全く異なる筋書きの中でまとめられている。その両者は多くの共通点を持っている。たとえば、一連の出来事が単独の人物の人生において一つの病いと結びつけられる。冒頭に近いところでは、もし医師が主訴を患者の言葉の中から記録していれば、その二つが共通する文章を含んでいることすらある。たとえば、「夕食の後で胸やけがして、それから体が折れ曲がるようなひどい腹痛が来て、ずっと吐き気がするのです」というように。しかし、この主訴の文章を除けば、その二つの物語は根本的に異なる。まず第一に、それらの語り手は、自分が述べる出来事への関わり方において完全に異なる。患者はしばしば自分の感覚を引き合いに出しながら非常に個人的な経験を話すが、一方で医師は、どんなに感情移入していても事実に基づいて問題の解決に従事する。二つの物語の内容と主題もまた異なる。患者の物語は病歴、状況付随的な原因究明、飛躍的な意味づけなどを含んでいる。「気になっておられるのは何ですか？」という質問への答え方は患者によってまちまちである。この主観的な病いの物語とは対照的に、医師による伝統的かつ高度に様式化された改訂版は、包摂と排除の厳密な基準に従って形成される。問題は病気であり、目標は疾患を見つけ出し治療することである。診断および治療目標の追求において、医学の物語は、患者の話そのものだけではなく、医師－患者の交流において起こったあらゆる細かい事柄をも整理し、観察可能で、間主観的で、批評に対して開かれたものに改変する。患者は第一の物語の主体であり、第二のそれの客体である。患者の物語は、それを医学的世界に提示するための医学的改訂版によって枠付け――盗用され、不当に貶められていると責められかねないほどに――される。二つの物語は、二人の語り手と（少なくとも）二人の聴き手を必要とするように思えるが、この連続した二重の presentation〔来院および事例提示〕においては、三人で事足りる。医師－聴き手が患者－語り手から向きなおって一人の医学的語り手となり、医学関係の聴衆に医学上のやり方で話すためにその物語を改変しているからである。

医学の物語は一定の確固とした秩序を持っているため、事例提示は起こったままの出来事が歪曲されずに表現されたものに見えるほどである。しかし、「現実（reality）」の透明性のある記述というよりもむしろ、その高度に組織化された慣習的な構造が、整然と並べられた複数の出来事に意味を押しつける。「ここにもう一人の病人がいます」と、その事例は暗示する。「われわれの助けを求める人々の長い列の中に。これは彼女が私に話したことで、これは彼女がそのように見えるものです。ここには私が集めた情報から構成した観察と予感があります。これは私が今まで彼女のためにしたことです。ここには私がする予定のことがあります」と。しかしながら、これらの行為の主体である「私」は決して語られない。というのも、（事例提示の感情を抑える抽象化をとりわけ必要とするだろう）医師－語り手は、ほとんど事例提示から消し去られているからである。サンダース医師の存在とその公的な叙述の行為だけが、そのプロットにおける行為者としての彼女の責務を主張している。このようなあらゆる口頭発表の厳密さと均一性は、ちょうどその叙述が組織化あるいはプロット化されていることを覆い隠すかのように、観察と叙述を行っている話者を拭い去る。それにもかかわらず、どんなに注意深く構成しようと明確に提示しようと、事例は直接には知られえない出来事の改訂版であり続ける。規則正しく、様式化され、自分が表面に現れない医学の物語のプロットを達成するということは、観察者－語り手の主観性および実際の会話の変数を可能なかぎりにおいて統制することである。医師－語り手による特定の目的を持った出来事の整理と、叙述するという行為の主観性という矛盾する二つの事柄は、医療に関わる者全員によって当然のことと見なされる。確定され共有されたこととして、その事例提示の被構築性は無視され、忘れられる。

このプロット化の一部として、事例の中で語られた出来事の順序は、病いの厳密な時間的順序からは分離している。事例提示は拡張されるか簡潔化されるかもしれないが、その構造は常に同一である。事例提示は患者の物語のさなか、言い換えれば患者の来院という行為によって引かれた主観的なものと客観的なものの境界線上で始まり、その後患者の歴史の記述を、拡張された現在（extended present）に戻って来るまで追跡する。そしてそれは、患者の来院と研修医の提示の間に生じた医学的な出来事で占められる。事例提示を患者の来院の瞬間から始めることは、物語的見地と科学的見地の双方から見て理にかなった選択である。それはちょうど、ジェイムズ・ボズウェルがジョンソン博士の祖先、誕生、若いころの経歴――ジョンソンより三十一歳若かったボズウェルが証人になりえなかった年月全体――について記すことから始めるのではなくて、彼がジョンソン博士に会ったその夕方、つまり『サミュエル・ジョンソン伝』[13]の始めから五分の一の箇所から書き始めるようなものである。より詳細に言えば、ボズウェルが伝記の最初のページで中年のジョンソンがダービーの書店に入ってくるところを描写し、しかる後にジョンソンの簡潔な身元確認を添え、その特定の夕方に彼を書店に立ち寄らせるに至ったジョンソンの五十四年間の詳細を概説していたとしたら、というようなものである〔訳註：ボズウェルと初めて会った時、ジョンソンは五十四歳だった〕。

患者が医療ケアに参入してくるまさにその時が、ジョンソン博士がボズウェルの人生（life）（と伝記

（Life））に到来した時のように、語り手自身の観察に基づいて信頼に足る知識が生じ始める瞬間である。伝記と医学の事例はどちらも同じく、平明で説明的であること（伝記は結局のところ人間の行動についてのなにがしかの事例研究である）を目標にしているかもしれないが、前者は事例ではない。伝記作家は伝統的に始まりから書き始める。ホラティウスは、伝記の「初めから（av ovo）」の叙述を、「前置きなしで（in medias res）」始まる演劇の開始と対比した。伝記の物語は説明的かつ歴史的であることを目的にしている。一般的な意味を除いて、それら伝記の物語が行為の世界に影響することは滅多にない。一方で、伝統的な医学の物語は、人生の歴史ではなく、伝記的なこととは別の理由で記述する価値のある特殊な一連の出来事の報告である。それは、行動を起こすための暗黙の論点を定式化しなければならない。その歴史的記録を作成することは価値のあることである（あるいは、いつの日かそうなるかもしれない）けれども、事例は何よりもまず、症状および所見に関する首尾一貫した物語的な意味を作り出すこと、それらの直接の原因を発見すること、病気の道筋を変えるために介入することを目的とする。したがってそれは、以前に起きたあらゆることを、それが医学的に大いに関連があることであっても、直前の状況の提示より下位に位置づける。以前の状態は、現在のそれに何らなすところはないかもしれない。あるいは、もしなすところがあったとしても、それが誤って解釈され、誤解された可能性は常にある。事例提示は新しい見方を採用する[14]。その主題は診断の探求であり、そしてそれゆえに、完璧な科学的健全さをもって、医学の物語は医学的観察の開始点において、一人の臨床訓練を受けた信頼に足る語り手の初めての観察によって、前置きなしで始まるのである。

このように、患者の物語で述べられる複数の人生の出来事と、事例提示においてそれらを医学的事象として解釈したものは、それぞれ二通りの異なるプロットを分担している。患者が医学的配慮を求めて来院することは、ある進行中の人生の中間で起こる。その瞬間はフェリアー夫人自身の始まりでも、彼女の人生の始まりでもない。それはせいぜい一つの新しい章を開くものであるが、病いの発症に始まって診断と治療を経ていく時間順の出来事の連鎖における、展開のかなめとなる出来事である。しかし医学のプロットにおいては、彼女の年代記的な連鎖はその最初の医学的事象に取り込まれ、過去と未来はそれに従属させられる。医学の物語において表現された時間は、病いの生きられた時間ではなく、患者がケアに参入した時から事例提示が始まる少し前までの、医学上の発見についてのプロット化された時間である。患者の来院という行為を通じて次のように書き始めることは、信頼性を持つと同時に効果的でもある。語り手は一人の患者になった人物――「フェリアー夫人は五十六歳の白人女性で……」――と、事実として認められるべき情報の源泉が同一であることを暗示的に認めている。「これらは、私が見たか、あるいは他の医療専門家によって即座に私に報告された事柄です」と、研修医の語りの構造は主張する。「そして、ここにはまた――病いの発症および症状の性質など重要な問題に関する、認めざるをえないがいまだ価値の疑わしい、われわれにとって現時点での最善の情報としての――患者による報告があります」と。患者が来院時に表現した主観的経験、特に患者を悩ませている症状は、当然ながら医学のプロットが始まる地点でもある。というのも、それは患者と医師の双方にとっての問題を構成するからである。より重要なことは、この病いの経験は事例提示が解決に着手しなければならない問題を提起するということである。すなわち、この患者にとってこの事例提示の意味は何なのか？　この動機づけ、物語るという規範からの逸脱が、その患者の物語をプロット化に値するものにする。実際にそれは、そもそものストーリーとなる。これらの現在起きている症状からなるパズルは解かれねばならない。そして、その解答は物語の結末にあるだろう。

物語の知

医学のプロット、すなわち事例の物語的組織化は、患者の病いを理解するための医師による探求によって形作られる。つまり、診断である。それを組織化している原理は、この特定の患者のために何がなされるのが最善か、という問いへの答えを得たいと望むことである。現代の文学評論と人文科学の理論において、物語は知ることの方法として理解されている[15]。一例を挙げれば、ジェルジ・ルカーチは、十九世紀の小説文学の特徴である恣意的かつ著者の押しつけがましい描写的なプロットと、それらに対する現代の反応であるプロットの否定の双方ともに不適切であるとして、プロットの機能を、より直線的で、より散漫ではない学術領域における理論（theory）の機能になぞらえた。彼の主張するところでは、プロットは、理論と同じように、「具象的な現実性から抽象的表現へ、そして「現実性」への意識的関与に戻っていく弁証法的運動」における媒介力である[16]。これは医学の事例と、それを具体化する合理的過程に対する適切な記述である。そこにおいては、病気の調査とそれを報告する物語のプロットの双方が、診断仮説によって形作られている。医師の情報と調査方法には制限が課せられてはいるが、診断的探求とそれを描写し動機づけるプロットのどちらもが、ただ一つの方向に向かって直線的に進むことはない。患者による病いの最初の報告から浮かび上がる鑑別診断に関する暫定的仮説は、患者の病歴および診察から収集されたデータと比較して検証され、洗練される。さらなる検査によって、しばしばいくつもの可能性が除外されねばならない。入手された手がかり（適切に判断された「所見なし」あるいは正常所見を含む）と疾患を定義する一般的な法則の間を旋回しながら、医学における推論家は完全で妥当なたった一組の可能性を生み出し、「事実」から生まれ出たものではない可能性を放棄する。このようにして、たとえ確証を与える検査が不在の場合でさえ、手がけている事例のための最善の仮説に到達するのである。

シャーロック・ホームズの物語と同様に、事例提示は一つの解釈に関する物語、言い換えれば、その物語において調査が再現される物語である。一編の探偵小説のように、そのプロットは、それが詳細に説明する謎めいた出来事の意味を受け取り手に向かって示すだけではない。それは、その意味の発見に関する物語でもある。どちらのジャンルも、「事実」の本質とその伝達のみならず、どのようにしてその知識が獲得されたのかにも関心を持つ。どちらの物語の叙述も、手元の情報の解釈を述べると同時に記録し、それを解釈した経緯を再現すると同時に実行する。シャーロック・ホームズの物語における犯人と同様に、事例発表における疾患は二重の意味において発見される。それは調査を行っている医師によって確定され、今や語り手となった同じ人物によって明らかにされる。両方の意味――調査者による確定（determination）と受け取り手に対する開示（disclosure）――における発見は、医師がシャーロック・ホームズのように、綿密な調査のために提示された言葉と身体から収集したデータを注意深く整理することから生まれるのである。

朝の報告での読者すなわち聴衆にとって、このような発見のプロットは複数の出来事の意味とそれらの解釈の方法の両方を明らかにしてくれる。研修医は、同時にホームズとワトスンの両方であらねばならない。アーサー・コナン・ドイルの物語の特に優れた点の一つは、一人の率直な、ごく平凡な人物を語り手に選んだことである。ワトスン医師はわれわれの代理人であり、ほとんどの場合、事実の後にだけ、われわれの無知とわれわれが辿ることのできる方法論への憧憬をわれわれに明示する。われわれにとってそうであるように、彼にとってホームズの「演繹（deduction）」は――その過程と達成された結果のどちらもが――驚異の源泉である。しかし、医療においてはたいてい医師‐探偵（physician-detective）が、ワトスンのように事例を叙述することもせねばならず、大学病院においては朝の報告での事例提示を前にした研修医が、語りと解答の両方を構築するために大車輪で働いている。それは、ワトスンと同じくその解答を知っているが、彼とは違って調査の過程に向かってもいる一人の人物の手で、一つのパズルとして提示される。このことは、事例提示が単なる教授法であって経験主義的教育法ではないということを意味するものではない。その伝統的構造は、始めから事例について考えるために有効であり続けてきた。他の無数の事例に関する医学的プロットの知識は患者に関する知識の獲得を導き、ヒトの生物学および臨床医学の一般原理の適用を方向づけてきた。形式という命令は、研修医‐探偵（resident-detective）がより経験豊かな医師向けに要約された発表をすることによって、助言を求めることを容易にする。病いの認識可能な様式の輪郭を捉えることは――その様式化された語りのために、認識可能になるのは一部であるが――上級医師がその事例を理解して有益な示唆を与えることを容易にする。事例提示の慣習的なプロットは問題を提起し、事実が語られるまで判断を中断させ、入手された情報を整然としたおなじみの様式に組み換え、「臨床像」と照らし合わせる検証へと導き、運が良ければ、一つの診断にまで到達させるのである。

その患者の来院という、現在は直接経験できない行為――彼女の過去についての提示を含む――を表現することは、その話し手と聴き手をフェリアー夫人が病院に入ったその瞬間に引き戻す。そこでは、話し手と聴き手の精神が活性化され、病気についての先入観が消し去られる。たとえサンダース医師がフェリアー夫人のために最初にする行為が、患者自身による主観的な苦境の報告――「夕食の後で吐き気がして……」――に依拠していたとしても、朝の報告の時間までには、彼女は患者の物語を身体的外観と状態の所見という文脈に押し込んでいる。事例提示は、サンダース医師が獲得したフェリアー夫人についての情報――病歴、身体所見、検査結果――を再構築し、それに続いて、どこが悪いのかを確定する合理的な過程と彼女の苦痛を緩和する第一歩が始まる。その事例は、救急外来で患者に何が起こったかについての物語的表現であると同時に、研修医による推論の過程の報告でもある。

探偵－語り手のように、医学的な事例（＝事件）の語り手は、「犯人は誰か？」だけでなく、どのように犯罪が解決されたのかもわれわれに教えてくれる。そして、探偵小説の読者のように、ある事例提示の聴取者たちは様々に異なる理解の水準において耳を傾け、それぞれに違う種類のサスペンスを経験する。ある人は何が起こったのかを学び、ある人はどのように診断がなされたかを学び、また他の人は、首尾よく解決された一事例を耳にするという美的な（そして教育的な）満足を期待して聴く。あらゆる聴取者が、この特定の患者のための行為を導いた知識と経験の適用に照らし合わせて、彼らの事例に対する把握を検証している。シャーロック・ホームズその人のように、医師たちは手がかりを必要とする。彼らは一般知識のみに基づいて仕事を始めることはできない。しかし同じくらい重要なことは、特定の手がかりから結論への飛躍を可能にする一般的かつ理論的な知識を、彼らが欠いていることはありえない、ということである。シャーロック・ホームズのように、良医は典型的な事例の集積を自家薬籠中のものにしている。これらの物語は、複数の出来事を目的に沿って整理することを通じて、一般法則――病態生理学の原理、疾患に関する教科書的記述、臨床経験則――が個々の事例の徴候や症状に適用されるための仲立ちをする。事例提示は、診断を立証するというよりむしろ、物語として明示する。患者によって語られ、その身体の痕跡によって辿られる病いの推移は、その事例の物語的展開の中でこれらの「手がかり」が再現されることの解釈の過程として、診断事例集に示される詳細な項目の抽象的な順序と対比されるのである。

シャーロック・ホームズの推論と同じように、臨床における推論は時間を通して実行される比較に基づく過程であるから、この発見と理解の弁証法的過程は物語的表現によく適合する。ホームズのように、医師はいくつかの手がかりを頼りにして一つの理論を生成する。その理論とは、詳細な身体的な根拠によって訂正され確定されることになる一つのプロットである。その状況下ではそれが進むべき最も合理的な道であり、最も科学的な道である。利用可能な統制法が存在しないこれらの科学と実践に対して、物語的事例提示は、単一事例の多様性および時間に伴って変化する病理学的状態の進展の双方に適した一つの推論の方法を示している。

事例提示は、臨床的思考と言説における基本的な媒介物である。患者の病気に関する情報の方法論的な獲得とその仮説に基づく解釈の熟考を導くという点において、患者の苦境の物語的表現は、医療ケアの過程における冒頭要約の役割を果たす。それは医学的配慮の基盤を構成し、その目標は叙述可能性の源泉となる疾患の認識とその治療である。もし一つの事例が診断あるいは治療の問題点を描き出しているならば――または、滅多にないことではあるが、それがそれらの問題の解決を特によく描き出しているならば――それは一度ならず何度も提示されるだろう。しかしほとんどの場合、その病気が珍しいものでないかぎり、診断と選択できる治療法への到達はその事例の終結を意味する。謎は解かれた。医学の物語は、その痕跡という形式でのみ、その患者のカルテの中に存在することになる。「幸福な家庭はどれも似たものだ」という文章で、トルストイの『アンナ・カレーニナ』は幕を開ける。この小説は、（他の事柄の中でも特に）家庭の不幸をテーマとする。この一文は、医学の物語を語る際の原則としても通用する。合併症のない治癒は非常に短い話を作り出し、それらは幸福な結末を迎えるが、そのプロットは単純で退屈なものになりがちである。格言で言われるような「時に癒し、しばしば和らげ、常に慰める」ことを導くような物語を見いだすためには、われわれは伝統的な事例提示以外のどこかを探さなければならない。それにもかかわらず事例は、今や理解されるところとなった事実を後に解釈する者に向けた記録、そしてその患者の苦境に対する現在の理解を伝えるための記録を形成するにあたって、この上なく有用である。事例提示のプロットは、その理解を促進し、それに到達させた方法をモデル化する一つの発見的な様式である。事例を構築するという医師の行為は、語り手と聴き手双方のために根拠を整えてきた。シャーロック・ホームズは、「基本的事実」を提示し始めるにあたって、偏見は持っていないが手がかりも持っていないワトスンに言う。「それをこれから話して聞かせよう。問題点をはっきりさせるのには、他人にそれを語ってきかせるのがいちばんだから」と[17]。〔訳註：「基本的事実」以下、『〈シルヴァー・ブレーズ〉号の失踪』の引用文の訳は、深町眞理子訳『回想のシャーロック・ホームズ』によるが、一部本書の原文に合わせるため改変した。〕

第四章

「こんな患者がいました・・・」――医学における逸話

「さて、そうなると、ホームズさん、その事実を今後われわれはどう扱うべきでしょうかね？」
「記憶することとさ――要旨をメモしておく。そうすれば、そのうちこれに関連のあるなにかに出くわすかもしれない」

（シャーロック・ホームズのレストレード警部への返答、『六つのナポレオン像』より）

レフ・トルストイの『アンナ・カレーニナ』の冒頭の一行、「幸福な家庭はどれも似たものだが、不幸な家族はいずれもそれぞれに不幸なものである」〔訳註：訳文は岩波文庫版による〕には、民衆の知恵の響きがある。苦痛に満ちた人間の境遇についての賢明な認識であるこの警句は、物語と物語性の根本原則でもある。よい便りというのは便りがないことである――それが予期しないものである場合を除けば。この格言は小説にも新聞にも当てはまる[1]。お話とは、それが聞くに値するものなら、特異なものや驚くべきもの、意外性のあるものについて語られるものである。

医療は物語に満ちている。生物学的知識と、個々の人間における疾患の現れ方や治療法とが完全に一致しないことが、変化形や意外なもの、異型の存在する余地を残している。これらは出来事、それも注目すべき出来事である。そして、医療におけるあらゆる出来事は、少なくとも潜在的に、口述される物語と記述される物語の双方を内包している。最もありふれたことや驚くほどでもないことは、ごく少なめに記録される。たとえば、医学的ケアの比較的平凡な過程において、抗生物質に反応して体温が下がったことは、患者のカルテに書き留められる。しかしだからといって、たとえそれがうまくいった治療だとしても、発表のための事例に適しているということにはならない。成功が予想されている場合、成功したかどうかは語る価値の判断規準にはならない――子どもたちが学校でうまくやっているのに社会は不平をこぼすのと同じように。しかし、多岐にわたる意外なもののもう一方の端は、物語で満ちている。予期せぬ臨床上の現象は経験豊かな臨床家を啓発するために症例検討会へと持ち込まれ、その後、公表するために書き上げられる。異常なものは、事例報告か臨床病理検討会〔訳註：詳しくは第6章を参照〕、あるいは雑誌宛のレターとして姿を現すかもしれない。医師／作者の手の中で、それらの異常な現象は、その原因やそれが提示している問題点に関する、医学の領域外の随筆の材料になることもある。

医学教育の臨床研修期間中に同僚や教授たちに対して正式に提示される事例ばかりでなく、やっかいな事例に関する非公式な物語も、それが解決済みであれ未解決であれ、専門的かつ準社会的な相互作用の材料となる。それにもかかわらず、「逸話的」という言葉は、医療における軽蔑語目録のトップに非常に近い位置にあるかもしれない――もっともな理由があってのことではあるが。観察されたり患者が報告したりする多数かつ多様な徴候と症状は、単一事例を――たとえ次の患者が同一の疾患であっても――別の人間の疾患を誤って理解させる案内役へと変えてしまう。教科書に記述されている疾患は、仮説的な抽象概念、言い換えれば「典型的事例（classic cases）」と、その最もよく見られる変化形である。しかし個々の患者に起こる特定の病いの実例は、これらの抽象概念とどのように適合させられるのだろうか？　公式の事例提示に、その貧しい同類のようにして結びつけられることで、逸話は、医師が疾患の一般原則と個別の病いに関する特定の事実との認識論的な間隙に橋を架けることを可能にするのである。

高度に技術化された科学的な専門分野の真っ只中で、逸話は医学の「生の素材」の基本的性質、すなわち特定の病いの危急の事態を鮮明に想起させてくれる。しかし、もし感傷を表すことがその目的ならば、偶然起こった一つの物語で十分であるし、その物語は主観性と多様性を想起させるものとして、人間的な対象へと向かう合図になることだろう。だが逸話は、ただ感傷の喚起を保証するとか、時間に追われた専門家が許容できるからとかにしては、あまりにも頻繁に語られている。逸話のように医学の科学的理想とは正反対であるのに非常に広く浸透しているものは、医療の日々の仕事の中で何らかの機能を持っているに違いない。それが当然のごとく語られるというまさにそのことが、逸話が現代の科学的医学の一要素であり、その本質と哲学に関する何かを示しているのだろう[2]。医学教育や臨床研究、患者の日常的ケアにおいて役割を果たしているのを見れば、この口頭の物語は実際に、軽視されつつも隙間にひっそりと存在している、医学知識の伝達のための媒介物なのである。

医学における知は、終始一貫して患者の診断に向けられている。最も単純な事例では、疾患はその主要な症状が容易に見つけられる時にはたやすく認識され、その障害とほとんど同義である。その他の多くの事例では、診断はそれよりもはるかに複雑なものになる。すなわち、突然の締め付けられるような胸痛は狭心症であるが、大多数の病いは症状とは異なる水準において理解され分類されている、ということである。それどころか、それらの病いは症状に先行する病因論的要因によって同定されるか、あるいは、一つの症状はその一部にしかすぎない一つの症候群として同定される。前者の場合、診断とは細菌あるいは免疫抗体の検査が陽性ということですむかもしれない。後者の場合には、症状と身体所見と検査結果とが多数の条件に帰せられるので、診断することがもっと難しくなる。特定の病気の存在を確証するような病態生理学上の徴候や検査結果が存在しない場合、医療関係者全体の認識を標準化するために、疑問の余地がある多数の疾患に対して診断基準が確立されてきた。疾患あるいは病態の多数例に対する統計的研究を基盤とする時、これらの診断基準は、属性の「一族（family）」によって定義を構成する。一例を挙げれば、アメリカリウマチ学会は、関節リウマチに特徴的とされる十一の身体所見や検査結果を認定しているが、明確にその疾患特有と言えるものは一つもない。これらの十一の特徴はどれ一つとしてその疾患の必然的な結果ではないし、それらの全てが関節リウマチを患っていない患者にも生じる可能性があるので、「古典的な」関節リウマチは、これまでに定められてきたところでは、十一の特徴のうち七つが存在することによって決まる。十一の特徴のうちのどれでも五つで「確実な」関節リウマチと診断する根拠になり、三つが存在することで「おそらく確実」と診断する根拠になる〔訳註：これは1958年の診断基準であり、現在では1987年に改定された診断基準（七項目の四つ以上で診断が確定）がスタンダードとして用いられている。さらに新しい基準として「米国リウマチ学会（ACR）」と「欧州リウマチ連盟（EULAR）」の共同による2010年に改訂された基準がある〕。この疾患に関しては、予後および治療への反応性も同じくらい多様である。どの二つの症例も似ていない、というのは完全に真実というわけではないが、それらの症例は事後的にのみ分類されうる。将来を予想する場合には、あらゆる症例がそれぞれに特異なものである。

疾患についての広範かつ科学的な理解と、その外科的治療や治療の有用性の探求において、臨床研究は多数の症例にその基礎を置いている。また、医学研究者は、あらゆる科学的な研究に共通のことだが、陽性の結果だけではなく、同様に陰性の結果をも正確に報告し、効果に寄与していたかもしれない変数を特定する義務を負っている。実践家はこれらの統計上の抽象概念を当てにする――医学生や研修医が患者のケアを学ぶ過程でそれを当てにするのと同じように。医師たちはその習慣を形成するとともに、その全生涯を通じて、このようにして確立され報告されてきた診断的知識の刷新と治療法の進歩を評価するために、医師にとって慣行となっている実践を修正していく。このような注意深い診断基準の記述と治療についての信頼に足る研究が、現代の科学的医学の基礎になっている。医学をこのように理解すると、単一の未検証事例のための場所は存在しないように思える。

しかしながら、医療における物語は、あらゆる分野における物語と同じく、必然的に単一事例に関連を持つ。したがって、知識を伝達するものだと思われているかぎり、それらの物語はそれ自体が反科学的なものと見なされるし、二十世紀後半の医師たちはおそらく、それらを啓蒙されていない近代科学以前の実践と結びつけて考えるだろう。単一事例の持つ人を誤解させる力は、科学的医学に破滅をもたらすものである。経験あるいは伝聞の特異な一部分を印象づけることは、次の事例における臨床医の判断を歪めかねない。限られた経験に基づいて誤った診断上の結論に飛びつく医師は、手術の最中にそれらの一つに不具合が生じたことがあるという理由で特定の器具の使用を拒む外科医か、あるいは一度だけよい結果を得たという理由で効果の曖昧な治療法を採用する内科医のように、科学の原理に基づく統計的医学の潮流に逆らって泳いでいるも同然である。

物語、言い換えれば単一事例の臨床的記述は、かつては医学の知の主要な媒体だった。十七世紀におけるトーマス・シデナム卿の注意深い観察は、実践と理論が強く結びついていたので身体診察がほとんど行われず、手紙による診断が広く行われていたような医療実践を乗り越える重要な革新であった[3]。それでもなお、彼の疾患分類は、単一事例に関する一連の裏付けのある記録に基づいていた。十八世紀後半および十九世紀には、生理学的研究や病理学的相関関係が単一事例の記述に取って代わり、ついには医師が疾患とその治療法についての自らの理解を訂正し拡張することを可能にした。逸話を包み込んでいる悪評は、このように歴史的に見ると、科学的、正確に言えば病態生理学的な疾患の説明への移行に根ざしている。逸話が強く非難される時の激情は、古い見解が新しい見解の進路に立ちはだかっていた時の、医学の進歩におけるそのような移行に伴う集合的な痛みを暗示している。今日逸話的な根拠は、全く根拠がないよりは少しましなだけだと思われている。臨床判断それ自体――これらの物語がしばしば描き出すことを意図している医師の技能あるいは特性――と同じく、逸話は（ある研修医がかつて表現したように）「事実が忘れられた後に残されたもの」を表しているのかもしれない。逸話は不注意な聴き手たちに対する罠であるかのように見られ、彼らはそれらの逸話を「現実的な」知識と取り違えかねない。研修医制度が発展して以来時間が経過するにつれて、救いがたい逸話主義を予防する一つの手段として「医学雑誌に遅れずについていく」ことに、医師たちは急き立てられている。

それにもかかわらず、医学は物語に満ちている。実際、人間の知に関する学問分野の中でも、医学は物語への依存がその特徴になりうるほどである。患者のケアは、医師が聴き、患者が物語を話すことで始まる。事例提示、すなわち一人の患者の臨床経過に関する研究や批評は、一つの学問分野としての医学の物語的な中核であり、病院実習中の医学生や研修医に対してだけでなく、生涯を通じての医学的キャリアにおいても、医師に対する臨床教育を提供している。物語は、情報と技術に関する絶え間ない変化を経験している領域における、利用可能な知識の限界を照らし出す。統計的な抽象概念ではない特定の事例は、同僚たちとの検討会におけるほぼ変わることのない注目の的である。とりわけ重要な――そして癒しをもたらす出会いにとって不可欠な――ことは、医師が患者に、患者自身が語ったことの物語的翻訳を提供し、彼らの来院のきっかけになった病気を説明することである。物語を語ることのこのような利用は、科学的なこともあれば専門的なこともあり、同時にその両方のこともある。その全てが、医学が他に譲り渡すことのできない部分である。

トルストイの格言（「不幸な者はみな異なっている」）の臨床版に従って、医師は作家と同じく、細かい点で異なっているものにも油断しない。このように注意を集中することの必然的な結果が逸話である。公式の事例提示以上に、医療の逸話はたくさんある。医療実践全体を通じて、過去と現在の事例に関する非公式の記述はあらゆるところにあり、常に記憶の中にもあって、しばしば実例の描写として持ち出される。「こんな患者がいました・・・」とその逸話は始まるだろう。あるいは、「われわれは去年、・・・という症例を診ました」と始まるかもしれない。これらの逸話は、目の前の事例のために経験的な文脈を形作る先例であり変化形である。それらは教育的な例示や説明のための対比、あるいは驚かせたり、慰めたりするためにも利用することができる。これらの打ち解けた「非公式な」物語は、臨床の純粋主義者からはひどく嫌われている。医師によって同僚あるいは若手（医学生、研修医、あるいはまださほど経験を積んでいない臨床医）に語られる場合、逸話は偶発的なもので、良質な医療実践にとって本質的ではないと信じられており、専門家を当惑させる原因にもなる。しかし、何らかの理由で検討中の事例が教科書の記述に合わず、答えが得られなくとも医師が理由を考え出してなすべきことを決定する必要がある時に、逸話は最も多く語られる。このような使用法、すなわち医学的思索の道具として逸話が用いられていることは、その価値が承認されていないという理由で、最も興味深い事実といえる。逸話はまた、教育検討会の中にも入り込んでいるし、研究セミナーの中でも余談として語られる。公式の会合と非公式の会合の両方において、しばしばそれらの逸話は説明されるべき異例の「事実」を同定する。またそれゆえに、後で述べるように、それらは科学的な探求において正当と認められる機能を有するのである。

逸話の内容が何であろうと、物語を語るという行為自体は、医学生の教育と専門家の養成、そして教育機関外での医師の生涯教育と専門家としての人生において有益である。道徳的逸話は、特定の誤りを戒めるだけでなく、その領域が油断できないということを単純に見いだすための警告的な話として語られる。年度始めにインターンの一団を出迎える医師である教授は、自分自身の研修期間に体験した物語で検討会を開始する。「私が覚えているのは」と彼は言う。「昔、私が聖ヨセフ病院で一年目の研修医だったころ、病院当直の二日目に入った時に、マイコプラズマ肺炎を肺水腫と取り違えたことだ」と。そこには苦々しい笑いがある。この逸話は病気についての情報を提供していない。しかしその時から、彼は医療実践の本質に関する自分の個性と意識を確立し始めたのである。

時には、処置や慣例の要点を説明するために物語が用いられることもある。「彼に電話した方がいいわ」と、三年目の研修医はある上級医のことで彼女の一年後輩の研修医に忠告する。「ほとんどの先生とならあなたは好きなようにやれるし、一番いいと思うことをすればいいわ。あなたが電話したら、彼らはいらつくかもしれないわね。でも、去年サムは、手術後一日目で夜中に高熱を出した患者を受け持っていたの。

ヤンシー先生はサムが自分に知らせなかったことで、彼を厳重に注意したのよ」と。

臨床家は実際に、歓迎の意思表示として物語を語ることを求められ、教訓を分かち合うよう促されることもある。高名だが滅多にお目にかかることのできない教授が、検討会に他の病院から招かれて参加する時、招いた側の部長は客人に、議論している事例と似た事例についての体験を語ってもらいたいと求め、医学雑誌の最新の研究ではなく逸話を話してもらうよう頼んで彼を引き込む。「これについて経験のある人はいませんか?」と彼は尋ねる。「ボブ、あなたはどうですか?」と。

物語を語ることは、医師という階層的集団の中で行われる「集団内の」活動なので、各専門分野固有のものとなる傾向がある。医師たちは、彼らの小規模かつ定期的な専門科別検討会または病棟検討会において、その学問分野の最新の知識をレビューしながら、教えると同時に学ぶ。そこでは、競合する治療法、異なった手順、他の専門分野に関する見解などが自由に披露される。これらの極めて真剣ではあるが非公式な状況で、数々の逸話が咲き乱れる。逆に、合同検討会、たとえば外科と内科の合同検討会などでは、逸話が話されることは滅多にない。その会は、「科学的」かつ客観的な雰囲気で、はるかに公式的な形で進むからである。ある部門の研修医が事例を提示する。他の研修医が、患者が他の病院から紹介されてきた時の説明を始める。他の専門家、たとえば感染症とか病理の専門家が解説を加えるかもしれない。質問は同じ部門の年長者から年下の者へとなされるのではなく、科と科の間で行われる。お互いを困惑させるような問題に直面しても、共同戦線は維持され、非公式な物語が詳細で合理的な質疑の雰囲気を壊すようなことは起こらない。

逸話は、より広い意味で文化に固有のものでもある。なぜなら英語を母国語としない医師は、教授の検討会では例証となる逸話を用いず、公刊されている研究に完全に依拠して振る舞う傾向があるからである。このことは、英語圏以外での医学的文化が物語的ではないことを示しているようにも受け取れるが、私が思うに、異国で生まれた医師はあまり「くつろいだ」感じになれず、専門的な文献を使いこなせるところを示す必要を感じているのではないだろうか。

一般に、グループがより小規模で定期的なものであり、そのメンバーが同じ臨床活動に従事しているほど、より多くの逸話が話されるように思われる。それでも比較的公式な状況でさえ、物語を語ることの教育的な力は認められている。大規模の定期的な専門科別検討会の終了間際に、出席している中では年長者の一人である教授が、該当の事例よりも広範な問題に注意を向ける。すると、誰かが、「私は去年の冬にこれと同じ診断をされた患者を診ました」と発言し始めたり、あるいは「あなた方の中にはマックスウェル夫人を覚えている人もいるかもしれません。去年われわれが治療をした患者です」[4]と言ったりするかもしれない。すると今度は、通常以上に気を遣いながら形式的に詫びを入れつつ、しかし拒否されることなど考えずためらうことなく、教授は「逸話を一つ話してもよいでしょうか?」と尋ねる。招いた側の部長はほとんど愛想よく、「もちろんですとも。逸話は情報を心に刻み込んでくれますから」と答える。

この記憶を助ける効果や、若い医師の専門教育やあらゆる医師の生涯教育におけるより一般的な社会的価値のほか、逸話は知識の収集と組織化においても重要な機能を有している[5]。それは既存の情報を初学者に対して紹介する時だけでなく、経験を積んだ学習者の知識を更新していく上でも、知的に尊重すべき重要な役割を果たしている。それは疾患の科学的な探求にも用いられる。逸話は、現在の治療に対する予備的な批判として機能することで、研究の関心を次にどこに向ければよいかを示唆する。そして、臨床場面でみられる一連の疾患における新しい知識や下位集団の区分を明確にする。逸話は、診断や病期に関する公開された基準のようなものに対する批判的な論評としても働く。また逸話は、研究の問題の在りかを定めるだけではなく、権威的で階層化された学問分野において、新しい知識が主張することに対しての懐疑主義を保つ上でも役に立つ。予期せぬことや、時には起こりそうにないことに対するおおざっぱな説明として、逸話はしばしば、臨床医学の最前線におけるいまだ確立されていない根拠となる。

結局のところ、それは医師の物語となるような特異な事例である。「教科書どおり」の典型的な症例は、優れた教育的事例や、疾患のよく知られた様態の再主張、あるいは新しい診断検査や治療法の議論への導入として検討会で提示されることはあるかもしれないが、ほとんどの物語とほとんど全ての逸話は、変化形や異型に関するものである。患者が医学的物語の素材を提供したいと思うのは、命に関わる病いの場合だけだろう。普通の病い――虫垂炎や肺炎、骨折など――に罹った場合、理想を言えば患者は何の逸話も生み出さず、その代わり、注目されることなく病いから治癒へと進んでいく教科書どおりの症例となる。患者が教科書的記述の小さな変化形を示している場合、彼または彼女のことは、語り手が遭遇した困難や語り手の力量を伝えるためにふと口に出され、話のついでに語られるような物語（もちろん無個性な物語）になることもある。あるいは、その症例は、同僚との非公式で簡単なコンサルテーションの主題となるかもしれない。もし症例が「興味深い」もの――すなわち、滅多に見られないか、あるいは診断や治療の教訓になるような困難を提示している――ならば、朝の検討会や回診で提示されるだろう。その物語は、その教材としての価値のため、研修医がそれについて熟考し再解釈するようにと、専門部門の週に一度の検討会に症例として持ち込まれるかもしれない。極端な場合には、当惑させられるような特異な患者が、毎週の部門別臨床検討会か、あるいは臨床病理検討会で語られる物語となることもある。

出来事の中には、あまりにも当惑させられるので、広く知られている一般原則に当てはめられないものもある。その物語が提示する例外のための場所が医学の理論的な図式の中に存在しない場合、その物語は、「僕も見たことがある」とか「君も似たような患者診たよなあ…」とか「数年前に似たような患者を診たことがあるよ、確か…」などというように、十分な数の同僚が実際的な助言よりも共感を伴って応えてくれるようになるまで、昼食の時あるいは更衣室の中でただ語られ、また語り直されていく。その後で、その奇妙さが受け入れられ、見慣れたものになると、その物語は消失し、他の物語に取って代わられ、ほとんど忘れ去られる。

そのような物語は一見忘れられたように見えるが、次にまたありえないような事例が起きると、再び現れる。たとえば、アザラシのヒレのような腕を持つ赤ん坊がもう一度生まれたり、救急外来の中のもう一人の患者がゾマックス[6]のような新たな「特効薬」を飲んだ後で亡くなった時などに。AIDSが流行した初期に、一人のニューヨークの若者が、深部静脈の血栓性静脈炎（ベーカー嚢胞）のように見えるがどこか新しく、まだ記述されたことのないような病態を抱えて病院を訪れた。それに続いて起こったことは、臨床医学では珍しいことではない。ジェラルド・ワイスマンがその物語を語っているように、彼はある日の昼食の際、その事例と非常によく似ている、彼の部下の主任研修医に強い印象を与えた不可解な事例のことを耳にした。それからわずかの間に、彼とその同僚は、彼らが当初AIDS関連非ベーカー嚢胞性痛覚過敏性偽血栓性静脈炎と呼んでいたものの、さらに三つの事例を偶然発見した。そうこうするうちに、『米国医学雑誌』上に五つの事例をまとめた報告が、意義深いことに五名の著者の連名で載った[7]。

このような場合には、同僚や研修医によって類似した事例が報告された時に、役に立たないデータ、取るに足らない情報として忘れられていたものが思い出されることがある。このことが、後に一つの研究へと発展して、そこから教科書にまで載るような「事例集」の始まりになりうるのである[8]。毒素性ショック症候群や在郷軍人病といった最近の「新しい病気」の初期の数例では、それらの事例は観察者を当惑させはしたが、医師たちがあまりに忙しくて書き上げられなかったためか、あるいはそれらの事例の本質をつかむことに失敗したと思ったためか、報告されないままであった。それらの医師にとって、その事例は逸話のままだった。十分な根拠になると見なされた事例がごく少数だったにもかかわらず、サリドマイドの催奇性を発見したオーストラリアの医師は、公的会議において、疫学的には素朴すぎるが特徴的な弁解の言葉とともにそれを報告した。「科学者としては」彼は言った。「私はお話しするだけの根拠を持っていません。しかし一人の人間として、黙っているわけにはいかないのです」と[9]。

逸話は、現在の疾患の記述のパターンに合わないような特異的な細部について語られる。それらはしばしば、新しい薬、新しい治療、あるいは普通でない手術後の経過に関連している。そのうちのいくつかは、マネジメント問題と呼ばれることもある広範な特異例の一カテゴリー、たとえば服薬指導に従わない患者や治療を拒否する患者、家族が無用の治療を欲する患者、希死念慮のある終末期の患者などに関するものである。仕事や環境による病気、あるいは同一の状況が原因で犠牲者に降りかかる「事故」について語られることも多い。逸話はこのように知識と実践を前進させる働きを持つ。生物医学的科学が疾患のメカニズムの詳細を明らかにし、臨床疫学が診断と治療の選択を洗練させるために疾患の有病率と治療の効果を研究するのに対して、物語は医学における知の第三の道を構成する。

逸話は、公に認められてはいないが、事例提示の変則的な拡張である。それよりも形式的で慣習に従って様式化された物語と同じように、逸話は臨床判断を改善するように意図されており、また熟練した医師の優良証明でもある。臨床判断とは、知識と技能だけではなく、生来の思慮深さと実践によって鍛えられた意志決定能力に依拠している一種の知的な美徳である。臨床判断は経験を通じて成熟する。医学においては、人生における他の全てのものと同じく、一人の人間が全てを経験することはできないので（また、誰も悪を経験することを選択しはしないだろうから）、医師ならば誰でも、自分自身の経験のみならず、雑誌論文や他の医師の症例の記述からも症例を蓄えることになる。常に進歩し続けている学問分野において、良い医師は決してこれらの実例の取捨選択をやめることはなく、それらの実例は病いを評価するための指標として役に立つ。生物学や情報科学はいずれも、人間と臨床の複雑さに関する体験を秩序づけて蓄積する手段としての物語を改善してこなかったし、そうなる見込みもない。人間的活動としての物語は、部分的にはその聴き手に、自分のもののように感じられる拡張された体験を提供することが意図されている。そしてその体験は、過去と未来、すなわち原因と結果の網に必ず囚われているので、詳細に記憶されやすい。物語は事実の集積ではなく、人間の体験全体についての個別的な変化形、およびその意味の可能性に対する一つの探求である。物語が医学においてもこの働きをすることは驚くに当たらない。非常に著名な医学部教授の「専門家の逸話は科学に値する」という主張は、医学をシデナムの時代に逆戻りさせるように思われるかもしれない。しかしそのような批判は、『ニューイングランド医学雑誌』の臨床病理カンファレンスを例外扱いし、その教授の偶像破壊的な目の輝きを無視しなければなりたたない。

医学における物語は、規模で言えば、一方では完全な事例提示から、他方では最低限の不完全な文章、すなわち今議論しているのと同じ種類の他の実例が存在することを単に認めるだけのものにまで及んでいる。「私もそれを見たことがある」と主治医が言い、今まさに説明された現象の存在を――彼または彼女自身の経験から――裏付ける。この肯定的な「証言」は、逸話の最もよく発揮される機能の一つである。それは、患者の病歴や身体所見の中の奇妙な点、言い換えれば、問題の根底にあると想定された疾患に関する教科書的記述からは予期も説明もできないようなものの重要性を裏付ける。若く経験の少ない医師がその奇妙さに惑わされて研究の道から迷い出てしまわないように、年長の医師が裏付けを提供するのだが、時と場合に応じて、話に花が咲くこともあれば、単に頷くのと変わらないほど短い話のこともある。年長の医師は「それは起こりうることだ」と言うだろう。同僚が肯定的な証言を提供してくれることもある。彼のチームのインターンが異常な身体所見の見られた事例を提示して、懐疑主義的な、あるいは当惑と思われる沈黙に出くわす時、二年目の研修医が別の医師の方を向いて「あなたはこれと似た患者を受け持っていましたね、確か…」と言う。話しかけられた研修医は頷き、そのインターンは提示を続ける。

事実の物語、つまり本来の逸話は、事例についての議論の中では後の方にやってくる。短い肯定的な証言と同じく、それらの物語は、話し手の自身の経験に基づいて、同僚や年下の者――年長者に対しては稀である――がたった今語ったそのような現象が本当にこの世にあることを裏付けることを意図しているのかもしれない。おそらくはまだ明らかになっていない原発巣から転移したと思われる、ありえそうもない脳腫瘍の患者の提示に反応して、ある研修医が類似の事例について語る。「私が去年の秋に受け持ったロペス氏という患者は、最初は脳の癌で来院しました。大腸からの転移であることが後で分かったのですが、症状はありませんでした」。二人目が付け加える。「ジョンソン氏は――この春に来院した、確か未分化なリンパ性白血病の患者ですが――舌の腫脹が見られた以外、一見どこも悪いところはありませんでした」。このような症状の見落としの可能性を疑うことでこれらの短い物語を惹起した研修医は、「ああなるほど、起こりうるけれども、かなり稀なことなのですね」と感謝して意見交換を終える。

肯定的な逸話は、鑑別診断のリストにありそうもない診断だと思えるものを加えることや、全く知られていない治療法を開始することに対する正当化としても現れる。正当化の場合には、逸話が症例を提示している医師によって提供されることは決してない。提示者はその時は、もっと厳密な方法をとっている。むしろそれらの逸話は聴き手、それもほとんど全ての場合上級医によって提供される――提示者が研修医だということもあるが、年長者に対して助言を与えることは思い上がった行為であり、賛同することさえもそうである、というのも理由の一部である。他の医療センターでの検討会から戻った若い講師は、逸話を一つか二つ提供し始めることだろう――最初は、最近まで年長者には知られていなかった場所での彼らの体験から始め、しかし徐々に、もしうまくいけば、自分の日々の経験からの逸話を一つか二つ、というように。そのような小さな行為の積み重ねによって、若い医師たちは地位を高めると同時に自分の進歩を評価し、経験者の中での地位を享受し始めるようになる。

逸話はそれと同じくらい頻繁に比較のための実例、つまりそれによって規則が証明されるような事例を提供する。会合の後半では、主治医による検討会でも臨床病理検討会でも、議論されている事例の見取り図が明確になり問題がほぼ解決されてくると、似たような事例や同じ種類だがより悪い経過をとった事例の語りが現れてくる。老練な医師たちは、以前に同じ診断を下したことが、あるいは同じ病気を治療したことがいかに困難だったかを描写し、実例によって重要な点をはっきりさせる。これらは意味のない長話ではない。これらの実例は、その将来において、CTやショックパンツ〔訳註：Mast trousers. 出血性ショックの患者の救急搬送に用いられる、下肢を空気で圧迫するズボン〕、あるいは大学の施設で利用可能な他の資材がいつでも使えるとは限らない医師たちに向けて語られている。つまりそれらは、緊急時の実践や小さな病院へ赴任した時の実践のためのノウハウの教示なのである。

比較のための逸話は、鑑別診断の議論においても有効である。一度ほぼ確実な診断が決定されると、その代わりになりうる可能性は排除されねばならない。事例の問題が完全に解決される前の、さらに検査を行う必要があるかどうかがまだ決まっていないこの時点で、鑑別診断の再検討がしばしば比較のための逸話を生じさせる。これらの警告的な物語は、今やほとんど確実と見なされているものとは異なる結果の存在を例示することによって、これらの代わりになりうる可能性の深刻さを強調する。それは、これらの語りが論理的な分析に取って代わるということではない。なぜなら、逸話は論理的な説明を拡張し、それを経験と適合させて、教科書や統計的研究が置き去りにするところを取り上げるのだから。一例を挙げれば、伝染性単核球症が想定される場合に逸話が語られることはほぼ決してない。この病気に対する検査は比較的信頼できるものであり、その治療法――激しい運動を避けること――は副作用を伴わないからである。そうではなくて、物語は検査の結果が曖昧か、あるいは危険な賭けになる時に語られる。そのような時には、その検査が示す診断上の可能性が極めてかすかなものでも、結核のように見逃されやすいか、あるいは癌のように一刻を争う脅威を示す深刻なものだという理由で、理屈に合わなくてもさらなる検査が始められる。明らかに破滅的な病いの場合には、別の病いの温和な性質が徴候や症状をより幸せな方向で説明してくれるという不条理な希望を与えるために、非論理的な、普通では考えられない検査が行われるかもしれない。これは訴訟への恐れに衝き動かされた単なる「防衛的な医療」ではなく、臨床疫学者が描く診断検査のガイドラインは確率に基づいている、という正確な認識によるものである。「彼はCT検査に値する」という奇妙な言い方のように、逸話は、医師の義務が個々の患者に向けられていることをそれとなく思い出させてくれる。患者のケアのために、逸話は原則に対する例外を記録し、賛美するのである。

比較のための逸話は、年長の教員の特権である。過去のものと同様の症状は異なる疾患や診断の遅れを容易に導いていたかもしれないが、そこで年長者は、今日議論されている症例以上に当惑させられた症例を思い出すだろう。見過ごされていた細かい点や、通常は診断上重要と見なされていない症状や徴候が、ある時、可能性のある複数の診断の相違を語り手（あるいは語り手の優れた教師）が見分けられるようにする手がかりに変わる。定義上唯一の教員としての教授が主催する検討会で、一人の若い内科医が彼女自身の物語を構成する時、その内科医はむしろ、該当する基準の適用性を検証するために事例の詳細を再構成している法学の教授に似ている。提示された事例がひとたび満足のいく結末に到達すると、「もしこの同じ患者が入院してきて、しかも過去二ヶ月の間ステロイドを服用していたとしたらどうしますか？」と教授は尋ねる。さらに、「もし彼女の年齢が二十歳若ければどうしますか？」とか、「もし彼女に心臓病の既往があったらどうしますか？」と尋ねていく。教授の仮説的な逸話は、研修医たちが遭遇するかもしれない可能性についての彼らの知識を試し、同時に拡大するのである。

同様の症状が異なる疾患を指し示すことがあるのとちょうど同じように、同様の一つの疾患には可能性のある治療法がいくつもあるかもしれない。そして、短い逸話はしばしば、ある状況ではこれを選び、別の状況ではあれを選ぶといった知恵を例示するのに使われる。腹部大動脈瘤を持っている高齢の患者は、手術を行うべきかどうかという疑問について、両方の面での逸話を引き出すかもしれない。一般に、そこで主張される実例は、広く知られている知恵とは相反することになるだろう。すなわち、議論が「医学的管理」（この事例では、患者の年齢では通例として病状の進行速度が遅いことや手術のリスクを考慮した経過観察）に向かっている場合、八十代でも急速に動脈瘤が増大した患者とか、九十代でも手術に成功した患者の逸話が語られることになるだろう。けれどももし議論そのものが、この問題について受け入れられている意見とは逆の方向に向かう――この事例では、性急に手術を行おうとする――ならば、予後の悪さに関する公刊された研究、つまり、広く知られている知恵が引用されることになるだろう。

比較のための逸話の多くは失敗に関する物語である。それらは警告として働き、「常にＴＢ（結核）を考えなさい」といった、様々な格言を例証する。それらの逸話は、格言の語り手や医学全体に対して、失敗が二度と起こらないようにそこから十分に学ぶことができるのならば、それさえも無駄ではないという慰めを与える。逸話は、日々の状況において医師が利用できる支援や助言の数少ない手段である。正確な診断と効果的な治療を成し遂げようとする試みは本来困難であるにもかかわらず、デイビッド・ヒルファイカーが指摘しているように、ほとんどの専門分野は失敗に立ち向かうための正規の手続きを持っていない[10]。医療が卓越した成功によって特徴づけられてきたのは二十世紀になってからにすぎず、治癒することが当たり前になったのはここ五十年のことにすぎない。医学は他のあらゆる点でも儀式に満ちており、かつては日常的にあった、うまくいかないという重荷に対処する方法を今でも発達させつつある。外科はその最先端を行っている。おそらく、そのより積極的で物質的な仕事の内容と、すぐに目に見える結果のために、そして確かに現在では病院がそれを要求しているので、どこであれ外科医たちは週に一度臨床病理検討会に集まり、彼らの一人のためにうまくいかなかった事例を検討する。

医学における他の検討会と同じく、これらは教育的な検討会である。三次医療病院では、研修医と学生の存在がその性格をはっきりと形にしているが、それがなくとも外科医は学び続けている。検討会はまた、そこにいる全員が共通の事業に関わっていることを言外に主張しつつ、医師たちの絆を強め、若い医師を迎え入れるための、専門家養成の儀式でもある。ある外科医の失敗は他の医師を将来の不幸から救うことになるかもしれないし、うまくいかなかったことを注意深く冷静に調査することは全ての出席者にとって必要不可欠なことである。チャールズ・L・ボスクは、外科の研修で暗黙のうちに行われている道徳教育や、責任を引き受けることの規範を形作る上での臨床病理検討会の重要性について書いている[11]。その調査や告白の場としての性格に加えて、検討会は何らかの浄化（カタルシス）をもたらすという意味もある。人的な過誤や不運を具体的に示す事例を提示することで、その事例を記憶に刻み、客観的な教訓、つまり今後避けるべき実例にする。それを対象化するというまさにそのプロセスを通して、その事例提示は失敗を知的な構成物の地位へと高める。検討および客観化のプロセスと、そのプロセスが引き起こす比較のための逸話の両方が、その外科医に――ひいては外科学に――慰めの手段を提供する。

そのような検討会の一つで、ある外科医が外科手術の間に亡くなった患者の死を論じた。今では稀になったとはいえ、それは決して起こりえない帰結ではない。その事例は、厳密かつ非常に的確ないくつもの判断が要求され、二、三の不運が重なった複雑な事例だった。その不運とは、凝固のおそれのある血液、縫合が困難な脆い血管、心臓をバイパスし血液を再循環させる機械を必要とする時間が長引いたことだった。しばらくすると、患者の血液は凝固しなくなり、制御不能な出血が起こった。この物語の各構成要素は科学的にも外科的にも明確に理解されたが、これらの外科医にとってそれらは全てありふれた困難であった。どれ一つとして単独では致命的なものではなく、状況がより悪化する見込みがあっても患者が生き残った実例なら誰もが引用できただろう（実際、何人かがそうしていた）。生理学的な詳細が吟味された。心臓を止めるために氷が使われていた昔の時代に同じような経験をしたという心臓外科の逸話が、可能性のある類似例として紹介された。しかし、その問題は結局解決しなかった。なされたこと以外に何をすればよかったのかという知恵を示せるものは誰もいなかった。その外科の主治医は四十歳弱の男性だったが、一時間以上にわたって質問に答え、断続的な生理学上の意見交換も率先して行い、検討会を終結に導いた。「もし皆さんの中で何か考えついた人がいれば、私に知らせてください。われわれは何も突き止めていないのですから・・・」と彼が言った。

年長者の一人が、厭世的な諦めを漂わせながら発言した。「まあ、以前からわれわれはこういうことを見てきたわけだから・・・」。

それに対する答えは、断固とした、ほとんど挑戦的とも言えるものだった。「そうかもしれません。でも私は二度と見たくありません」。

その年長者は答えた。「また見ることになる。そうなるよ」と。

誰もしばらくの間動かなかった。そうしてその検討会は終わった。

量や形は様々だが、アカデミックな医療センターにおいてさえ――いや、おそらくはそこにおいて特に――逸話は医師の専門的な相互交流の大きな部分を占める。主観的な語りということに関連した非難や、その使用についての一般に認められた警告にもかかわらず、これらの非公式の物語は、人間の多様性を理解して応答することをその責務とする知的学問分野としての医学の中心にある。教導と社会的なつながりのために使われるほかに、逸話は医療の実践において、異型を認識して受け入れる余地を作るための重要な手段となっている。それらの逸話は、観察者の期待に添わない変化形、すなわち一般原則を試すような奇妙な細部に対する、継続的かつ必要な気づきを育成する。逸話は、医療から消すことのできない不確実性を想起させるものなのである。

危険なのは、例のごとく逸話主義、言い換えれば、数少ない事例から過剰な一般化を引き出すという逸話特有の欺瞞である。医学における逸話には、その価値を貶める暗雲のようなものがつきまとっている。しかし、いくつかの特例は認められている。たとえば、鑑別診断についての論議の間に類似した事例を例示として使用する場合や、あるいは議論の主題の限界を示すような警告的な例として注目すべき例外を引用する場合には、ほとんど危険はないように思われる。また、事例集を編めないほどに事例の数があまりに少ないか稀である場合には全ての報告が必然的に逸話的にならざるをえない、ということは一般に認められている。精神医学においては、研究と見なされるものの中に症例報告、すなわち一人の患者の慎重に記録された記述を含めている。内科学においてさえ、研修医の中でも学術的な名声を望む者は伝統的に、彼らが観察した普通ではない所見を症例報告もしくはレターという形で公刊するように促される。逸話や、それが印刷された形で現れたものである症例報告は、このようにして科学的知識の始まりと認められている。危険なのは、単独の観察報告がそれだけで十分なものとして受け取られることである。観察報告が、その人自身のピア・レビューを受けた正式な研究の代理を務めるようになることもありうる。そして、最悪の場合には、他者の研究成果の知識に取って代わる。一人の医師の実践の中で同じ病気が二例あれば、「私の経験では」という言葉を使う資格を得ることができるし、三例あろうものなら、その事例が研究として書き上げられていようがいまいが、その領域の専門家は「私の事例集では」という言い回しを使うようになるだろう。

このように、逸話の価値を貶める暗雲のようなものは、物語ることを有益な限界内に保つという、逸話そのものと同じくらい重要な機能を果たしている。しかし、そのことは専門家ならではの盲点を引き起こしてきた。その盲点とは、逸話が役に立たない趣味、すなわち科学の領域においては不当かつ危険な個性の主張であって、決して医学やその言説の一部ではないと考えられている、ということである。しかしそれとは反対に、儀式を通じて慎重に制限し、専門的な批判によって勢いを挫きさえすれば、物語の形で異型の情報を具体化し伝えたいという衝動自体は根本的なものであり、知的にも健全なものである。不当に扱われているにもかかわらず、逸話は科学的な医学に不可欠な懐疑主義的態度のために役立っている。逸話は医学の本質のある部分に属している。そして、その部分は医師に対して、一般化された疾患という抽象物の徴候を特定の患者の中に認め治療することを要求する。逸話を利用することは、専門家が一般化を好まない——医学上の問題についてだけでなく、倫理上の問題についても——ということと矛盾しない。問題になることが、ある事例の別の医師による治療を評価することであろうと、もしくは、ある実例では正しいと理解されている行動が同じ種類のあらゆる状況のために一般化された倫理規定へと移行することであろうと、医師たちは抽象的な倫理的原則に対する時と全く同じように、一つの疾患の実例全てに適用される不変の病理学的な一般化に対しても慎重な態度を崩さない。逸話は、医学という不確実な領域には探求を必要とする例外が常に存在するということを、常に変わらず想起させるものなのである。

多くの逸話が、医療におけるこの御しがたい個人の特殊性を表現し、保存している。それらは、疾患と呼ばれる抽象物の個別の人間における働きを明らかにするという、医学研究の目的の本来の性質を思い出させてくれる。人間の知識に関わる学問分野としての医学の中心にある決して解けない結び目――特定の事例に応用された科学の一分野における難題――として、逸話は医学という人間科学の紋章なのである。

第五章　事例を書くこと――カルテと事例報告

「何事も直接の証言を聞くのに如くはないからね。」
（シャーロック・ホームズのワトスン博士への言葉、『緋色の研究』より）

単一の医学的事例の物語的展開はいくつかの記述形式を取りうる。一人一人の患者は、高度に抽象化されて診察室や病院のカルテにその時々に書き込まれる、記入の対象である。その目標は、患者の病気、医師の治療、それに対する患者の反応を明瞭に描写することである。混乱をもたらす可能性のある細々とした現象からあるパターンが見分けられ、診断が試みられ、確認される。他の医師がそこから学ぶことができる珍しい事例は、公刊される事例報告、その事例に関する臨床病理検討会の編集された記録、医学雑誌への短いレターなどとして記述されるかもしれない。これらの記述された事例は、口頭で語られるそれと同じく伝統的な形式やスタイルを守っているが、それらが発表される場所やその規模、聴衆、その出所などは様々である。それらの特徴は、長い職業的な習慣の問題であって、著者の動機やその形式を自覚的に意識しているかどうかにはよらない。それらは患者の状態をあらゆる個別性において表現し、その医師がそれらの多様な細部から見いだしたあるパターンを記述したり、専門医やそれに引き続く研究者がその悩ましい事例を臨床的な規則に適合させたりすることを可能にする。それらは、病いの現象としての性質、時間経過、観察者の推論過程、そしてこの出来事の特定のつながりが統計的に有意な数の他の患者において再現される確率などを捉えようとする。

記述された事例の物語は、短い場合も長い場合もある。患者のカルテに急いで書かれた半行の文章もあれば、予期せぬ臨床的な現象を報告する短いレター、特定の患者の病いと治療の詳細を綿密に吟味した長い記述もある。目盛の一方の極にはよく見慣れた病気を日々の経過に沿って記述するカルテがあり、これは患者のケアをする人以外は誰も読まないだろう。もう一方の極には公的な詳細にわたる事例全体の記述があり、これは稀な、あるいは新たな病態を記述することで臨床的知識の総体に寄与することになる。これら両極の間に、検討会の資料とか、シンドローム・レターとか、公刊される臨床病理検討会などがあり、このようにして書かれた事例は、学生や実践者の全てに、見たことのない事例や教科書でしか知らないような事例のことを思い出させてくれる。これらの形式のそれぞれにおいて、その記述は生化学的、生理学的な原因に関する医学の科学的概念と、医師にとって必須の、一人の患者の病気に焦点を当てることから形作られる。その長短にかかわらず、因果論的には線形であり、その探求の目的は診断である。記述された事例は、病んでいる個人よりもむしろ、ある疾患が人間にどのように現れるかに関心が向けられており、患者のケアに携わる他の医療者に読まれることを意図しているのであって、そこに書かれた患者に読まれることは全く意図されていない。

カルテ

医学の物語の中核は患者のカルテである。それはそれぞれの患者の医学的経過の記録であり、一回もしくは複数回の診察の観察記録であったり、入院から退院までの記録であったりする。そのいずれにも、発症から受診に至るまでの患者の病いの身体面での体験の報告が含まれる。バイタル・サイン（生命徴候、血圧・脈拍・体温など）のグラフ、処方された薬や中止になった薬の記録、項目化されたプロブレム・リスト〔訳註：問題志向的医療記録ＰＯＭＲで用いられる、患者の問題のリスト〕、検査結果などがその大部分を構成する。物語のうちでも最小限で最も伝統的なものとして、カルテに記入される項目は臨床のコードを構成する略号の形で、一人もしくは複数の医療者によって、印刷された形式に沿って順番に書き込まれる。診療所のフォルダに収まっている間、カルテは多かれ少なかれ、一人の医師による個性記述的なクロニクル〔時間経過に沿った記述：年代記〕である。しかし、病院のカルテとして一冊にまとめられると、それは患者が医師や看護師、療法士（セラピスト）、社会福祉士（ソーシャル・ワーカー）、医学生などと出会うそれぞれの場面を連続的に記録したものとなる[1]。記入がなされるたびに、記入者はサインをする。それゆえにカルテは、記入者が何を見たり聞いたりしたのかについての、目撃者同士の個人的なコミュニケーションとなる。

カルテに「書くこと」とは、患者が報告する病歴を記録してそれを確認し、身体診察の所見や検査結果、順位づけられた問題のリスト、治療の導入と中止、必要とされた、あるいは実際に行われた他医・他科への紹介などを記録することである。日々の経過記録はプロブレム・リストに合わせて調節され「SOAP化」される。SOAPとは、主観（Subjective）、客観（Objective）、評価（Assessment）、計画（Plan）の項目に分けてまとめることである[2]。診療所では、カルテは個人的な記録を集めたものである。病院では、少なくともそれに書き込んだ何人かの著者がその読者となる。その読者たちは患者のケアに携わる人たちで、互いのことをよく知っているが、口頭でのコミュニケーションに頼ってはいない。誤解を防ぐために、そして理由としては小さいが複数の視点から見るという長所のために、医師、看護師、療法士、社会福祉士は自分が観察したことや診断と治療の行為を詳しく書き留める。患者を診る前に毎回、これらのケア提供者たちはカルテを参照してそれまでに書かれたことを確認し、その事例のプロットを構築しながらその病いを解釈し、その物語を組織化しながらその事実を確認する。

病院カルテの記述者によるこのコーラスの担当パートはそれぞれ異なる。医師は患者の病歴と身体診察を記録し、病気を診断し、検査や治療を指示（したり中止したり）する。教育病院では、医学生も医師としての記述を実践する。そして同時に彼らは、普通人としての個人的な技能にも頼って、しばしば患者の病いが生じた個人的な状況についての豊かな記述を供給する。彼らの記載は、その記述を読んで同意した主治医のサインを必要とする。しばしばこれらは、最も全体的で骨の折れる記載になる。医学生の知識や技能、認識が評価に曝され、患者の状態に一致するかどうかで量られる。インターンはこれとは対照的に、ほとんど自分自身でカルテを書くが、状況によっては、彼らの処方の指示には研修医（レジデント）あるいは主治医のサインが必要となる。二年目の研修医は、病院の「チーム」のキャプテンであり、彼らの仕事を指導する主治医や教授と同じように、簡潔な要約に精通している。専門医（コンサルタント）は、概して一度かぎりの語り手として、おそらくある程度の長さで確かな権威を持って登場し、「チーム」に対して、その専門性の範囲に属する細かい注意点を指摘し、その事例についてのアドバイスを与える。入院から退院までを通じて、時には別に区切られた欄に、看護師が治療に対する患者の身体的反応や心理的反応を記載する。生命徴候、痛みや不快、病んでいることの苦痛などが記録される。そして患者教育における看護師自身の治療的な評価と努力も記録される。療法士は患者の能力を評価し、作業に対する反応を記述する。病院付き聖職者（チャプレン）は、カルテに書き込む特権が与えられているところでは、患者のスピリチュアルな状態について書き込み、しばしば英雄的な治療の差し控えを要求する。慢性的な病いの場合、社会福祉士は患者の家族について記述し、地域支援（コミュニティ・サポート）のために計画を立てる。それぞれの記述者が、入院時の記録を読み、一番最近の経過報告の記載を読むと想定されている。しかし実際には、医学の他の場所と同じくカルテにおいても、専門分野の序列が存在する。カルテの記述者は、自分自身の専門分野のメンバーや入院時および直近の担当医が書いた記載をよく読む傾向がある。驚くことでもないが、簡潔な記録は長いものよりも価値が高い。強調のために、記述者は大文字を使ったり下線を引いたりする。

病院のカルテは全体として、これらの個々の専門家が目撃したことの集合体である。そこに記述されている情景は、定期的な間隔で記録された観察の見本である。過去に一度最初の記入の際に、医学的ケア開始時の患者の状態が十分記述されていれば、以後の記入は時間の切片の積み重ねである。医師による経過報告（プログレス・ノート）と、一定の間隔で記載される看護師の記入が積み重ねられる。こうしてみるとカルテは、実験室の作業台に置かれる記録簿と似ている。何人かの人が結果を書き込み、科学的な実験、あるいは同時に行われるいくつかの相互的な実験の経過が継時的に記録され、毎日毎日、一定の間隔で記載される。時間の治療的な利用は、最先端技術が洗練された現代においてもなお、広く認識されている。医師は「時間というチンキ薬」を塗ると、穏やかな皮肉を込めて言う。その診断的有用性は、カルテにおける患者――もしくは患者の疾患――の経過記録の中に存在する。

　時間の経過とともに、カルテは物理的な存在感を持ち始め、それ自身の生命を表現するようになる。個別の患者に関して観察されたことや行われたことが蓄積されるにつれ、カルテは症例提示や医学領域における物語的鋳造物の種（たね）となるばかりでなく、その事例についてさらに書かれる全ての報告の種にもなる。患者の改善や悪化が歴史的に記録されるにつれ、カルテは治療に関する更なる評価や判断の基礎となる。診療所では、カルテは患者の人生の出来事の大まかな年代記である。病院では、カルテは患者の身体状態のうち測定可能な細々（こまごま）とした事項を継続的に、日にち単位で、しばしば時間単位で記録したものであり、ケア提供者間のコミュニケーションとして役立つと同時に、担当者が入れ替わっても継続性を保つことにも役立つ。最近では、記入は機械に向かって口述され、医療関係者以外の作業者によってタイプで打ち込まれることもあるが、カルテは依然として書かれた媒体であり、すぐに理解できるようにまとめられ、声に出して読まれるよりもむしろ黙って読まれるために書かれる。

　カルテから何を学ぶことができるだろうか？　もし読者がそれを読んで認識することができるなら、カルテは人生の物語のホログラム〔訳註：三次元立体像を記録する写真〕のようなものになる。ジェラルド・ワイスマンは「小説のカルテ」という随筆の中で、カルテの人の心を掴むような最初の数行を評して、それらを小説の冒頭の部分と比較している。カルテは、彼の主張によると、全面的にプロット化されており、「十九世紀の小説家の観察的な規範と生理学者の因果的な記述とからなる合金」である[3]。しかし、誰もがカルテを読むことができるわけではないし、その表現力を認識できるわけでもない。結局のところ、それは小説ではない。それは全てが散文で書かれているわけではないし、フィクションでは全くない。と同時にそれは、本来の意味での物語であるとも思われない。患者の状態は検査報告書や、心電図のような視覚情報で表現される。グラフや経過表は、様々な徴候の時間経過を描き出す。患者の状態を記述することを意図された語句を構成するのは、しばしば言葉では全くなく、文字の塊であって、それが秘密の医学用語の代わりとなる。たとえば、心臓バイパス手術を受けた後患者が息切れを自覚して受診した場合、カルテの記入者は、「CC: SOB-SP/CABG」と記入する。これは「主訴：息切れ、冠動脈バイパス手術後の状態」という意味である。さらに、この物語の時間経過に沿った記録は、芸術性に満ちた「前置きなし」の始まり方を超えており、プロットが全くないかと思われるほど単純に見える。登場人物の動機の詳細は抑圧されて、身体所見に関する客観的な情報――異常所見と意味のある正常所見――が優先される。リタ・シャロンは事例提示のための学習のプロセスを記述しているが、これは事例を記載するための学習にも応用できる。すなわち「そのジャンルは、結局、多くの医学的な教訓から抽出されたものであって、学生にこのタイプの物語をいかに語るかを教えることによって、患者のケアに含まれたり排除されたりする人生の領域について深い教訓を教えることになるのである」[4]。「カルテの書き方」を学ぶことは、個人の詳細、すなわち人生の物語を排除することを学ぶプロセスにほかならない。

カルテが病いの物語では全くないとしても（そうであるためには、病む人の主観的体験がもっと必要だし、患者の現在進行形の人生の物語にとってその病気が担う意味も必要である）、ある病気に向けられた医学的関心の物語ではある。その結果生じる記録は、少なくとも、医学的ケアの間の個々の身体状態を時間的経過に沿って記した年代記である[5]。その元になるプロットは、診断を確定することと治療の選択によって支配されている。そのような時間経過性が示唆するところによれば、カルテは、サミュエル・リチャードソンの『クラリッサ』のような初期の書簡形式の小説や、ジョン・バースの『レターズ』やヘレーン・ハンフの『チャリング・クロス街八十四番地』のような自己意識が断片化した二十世紀の作品によく似ていると言うことができる[6]。カルテへの書き込みは、その名が示すように、時々刻々に書かれる。日付と時間は、記入のたびに書き込まれる。というのもカルテの記録は、疾患が進行する様子と治療という仕事の進捗の両方を表現するからである。最初の時点では、診断的意味はまだ構築されていないプロットに埋め込まれている。診断はしばしば、ゆっくりと事実を確認しながら推論的に決定されるが、それは記入された事柄の中に垣間見られ、推測され、それを語る時が来れば要約される。経過記録は簡潔なものだが、それぞれの新たなカルテの記載者は、現在得ている情報を要約するために、事例語りの伝統的な書き出し方に（少なくともざっと）立ち戻る。たとえば「今回が記念病院への最初の入院で、患者は黒人の男性である。七月十二日に、胸痛を主訴に救急外来を受診し……」といったように。

グラフや経過表、検査結果表などがあるにもかかわらず――これらは患者の図示的な表現で、検査中の病気の経過を描くものだが――カルテの物語は強迫的に語られる。患者の身体状態についての重要な所見は、どれも当然とは見なされない。そして病いの細部を――繰り返し――書き留めていくのは、無名の委員会ではなく、個人の集合体であるかのようだ。一人一人が署名をして、それぞれが割り当てられた部分の事実を確立するからである。その事例の事実が反復されることで、その観察者の徹底ぶりと患者の状態をちゃんと見ているかどうかが検証される。時間とともに、人々の認識と判断が一致するまでに、それは近づいていく。

この反復のいくらかは、カルテを書くことが臨床教育において価値があると見なされていることから生じる。細部の正確な復元は、医療面接や身体診察を行う学生の能力のテストになるし、研修医の診断と治療能力のテストにもなる。事例提示が口頭試問なら、カルテ記述は小論文テストである。学生や新人のインターンの記述が読まれ、教師や上級研修医、主治医の観点と比較される。このように、教育病院におけるカルテには、教授や主任研修医などの周辺からのコメントがしばしば記載される。「プロブレム・リストが不明確」「病歴がうまく取れている」「検査結果はどこに?」など。口頭の報告に備えて事例の詳細を暗記する学生や研修医の行為と似て、この反復は、受け持っている事例に書き手自身が徹底した注意を向けていることの証拠である。医学の物語は、最初から現在に至るまで語られ、語り直されるのだが、それは書き手が全体を考慮し理解してきたことを証明するのである。

それぞれのケア提供者が患者の経過を次々とカルテに書き込むにつれ、その事例の事実が詳しく語られることになるので、物語は時間をかけて洗練され、検査結果によって増幅され、相談医によって解釈され、様々な新しい声によって要約されることになる。繰り返しが見られる点と多数の声が響いているという点で、カルテはカンタータ〔訳註：交声曲。単声または多声のための器楽伴奏付の声楽作品〕の楽譜に似ている。一人一人の声が聞こえることもある。スーザン・ポアリエとダニエル・ブラウナーは、植物状態が続いている女性患者のケアに携わった何人かの医師の関心に焦点を当てて、そのヴァリエーション〔変化形・

変奏曲〕を描写した。彼らは、感染症から避けえない彼女の病状の悪化へと関心を移した彼女の四番目の主治医の記述を重要と考えてそれを辿った[7]。コーラスにおける様々な役割が見分けられることもある。看護師、医学生、主治医、相談医など、それぞれの関心は異なる。その関心に添って患者の観察がなされる。そしてそれは記録の細部に反映されるだけでなく、その記入の語調や頻度〔権威のことは言うまでもないが〕にも現れる。

どのカルテも、反復的で累積的な原稿である。多様だが通常は合意を得られている観察の、紛れもないコーラスである。ミドラッシュ〔訳註：古代ユダヤの聖書註解書〕にも似ている。ミドラッシュはトーラーという古代ユダヤの聖書を巡る様々な解釈を一つに集めた中世の解釈集で、解釈は増幅され洗練されるとともに、その真実は時間とともに拡大する。しかし、ミドラッシュと同じく、これらの新たな説明は、それ自身新たな謎を生む可能性があり、その後に続く読者はこれらの二次テクストも理解しなければならなくなる。検査によって予期せぬ奇妙な結果が得られることもあり、その結果を調べると、「不確定の連鎖」と呼ばれる解釈学的混乱の状態を新たに記入することになるかもしれない[8]。

基本的には、変化は最小限で予測可能であり、同じようなことが繰り返し語られるのだが、純粋な発見もあちこちに目立つ。時に、語り直しているうちに新たなことを発見し、以前から気づいていた事実を新たに解釈して、新たな意味が見えるようになることもある。学生が身体診察をして、それまで学んできたカテゴリーに合わないような所見を得た時――たとえば、通常の胸膜摩擦音とは異なる音を胸部に聴取した時――に、早急な解釈を控えれば、カルテの記入によって上級医が患者の胸部を聴診して診断を明確にするのを促すことができるだろう。あるいは相談医の観察によって、陸上競技選手の症状が、主訴の頭部外傷と矛盾しないとはいえ、熱中症の症状でもあり、それが実際に彼女の競技後の転倒の原因だったということが分かることもあるだろう。

カルテに書き込まれる患者の物語の改訂版が異なる場合には、誰の見解が優先されるのだろうか。「カルテ上の戦い」という表現も耳にするが、病院活用委員会や専門家標準機構、保険会社、政府機関等によるカルテの再調査がオープンに行われるようになったので、対立が記録に残るのは最小限になった[9]。様々な意見の中でどれを選ぶかは、医学的な序列に支配される。一つの現象に二つの対立する相互に排除的な説明がなされている時には、相談を受けた専門家の意見が主治医の意見よりも重視され、主治医の意見は研修医の見解よりも優先され、その中にも仕事と責任に関する厳密な段階があることが観察される。カルテの中には意見の不一致を記入する余地もあるのだが、伝統的にあまり書き込まれてこなかった。微妙な問題に関しては、ほとんど沈黙が保たれた。治療に関する意見の相違は、深刻な場合であっても、即座に口頭で話され、変化や不確実さが予想される専門分野の中だけで話されて、コメントなしに修正され記録される。訴訟を恐れるために、記録に残るような意見の不一致が記載されることははるかに少なくなった。時間の経過のために、あるいは私利私欲のために関係者の状況の説明が歪められた時には、法廷はカルテを病いと医学的ケアの恒久的な記録と見なすので、医療に携わる各科の教授は、専門家に相談したり文書に残したりすることを、医療過誤の追及に対する適切な防衛手段にしようとしている。その結果、医師と看護師は——二十年前はそんなことはなかったのだが——カルテを一つの構築物、物語的技術による（創作でないとはいえ）人工的な構築物であると自覚するようになった。

それは、われわれのほとんどが普通に近づけるような技術ではない。グラフ、検査報告、リスト、見慣れない言葉、時に読めないような筆記体で書かれた物語など、カルテには様々な表現媒体が混ざっており、また、簡潔に書かれ、繰り返しも多く、身体的側面に物語的焦点が向けられているので、他者には途方もなく伝わりにくいものになっている。自分自身のカルテを見た患者なら、「これは自分のカルテではない」と言いかねないほどである。紙上で音楽を再現するのに似て、カルテの記号は、その構成内容（composition）〔訳註：「作曲」の意味もある〕の記録として、沈黙のまま読まれ吟味される。その書かれた表明内容は、もっと公的な「翻訳された」実行（上演）の基礎にもなる。事例は、検討会での口頭発表の題材にも選ばれる。そしてその場においては、事例の物語構造は儀式的な同一形式によって覆い隠されている。時には、医学雑誌に掲載されるために投稿され、その場合は、省略された部分が埋められ、X線写真やグラフが物語的テクストに置き換わり、カルテの物語が伝統に従った形で読めるようになる。しかしカルテそのものは、楽譜や外国語と同じく、その記号や、それが描写する状況に特有な文化において期待されることを知っている人に読まれなければならない。読者は、医学的な表象と医学的な実践の両方の慣習を知っていなければならない。医師以外の他の人には読めない、あるいは読めるものとして認識されないので、カルテは医師や病院の所有物であるように思われている。法廷は、実際の冊子形式のカルテやマイクロフィルムは医師や病院が所有できると認めて来た。しかし、情報それ自体は共有されなくてはならない。この物語は、患者が医師の助けを借りて明らかにしたいと思っている詳細に基づく医学的再記述を含めて、究極的には、そして法的にも、患者のものである。

患者のカルテにおけるこれらのいまだ比較的私的な記載の語調は、事例提示における遂行的要約（performative summary）〔訳註：performative：遂行文＝その文を発することがその文の表す行為の遂行となる文」の語調と似て、冷静で客観的なものである。それを書いた語り手は、診断医の記述的、分析的な役割に従って、姿を消している。ただ署名だけが、おそらく、それがどの観察者の記載であって、同じ医療専門領域の他の観察者の記載ではないかを区別する。そしてその署名にもランクがあり――最初は「MS4」あるいは「CCⅣ」（医科大学の四年生で臨床実習をしている学生を指す）、次は「MD」――このランクの方が、そこに付されている名前よりも重要である。個人的な関与は締め出されている。語り手の存在は暗黙に示されるにすぎない。そしてその医学的な表情は常に穏やかで、嫌悪感や絶望感を持たずに、人間に関するあらゆる詳細を聞いて記録することに備えている。カルテそのものは未来に向かって――診断、治療、解決に向かって――進むが、理想的に書かれるなら、それは個人的判断を完全に避けたものとなる。ワイスマンは、彼の随筆の中で、1953年のセント・ヴィンセント病院のカルテの（想像上の？）書き出し部分をよく考えるようにと求めている。「これはSVH（セント・ヴィンセント病院）への二回目の入院である。患者は三十九歳男性の太ったウェールズ人の男性詩人で、吐血後に急性昏睡のため入院した」[10]。まさに他にたくさんの処置が必要なときに、ディラン・トマスのために泣いてしまうようではいったいわれわれは何のためにそこにいるのか、とカルテの冷たい語調が問いかける。病院のカルテの中では、死を前にした時と同じように、われわれは誰もが身体であり、誰もが平等である。

カルテは、何かを付け加えて満足のいく物語にしようとは決してしない。ワイスマンのように生涯にわたって医学の読者であった者なら、その冒頭の言葉に痛烈な意味を見いだすのかもしれない（特にもし、患者の人生の物語も知っているなら）。あるいは、一つの診断仮説や一つの正当な治療選択の間のほとんど目に見えない苦闘の中で展開するドラマを掴むのかもしれない。他の者にとっては、それは生じたままに語られる医療の物語にとどまる。それは見たところ筋書きがないように見え、「生じること」はほとんど完全に、その主役の身体に起こることである。病む人にとって（あるいはその他の人にとっても）、出来事の意味は、カルテの中には見つからないだろう。病院のカルテには、亡くなっていく詩人のことは書かれない。人格や創造性を求めての苦闘、名声を犠牲にしたことに関する一般的な観察さえなく、アルコール依存症のようなほとんど医学的な問題についてすら書かれていない。それはただ身体的な事実についてだけ語る。それは描写し、列挙し、記述する。診断の探求は仮説と証拠の間を循環することになるが、それすら、経験豊かな読者によってのみ見分けられる。因果関係は寄与する因子に細かく分解され、まるで単独で語られる口頭の事例提示では典型的に働いている物語の力を断片化してしまうかのようである。近年では、「初診時の印象（initial impression）」という伝統的な仮の診断が入院の記入からしばしば脱落するようになり、診断の言明は検査がなされるまで遅らされる。諸々の現象は、診断が「はっきりする」までは、単に「現れている問題」のリストとして挙げられるにすぎない。このリストは、記録されていたねじれや反転を犠牲にして最終的なプロットを単純化し、完全なものにして、カルテの物語からどっちつかずの状態をいくらか奪い去る。

カルテの物語の語調や短さに加え、身体所見のことしか記入されないことを考えると、医学的カルテは、語りを基礎に置いているにもかかわらず、小説を目指していないことは明らかであり、それは現代の前衛小説でさえない。他のほとんどの点では、カルテの書き方の特質は、全体として医学の物語のそれを共有している。その経済性と直接性、語り手の削除、その結果もたらされる冷静で客観的な語調、科学であることの主張と特別な言語の使用などである。事例提示と同じように、これらの特徴は観察者の主観性を統制しようとする医学の試みの結果であると同時に、報告された事実が報告者を間に挟む二次的なものであるという性質にうまく対処するための結果でもある。カルテの書き手は物語の石板をできるだけきれいに保とうと努め、あらかじめ専門家によって、以前の似たような事例と関連することがはっきりした細部だけが書き込みを許される。多くの書き手が、自分の関心ある部分について別々に書き、基本的な細部を繰り返し書く。これは、カルテが物語の牽引力に抵抗するための戦略である。物語には、医学以外の人間的な事柄へと関心を向ける力があるためである。その代わりにカルテの書き手は、それでも事例の細部を編み上げることのできる最も切り詰めたプロットを構築することを望み、それを治療できるものに変えようとする。その言葉が示唆するように、カルテはミニマリスト（最小限主義者）による記述である。そのリストとグラフ、経過表を含めて、それは医療の物語としてはほとんどゼロに近い状態だと言える。

口頭の事例提示では、わずかな語形変化や声の調子が言葉にならないような多くの認識を伝える可能性があるが、それよりさらに、カルテは人間存在の痛みを意識することを拒んでいる。その最小限主義は医学的な物語を語ることの目標であり、科学的医学の理想である効率性の象徴である。よく知られた、程度の軽い、あるいは簡単に治療できる病気を患う患者のカルテは、語るに値しないもの（untellability）へと接近していく。患者の病いから引き出されうるあらゆる一般化が、繰り返し繰り返しなされてきた。それは、ローティの言葉を借りれば、「標準的言説」である。この事例やそれと似た他の事例から学ぶべきものはもうないと信じられる。その病気のメカニズムはよく理解され、現在では実験的研究の対象ではない。臨床経過は予測可能で、治療に議論の余地はない。医学が治療法を持っている病気と傷害は快くこのカテゴリーに分類されるが、遷延性植物状態や慢性疾患、その「末期」として死が近づきつつある状況でさえも同じことである。医学の物語として、これらの状態はカルテ以外で語られることはない。それはある特定の患者の病いの物語だが、あまりにも典型的なものなので、診断ラベルや、頷くだけで伝えられるほどである。註釈やさらに書き込みが必要な合併症がなければ、カルテはそれ自体薄いものになる。物語は相違や非典型性を必要とするが、骨折した腕や虫垂炎、死に逝く患者は（幸せな家族のように）全てよく似ている。

語るに足ること（narratability）の基準は、カルテにおいてすら、予想外のこと、医学的に興味深いこと、説明できない変化などである。よく理解された病気や、しばしば見られる治りやすい病気は、命に関わるような伝染性の病気であっても、型通りの普通のことを確認するカルテ以外のところでは、書かれることはないだろう。それは公表されることもなく、繰り返し語られることは全くない。症例検討会や教授回診で提示されないことも確実である。主要な平凡な病気を一通り見ておくという教育上の必要性に適していないかぎり、新入院患者の検討会で提示されることさえないかもしれない。その病気と始めて出会った医学生や研修医を除いては、非公式の逸話の主題となるほど興味をそそられるということもないだろう。驚くに当たらないケースは、物語の視界から消えるのである。

しかし、たとえ「面白くない」事例のカルテだとしても、それは物語である。身体的現象の医学的な解釈――疾患の診断と治療――は、依然として時間に支配された構築物であり、それが閉じられる前に、（少なくとも）医学的な意味に取り組まねばならない。カルテが時間経過を記述し、病気の性質と患者が今後どうなるかについて、たとえ一時的なものであっても、何らかの結論を出すことを求められているのであれば、そのことは必然的にカルテにプロットが与えられているということを意味する。医学的データのばらつきの可能性と医学的知識の不確実性を考えれば、このような語りは一回かぎりのもの、現象的なものを扱おうとする試みであり、病いに見られる無数の細部に一つのパターンを当てはめ、そして稀ではあるが、そこに新たな、あるいはそれまでとは異なるパターンを発見しようとする。L・L・ウィードの革命的な問題志向的医療記録（problem-oriented medical record：ＰＯＭＲ）は、カルテの書き方を現代の臨床家の研究的な姿勢へと統合する方向に大きく前進させたが、これは、語句の多い、コード化された、多数の書き手からなる年代記に、余分なものを削ぎ落としてテーマごとに整理する書き方を導入したものである[11]。しかし、グラフと図を用いてさえ、ウィード以後のカルテは、年代記をはるかに超えたものになっている。その「データ」は、病いの人間的な状態を複合的に表現する力を保持する物語的媒体に埋め込まれている。物語は変化の記述のために必要であり、そこには病いの原因と病いに寄与する要因が含まれている。容易に認識され理解される病気に対しては、原因を暗示する線形的な概念による最小限の物語は全く適切であり、有効な治療法がある時には特にそうである。しかし、これらの条件が満たされない状況では、カルテはより全体的な物語に向かって花開くことになる。

二十世紀になって、特定の病気に対する関心は、有望な治療法の発見によって下火となった。しかし画期的な治療がどれほど効果的なものであっても、一種類の病気についてすら、すべての人の病気を治す「魔法の弾丸」ではないことが分かると、またそれは盛んになりつつある。科学的な熱意によってであれ、人間の苦しみを和らげたいという理想に急き立てられてであれ、医学は単なる技術的なものに留まることは決してなく、因果関係と動機に関する更なる謎と取り組み続ける。そしてこれらは、必然的に物語へと導かれることになる。ピーター・ブルックスはそれを拡張して、物語は「連続して起こることと時間とを意味づける論理を持ち、最初に問われた問題を調停するには時間がかかる。つまり、物語において扱われる意味と、おそらく物語の存在理由とは、時間についてのものであり、時間の中にある」と示唆した[12]。臨床科学は、数多くの病気を「面白くないもの」にしたことに自慢げになっているが、物語を廃することにも働いた。しかし、医師であれ、患者であれ、ウィルスであれ、生き物は新たなものを求める。ニュース（news）、小説（novel）〔訳註：novelは「新しい事」を意味するラテン語に由来する言葉〕、語るに足るものを求めるのである。

事例報告

事例報告は、その内容をカルテから引き出し、患者の病いと医学的ケアの物語を組織化し語り直す。その目的は、医学雑誌に掲載されるための報告に値する、新たな臨床的要点を報告することである。事例報告は、歴史や社会政策に関する公開討論、そして物語と強く結びついているにもかかわらず、まず第一に科学的報告の一つの変化形であることが求められる。それは、科学的な教育を受け臨床経験を積んだ執筆者が、ある患者の病いについての詳細かつ一般化可能な記述を伝えようとする試みである。ヒポクラテスの著作から二十世紀初頭に至るまで、事例報告は臨床論文の主要な部分を占めてきた。初期の医学教育とその実践は、単一事例の物語に依存していた。そして十七世紀に始まった疾患の同定と理解における進歩は、トーマス・シデナムとその後継者による事例報告に基づくものであった。20世紀初期の『ジョン・B・マーフィー医師の外科臨床』は、近代的な外科治療の標準化と進歩とを意図した連載形式の事例集であった。二重盲検臨床試験の時代においてさえ、上記の教育的な企画の末裔に当たる現代の『臨床（*Clinics*）』は、あらゆる専門分野において、臨床家が他者の経験を通じて想像する体験を拡張する事例報告の刊行を続けている。

しかし一般化可能性を暗に要求される事例研究は、単一の事例についてのものであるというまさにその理由のために、科学的懐疑の目で見られることになる。二十世紀後半に、医学教育と臨床実践とが次第に標準化されるにつれ、事例報告は新規なもの、稀なものの説明に限定されることになった。それは現場からの報告であって（あるいは医学におけるもっと生々しい戦争の比喩を使うなら「最前線」からの報告であって）、実験室からの報告ではない。そして、それは前向き研究ではないし、「歴史的対照群」以外に対照群を置くことができない[13]。事例報告は通常、新たに見いだされた臨床的現象や、すでに十分説明されたと考えられていた現象の新たな解釈に関わるものとなる。こうして毒素性ショック症候群やＡＩＤＳのケースは、初期には単一例が、後には少数例が報告され、しばしば非定型例が単一事例として報告された。

事例報告の主題は、その医学的経過が普通とは異なり、それゆえに語るに足る患者からのみ引き出されている。こういった報告は発端となる事例について記述しそれを確立するが、それが逸話として専門家の尊敬を得るようになるには長い道のりが必要である。エドワード・Ｊ・ヒュースは、１９７１年に『米国内科学会雑誌（*Annals of Internal Medicine*）』の編集委員となってまもなく、「事例研究（case studies）」の欄を「短報（brief communications）」の欄に入れてしまい、その掲載について厳密な科学的制限を設けた。「これらの種類の事例報告は、いまだ時として公刊の利点がある。以前には記述されたことのない症候群や疾患を描写した唯一の、あるいはほとんど唯一の事例。二つ以上の疾患、あるいは病状が予期せぬ結びつきを示し、思いもよらない因果関係を示しているかもしれない事例。これまでには知られていなかった治療効果や薬の副作用を示唆する、新しい発見に値する事例である」[14]。

事例報告は、人間の病いの単一の事例の科学的な記述として、医学的知識に関する複数の方法論を反映し、この認識論的な緊張を可能なかぎり調整しようとする。慣例的に、事例報告はルポルタージュ、つまり一つの科学的な謎解きと理解されているが、それにもかかわらず、それは物語的な病歴の報告でもあるので、その掲載に課される制約は、逸話の場合と似てくる。それはストーリーテリングが多かれ少なかれうまくなされたかどうかという問題であり、医学の語り方の習慣にしたがって審査されるものである。多様な個人的なエッセイ（小論）の一つとして、事例報告は主観性と偶有性の問題と格闘することになるが、これらの問題はヒュースの記述に明らかなように、臨床に携わる科学者に疑いの目で見られることとなった。しかしながら同時に、臨床の場で起こる現象を線形的に、分離した原因結果の連鎖によって説明することができるという医学の作業仮説は、人間が他の人間を純粋に客観的な方法で満足がいく形で説明することはできないという事実によって、異議申し立てを受けることになる。

物語構築は医学の研究と教育の基礎であるが、事例報告においてその最も簡潔で洗練され、再加工された形式をとる。総合症例検討会〔訳註：週に一度行われる大規模の症例検討会〕向けに、診療部門における臨床的な問題が解決されたずっと後で事例提示が文章に書かれた場合であっても、それは臨床病理カンファレンスとは異なる。マサチューセッツ総合病院の「事例記録」と異なり、事例報告は総合症例検討会の逐語録にみられるような演劇に似た形式をとらない。そうではなくて、事例報告は個人的で歴史的なエッセイであり、その報告の特異さと医療実践にとっての重要性を主張する医学的解釈の枠組みの中で、稀な予期せぬ病気を研究し治療した著者が告げる物語である。事例報告は、時間を制限された語りの中に、洗練された検査結果が示す数値と、グラフや図によって示される数値を取り込み、その語りを用いてそのテーマを描き出す。偶発的な出来事の観察が個人的なものになるのは避けられず、その主張を擁護するために、著者は謙虚さを保ち、たとえ希薄であっても後方視的臨床研究の仮説と方法論から実直に離れないという戦略をとる。

これらの戦略の一つは、記述される現象が一目で分かり、それが注目に値すべきものであることを示しており、検索にすぐ引っかかるようなタイトルを用いることである。たとえば、「肥大型閉塞性心筋症に対する中隔筋切除術後十二年を経て発症した大動脈弁閉鎖不全の一症例」のような[15]。このようなラベルは、事例報告を、より形式的でない口頭の事例提示と区別し、科学的論文の伝統に結びつける。著者は複数になる傾向があり、その中には患者のケアに様々な点で責任ある何人かの医師が含まれる。そして、（科学論文と同じく、最近では学問的な小論一般もそれをまねするようになってきたが）事例報告は、タイトルに続いて、太字で印刷された概要（abstract）によって要約される。こうして、事例報告からサスペンスは消滅する。もしシャーロック・ホームズの事件の一つの報告にそのようなタイトルや概要が与えられたとしたら、さらに読み進めたいと思う者はいなくなるだろう。おそらく、例外は、その状況を学んで、その方法論を賞賛する（あるいは批判する）場合だけだろう。「つきまといからの脱出に成功した女性に数年後に出現した怒れる悪漢による絵文字の一例」というようなタイトルがついていて、次のような要約がつくことになるかもしれない。

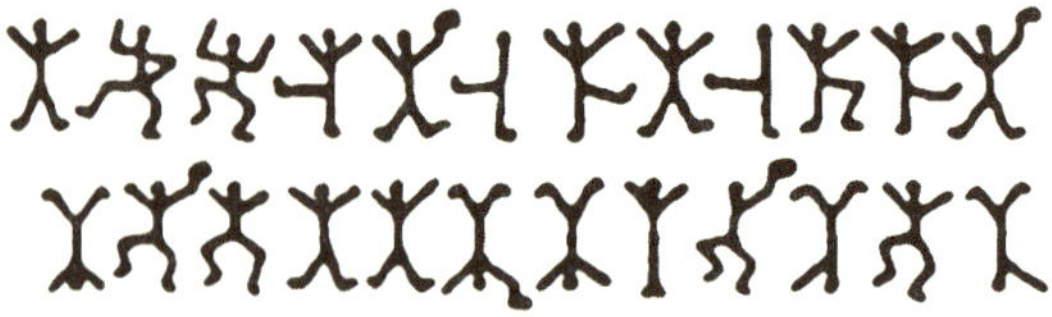

ヒルトン・キュビット氏が、ノーフォーク州リドリング・ソープ荘園にある彼の邸宅の小屋に現れた記号について専門家の助言を求めてやってきた。近隣の人から恨まれるような覚えはなかったが、その地主の美しいアメリカ人の妻が、その出来事によって非常に当惑していることが報告された。分析の結果、その絵文字はキュビット夫人への脅迫のメッセージであることが判読されたが、キュビット氏が妻の過去についてほとんど知らないことも明らかになった。その地主は、まだその絵文字の意味を知らされないまま、家に戻り、さらにメッセージが現れたらロンドンに知らせるように指示された。二週間後、彼は次の記号を報告した。

専門家チームの到着は、地主の惨劇を防ぐにはあまりに遅すぎた。この経験が示唆するのは、暗号化されたメッセージの受取人は、綿密な監視下に置かれるべきだということであり、最近移住してきたアメリカ人の場合には特に気をつけねばならない[16]。

斜め読みをする読者なら、さらに本文を読む必要を感じないだろう――例外は、これらの特定の状況が自分に関連があると思うような場合、あるいはその方法に関心を持った場合、特にこの事例では判断の誤りに関心を持った場合などであろう。

もっと知りたい読者は、二～四ページの本文を読むことになる。著者は事例の読みやすさとその現象の意義の両方に対する要求に応えるために、患者の病いの物語と医学的ケアの物語をエッセイ風の事例提示の枠組みに収めなければならない。この枠づけるエッセイは、二段落か三段落からなる導入的な節で始まり、目撃された出来事の重要性を強調し個々の読者である聴衆の注目を惹くように、歴史的なエッセイの形式的な伝統が用いられる。ここでわれわれは、その病気が教科書や最新の論文でどう記述されているかについて告げられ、その治療の歴史とこれまで知られている病因について学ぶ。これからまさに提示されようとしている事例の発見の前にその領域の現状について記述することで、それに引き続いて生じるその病気が予測できなかったことを開示し、同様の患者の将来のケアにとっての重要性を強調するための舞台を設定する。

その後に本来の事例報告が続く。これは事例の物語で、しばしばエッセイ部分の文字より小さい文字で印刷され、「ケース・レポート」というラベルを貼られる。親切すぎるほどのタイトルや概要、一パラグラフの導入的な提示部分が先にあるとはいえ、事例の物語は事例報告全体の中心を占める。それは、医師が患者の病気と治療を率直に客観的に説明することを目指すものであり、臨床の現実の科学的な記述であることを目指す。そこに含まれるのは、カルテ、グラフ、レントゲン写真の複製、検査結果、写真など、症例検討会のスライドに出てくる全ての記録や記憶の助けになる補助手段である。記述は厳密に時間順に進み、仮説や科学的な説明はなされない。これらは臨床科学の事実であり、口頭による事例提示の場合と全く同じ慣例が事例報告をも支配している。それはまるで、個別の事例に何か神聖なものがあるかのようである。患者の提示、診断、ケアに関する記述が、医療実践の基本となる患者－医師の相互作用の生きた経験を表現する。もちろん、そこからあるパターンが引き出されるかもしれない。そしてそれが、事例報告が語られ研究される理由である。しかし、ある事例の細部が別の事例の細部で完全に繰り返されることは決してない。かくして事例の報告は、決してわずかでも変更されない。単に今日の奇妙な点が明日の手がかりになるかもしれないというだけではない。さらに驚くべきことに、今日当然と思っていることが、詳しく研究しなければならない問題であることが明日には分かるかもしれないからである。『ニューイングランド医学雑誌』は、「模範」となる（ただし、執筆者は「合成した」ケースではないと断言するのだが）事例の欄の使用については、こう宣言している。「患者の匿名性を守ることが必要である時には、事例報告の個人的な詳細についてわずかな変更は受け入れられるが、それは明記されるべきである。事例報告は重要な一次データであり、他の研究目的を持つ読者によって利用される可能性もある。事実は、該当箇所を開示し説明することなしには、たとえわずかであっても、決して変更されるべきではない」[17]。

事例報告は患者の病歴を枠づけるエッセイ（再び本文の文字サイズになる）に戻って終わる。これは議論（discussion）の節に相当し、発見の意義と臨床科学への寄与について述べられる。不可解なことは一貫して避けられている。まるで、ワトスンの「後ろ向き」の物語構築に対するシャーロック・ホームズの非難に軍配が上げられるかのようだ。「冒険」〔訳註：シャーロック・ホームズの各短編のこと〕は犯罪、犯罪者とその動機の説明に始まって、その発見の物語へと進み、他の容疑者や他に可能性のある動機を除外する理由も添えられる。事例報告の語り手は、予想されるように、感情を禁じた距離を置いた口調で語り、問題を臨床的に不可欠なものだけに絞り込む。ワトスン医師のような、事例報告を語り、読者の「周辺的な」関心に対する解説者の役割を果たす第三者的観察者がいなければ、われわれは（それが気になったとしても）単に想像するしかないし、そうでなければ悩ましい生活の支障となるような問題を解くことに付随する欲求不満、興奮、満足といった体験は無視するしかない。

科学論文と同じく、事例報告における「事実」は可能なかぎり公式的かつ客観的に提示される。しかし、これらの事実とは何だろうか。それらが明瞭で信頼性の高い場合でさえ、事実は物理学者よりも社会学者になじみのある形で編まれる。事例報告は問題の宣言とその問いの歴史から始まるが、それが科学論文に見られるような優美な説明を行うことは、その報告の方法論上の厳密さを再現することと同じくらい不可能である。医学の問題は定義上、多様で実験的に統制できない人間において生じるものであり、それ自体、時間の推移の中で現れる頻度も異なる。それらが扱う現象を適切に記述するためには、医学的報告は特定の事例を細部にいたるまで関係づけ、その変化を時間順に記載しなくてはならない。偶有性という問題をさらに複雑にするものとして、主観性という同じくらいやっかいな問題が残る。すなわち、教育的な病いの事例に対するこれらの記述は、観察者であり、記録者であり、語り手である――しかも、匿名ではなく、意見を述べないものでもない――医師による仕事でなければならないということである。

医師である著者は、事例報告から完全に姿を消しているわけではない。その大部分が科学的な形式で書かれているというのはそのとおりである。たとえば事例報告は非個人的な構成物であり、そこにおいては病気が俳優であり、人間はその上で俳優が演じる舞台である。「相当な量の大動脈弁閉鎖不全による逆流が〔閉塞性〕肥大型心筋症の患者において進展し、その患者は心室中隔の筋切除術を受けた」。患者はこの文の中で出来事が生じる場所であるというだけでなく、病気の徴候というものが実在し、医療側の俳優である観察者〔訳註：医師のこと〕とは独立して出来事が生じているように見える。もちろん、非個人的なスタイルの背後には、記述する責任を負う偶然そこに居合わせた個人としての著者が、少なくとも理論的には頑固なまでに姿を隠しつつそこに潜んでいる。「研究が…を明らかにした」という表現について、われわれは常に次のような意味を読み取るべきである。「われわれの研究が…を明らかにした。(そして、間違っている可能性があるとはいえ、あなたが観察したとしても…を明らかにするだろうことは全く確実である。というのも、われわれのうちの二人以上がそれを観察したからだ)」と。

事例報告の消すことのできない個人的な性質を示す印として、またその暫定的な臨床的知識を認めるものとして、枠づけるエッセイは今や語り手となっている医師-観察者の明確な表現を含んでいる。各々の医師は、選択された行動の経過の背後に権威を持って立っていることが期待される。この期待は患者と医師の双方にとってあまりにも絶対的なものなので、事例報告のような、臨床的に予見できず、おそらく唯一の状況においてさえ、さらに強めることはできないほど強いものになっている。事例が口頭で提示される時にはいつでも、この責任は語り手の物理的な存在に暗示されている。語り手が不在のまま読まれることを意図されている文書版である事例報告では、それはより明示的に示されねばならない。その結果、枠づけるエッセイとそれを閉じる解説は、非個人的な主語述語文が目立つ中で、いくつかの文に俳優としての患者の表現と、いくつかの戦略的に用いられる一人称の名詞――特に「われわれ」という複数名詞――を含むことになる。事例を紹介する解説には、「われわれは…の患者の病歴を提示する…」とか「われわれは、大動脈閉鎖不全は…であることが明らかとなるかもしれないことを示唆する…」といった表現が見られる。これらの一人称の主語を示す代名詞は、歴史的事件を目撃した人によって書かれる個人的なエッセイの中におけるのと同じように使われる。それを使うことで、病気とその解釈、それに続く治療を観察したことに対する責任を著者が引き受けていることを示し、そのような、今のところまだ再現されていない知識の暫定的な性質を承認することになる。そして、「私は」とか「サンダース、レヴァイン、ヤンシーの各医師が」といった表現は決して使われないが、「われわれは」という表現は、その発見に対する、共有された、しかし個人的な信用を（偶然ではない形で）主張している。

枠づけるエッセイを閉じると同時に事例報告の結論となる最後の解説部分は、語り手が一人称で語る部分を一つ二つ含むこともある。これらの語りは、病態生理学的なメカニズムの非個人的な記述に囲まれているので、意見や事例の意義に関する個人的な要約の形をとらざるを得ない。「われわれはこの後者のメカニズムの可能性は少ないと信じる。しかしその可能性を確実に除外することはできない」というように。ここで、冒頭部分、すなわち枠組みの解説の片割れと同じように、複数形の主語が用いられていることは、控えめにチームの努力を思い起こさせると同時に、提示された現象が臨床共同体によって共通の知識の蓄えの一部として認められるような時がくることを期待している。どのような報告であれ、語り手はその場かぎりの出来事について記述しているのかもしれないとはいえ――その可能性は医学的な報告の慣習にしたがって儀式的に認められているが――、一人称複数の使用は、「われわれ」が信じている現象の間主観的な理解が最終的には科学的医学一般という「われわれ」によって共有されるようになることを宣言している。

それと対照的に、「ケース・レポート」と名づけられた、事例の事実が中心をなす記述は、口頭による事例提示を形作る場合と同じく、ほぼ完全に姿が消された語り手によって語られる。それはまるで、患者の病気の物語が自らのことを話しているかのようである。口頭の事例提示では、研修医が聴衆を前にして立ち、自分の存在と技能と認識を提示して、事例の事実に添って判断されることになる。事例報告の場合、著者の存在が直接的に目立つことははるかに少ない。誰かがこの病いの事例を観察し、まとめ、書き上げたことは知っていても、著者について結局のところ何か知ろうと思えば、著者の名前が羅列されている最初のページを参照しなければならない。いずれの語りにおいても、語り手の削除は細部の合理的な吟味に専心していることを示す印である。口頭であれ文書に書かれたものであれ、事例を血の通ったものにしないという慣習は、語り手が事実と出来事を、標準的な、できるかぎり科学に近い方法で報告しているということを宣言するものである。もしこれが一方的な語り手の物語であったとしても、それでもなお、理論的には、交換可能な別の医師が同じような状況に置かれた場合に報告するだろう物語に可能なかぎり近づくことを目的としている。その目標は間主観性であり、それは科学的な客観性に接近し、患者のよいケアには欠かすことのできない、明快な思考とコミュニケーションに近づこうとする。そのような最小限に語られた事例の病歴によって、事実は確立され、病気の原因が同定され、治療によって遮断され修正される。同僚評価のある雑誌において事例報告を掲載することは、他者にも同じようにすることを命じることになる。

「ケース・レポート」と題される欄で語られる病いの物語は、最終的に事例報告の基礎となる記述である患者のカルテに見られるような物語より、必然的に、より一貫性があり、直線的にプロット化され、反復も少なくなる。報告は事例が「解決された」ずっと後に書かれるので、カルテのように細部が繰り返されたり、あちこちにまだ十分に消化されないまま書かれたりするといった直接性を欠き、それゆえ物語の形式を認識するのがより容易である。小さな活字の部分はざっと読むことを促し、事例報告の物語の本体部分（事例の中で身体について報告している部分）は口頭の事例提示の慣習に従う。

事例報告

五十一歳の白人男性に心雑音が聴取されたが、その雑音は十八歳の時の健康診断で発見されていた。1958年、三十歳になるまでは無症状だったが、その年にランニング中に失神するということが二度あった。その後六年の間に、ふらつき、労作性呼吸困難と疲労、起坐呼吸、発作性夜間呼吸困難、狭心症の発作、血痰、断続的な急性肺水腫などの症状が進展した。それゆえに彼は1964年にストロング記念病院に送られ、肥大型心筋症の診断が確定した。カテーテル検査のデータは表1に示されている。症状が重篤であったため、彼はNIH（国立衛生研究所）へと紹介され、そこで1964年10月に心筋切離術と心筋切除術が行われ、成功した。

術後も収縮期雑音はまだ聞かれたが、大動脈弁閉鎖不全の徴候は認められなかった。回復後は、患者の心機能はクラスIとなり、仕事に復帰した。術後に早期心房収縮が頻繁に見られたため、ジギタリスを内服していた。

1965年にNIHで型通りの術後検査が行われ、左心室勾配が誘発された（表1）が、拡張期雑音は聴取されなかった・・［サマリーが続く］。

1976年に心房細動が再発し、ジギタリスと利尿剤が投与されたにもかかわらず、努力呼吸と夜間呼吸困難、狭心症の症状がみられるようになり、電気除細動を目的としてストロング記念病院に戻ってきた。そこで初めてI／Ⅵ度の拡張期雑音が胸骨左縁に聴取され、大動脈弁閉鎖不全が示唆された。・・［身体所見と治療の詳細が続く］。

われわれが1979年8月に患者に会った時・・・［18］

著者である語り手は事例報告の解説枠の中で「われわれ」という言葉を三度使っているが、ここで引用したパラグラフのちょっと驚かされるような導入的な使用が、ケース・レポートそのものの中で一人称が使われている唯一の箇所である。ここで、報告者である医師団の事例への登場が示される。それは、観察、検査、診断、紹介、治療法の推奨に対して、この時点から〔それ以前については問われないが〕彼らに責任があることが想定されていることを表現する。演劇用語を使えば、語り手である登場人物の行動が導入されることによって、「以前の状態」が現在の行動から区別される、ということになる。この事例における主要な観察者として、彼らはこの報告の認識論的な中心をなす。彼らは調査者であると同時に記録者であり、ホームズであると同時にワトスンでもあり、そして物語そのものの生みの親であるアーサー・コナン・ドイルでもある。この一人称の代名詞は、自己表出のしるしからははるかに遠く、新しく発見された事実のために、認識論的な問いを脇に置く。

事例報告から判断すると、臨床医学は観察と語ることと書くこととの間に分業を行っていないように見える。事例報告のオムニバス形式〔訳註：演劇や小説などで、複数の独立した短編が集まって一つの主題を持つ作品を構成する形式〕は、患者をケアするという仕事における区別を曖昧にする。事例報告では著者が複数であることが原則だが、慣例的に、一人であるかのように、一人の声が患者を観察し、ケースを提示し、それを書き上げるかのように語る。実際、複数の著者という習慣はアカデミックな医学における階層的な性質を反映するもので、「実際の現場」では、観察する仕事、それを語る仕事、そしてそれを書く仕事は、分けられている。最初にその発見をしたのはより若い著者であることが多く、年長の著者がそれを解釈して論文にすることを勧める。著者のリストにおける優先順位の政治学は――単にそこに誰の名前を含むかという政治学を別にすれば――複雑怪奇である。寛大な年長者は、しばしばリストの最後に名を連ねる。実際、優先順位を放棄することは専門家の成熟度の一つの印とされている[19]。しかしながら、いくつかの専門分野では、科学の実験室と同じように、臨床の部長が、その研究からどれほど遠く離れた関わりしか持たなくとも常にリストに名を連ね、しばしば筆頭著者になるということさえある。

著者が一人だけしかいない事例報告の場合でさえ、不可避かつ内在的な時間の機能を除いて、事例報告におけるこれらの機能の間には何の区別もされない。著者が一人でも六人でも、一人の複合的な（そしてほとんど未分化の）著者－語り手－観察者がいるだけである。彼らのうちの一人がその研究の主要部分に関して単独で功績があるのでないかぎり、事例報告は彼らが一人の人物として活動しているかのように描写する。患者を吟味し、異常を発見し、患者を治療し、研究の専門家のところへ紹介し、手術後のケアを行い、事例の独自性に関する問いを探究する。われわれはアーサー・コナン・ドイルがワトスンの声で語ることに慣れている。しかし事例報告では、コナン・ドイルとホームズ、ワトスンからなる委員会が、互いのことを全く知らず、それまで行われたコミュニケーションの痕跡は失われたか存在しないふりをしているかのごとくに書かれる。この慣習によって、発見の人間的なドラマは見事に統制されることになり、登場人物と偶然の間の相互作用について考えることは効果的に排除される。ここでは、他の所と同じように、医学の物語は客観的な現実主義への要求のためにその認識論を曖昧にすることになる。

著者たちはすでに満場一致の合意が得られているかのように、別々に彼らが観察したことを一緒に話していく。一人称複数形の代名詞の使用は、このように物語上の慣例であり、都合のよい創作なのである。

とはいえ、それはある程度までは正当化されうるものである。この満場一致は、彼らの観察と解釈の健全さを確認するのに役立つし、その現象の偶有性と彼ら自身の認識の主観性を否定するのにも役立つ。報告の終わり近くに、「彼ら」が一つの病院で診ている、似たような一連の患者を報告の中に含めることも、その信頼性の主張を強めており、ＮＩＨからの裏付けを示す報告もそうである。十年後には彼らは別々の場所に分散していても、実際にそのケースを書く時に協働していたことは事実であったかもしれない。しかしわれわれという代名詞は、この患者を診ていたころは確かにチームであり、一人の観察ともう一人の指導、そして三人目の広い知識を兼ね備えた単一の集団として働いていたことをわれわれに思い出させてくれる。

この混成チームによって観察され、語られ、論文として記述された物語の効果は、カルテの効果とは非常に異なっている。事例報告の読者は病いの体験や診断、治療の体験の直接性からは締め出されている。カルテの書き手は、それを書く時に患者のところから戻ってきてすぐに書いたかのようであり、分刻みで書き込まれるような理想的な場合には、この物語の姿勢は現実を再現する。それに対応するかのように、読者も「その場」に居合わせるような感じになり、しばしば、展開しつつある出来事のサスペンスに捕らえられることになる。これとは対照的に、事例報告の語り手は事実を時々刻々と説明する義務はない。事例の問題が解決されたずっと後に書くので、事例の報告者は、その扱いにくい状況の影響を受ける問題を消化して、読者がそれを同化し使えるように整理して要約することを期待される。後になってから幼年時代について書いている、どちらかというと堅苦しい自伝作家と似て、事例報告の著者は、今現実であると信じられているものを鮮明に描写することもできるし、当時は思いもよらなかったその意味に関する認識を与えることもできる。カルテの読者としてのわれわれは、次に起こることに確信を持つことは決してできない。事例報告の読者としてならば、われわれは能動的に想像力を働かせる必要はそれほどない。というのも、病いの意味はわれわれのために明らかにされているからである。時間は、事例報告が書かれた時とわれわれがそれを読む時の間にだけではなく、出来事の経過が展開していた当時とそれを論文に書いた時の間にも過ぎている。その結果その語調は、より省察的で結論を与えるものとなる。カルテは手がかりを集めることを意図している――そして、科学的に規則正しい間隔でそれはなされる。事例報告は、そこで生じたこと全てを理解したという主張を確立することを意図しているのである。

事例の物語と医学的因果論

物語は、複数の、相互に結びついた出来事あるいは事実に寄与する（あるいはしない）状況を包含する因果関係の網目を拡大する可能性を持っているので、医学は物語が非科学的で文脈的だという引き波に抵抗する。それゆえに、記述された医学的な物語は（口頭の事例提示のように）、その語調、プロット、許される詳細などの厳密な慣例に従って、限定的に表現され標準化される。そしてそれは、医学の単純で行動指向的な実証主義を反映するものである。病気は外部に、自然の中に、医学が分析し説明するために存在する。病気が物象化されるだけではなく、その原因は線形的で物質的なものと見なされる。事故が外傷を引き起こすように、細菌やウィルスが病気を引き起こす。この単純化された原因と結果の連鎖、刺激と反応という連鎖は、医学的研究に驚異的な成功をもたらした説明様式である。その極端な単純化は臨床的に有効であり、特に不確実さが支配する領域では、複雑さを限定することにそれ自身の堅実な快適さがある。それは、患者の死亡診断書に、死の直接の原因、第二の原因、そして第三の原因というように三つの原因を書き込む空白が用意されていることに反映されている。そこで求められているのは、多数の、同時的に相互作用する原因よりもむしろ、一連の鎖でつながった出来事を引き出すことである。直接の死因はほとんど常に心不全か呼吸不全であり、第二の原因は心筋梗塞とか肺炎といったものとなる。第三の原因だけがもともとの診断に似ている。どんな原因がその診断の背後にあるのだろうか？　それらは特定されなかったり、熟考されなかったりする。初期のＡＩＤＳによる死がこのように巧妙に隠されたり、高慢な腫瘍専門医が「私の患者で、癌で死んだものはいない」と主張できたりするだけではない。暴力、アルコール中毒、死別、貧困、医原性の合併症、不適切な医療などの寄与因子が、効果的に病因論から消されることにもなったのである。

生物医学的な説明の単一化し単純化する還元主義的な力は、臨床医学が必要とする物語の持つ状況依存性や文脈の解明とは緊張関係にある。にもかかわらず事例報告は、科学的な一般性に到達しようと努力しつつ、単一の事例をより大きな科学的説明の枠組みに適合させるために、後方視的な歴史的枠組みを用い、語りを中心に置く。身体的な事実が最高度の重要性を持っているが、それらは語られねばならない。それらを読み手に語ること（to relate）は、一つの事実を別の事実に関係づけること（to relate）であり、それらをつなぐような原因を仮定し探求することになる。物語を語る行為は時間に添った因果関係を暗に要求する。しかしながら事例報告は、結果から原因までのつながりが物語の力であるかのごとく提示され書かれる。書き手と書かれた事柄とを組織化し動機づけることによって、物語の力は物語を語る。そして事実は、医学の物語が主張するように、自らを語るのである。

このような具象的で「透明な」ルポルタージュは、その効率的な原因がよく理解されている、あるいは理解されることが期待される病気において最も有効に働く。とりわけ、どの患者にも同じ説明が日常的に行えるような――たとえば、心筋梗塞の――記述の中では、事実はおのずから明らかなように見える。押しつぶされるような胸痛、息切れ、特定の心電図の波形などのデータは、それを診断のために提供するどの患者においても、その病気を特定する原因と結びつけることができる。報告が信頼できるものであるかぎり、作業上の仮定として、この病歴はどんな語り手も必要としない、つまりは科学的な客観性を獲得しているということになる。この仮定はそれ自体、保護された専門家の信頼性を認めることに基づいている。というのも、これまで見てきたように、医師の長い見習い期間は、知識と権威についての懐疑主義や主張に関する教育でもあるからである。どの医師も、医学生と研修医として、それぞれの事例の物語がその語り手の認識と信頼性によって支えられていること――そしてその物語自体が語り手の認識と信頼性の報告であること――を学ぶ。読者や聴衆が事例報告に同意しない時、語り手はもはや、「事実」を透明に見せてくれる媒体ではなくなる。医学情報に対する攻撃はほどなく個人に対する攻撃となり、語り手の技能や信頼性、体験、合理性に対する非難となる。しかし依然として、事実を疑う理由のない時、あるいは生物学的な病因論が知られていて有効な治療法がある時には、徴候から診断と治療への道程は、素晴らしく、ほとんど物語る必要のないほど直接的なものとなる。

因果論についての医学の考えは疾患の記述を能率化するように働くので、二十世紀後半における医学の物語は、書かれたものであれ、口頭のものであれ、全てその価値を切り下げられ、因果関係の複雑さを表現するというその役割と意義は軽視され無視されてきた。心筋梗塞とか結核、虫垂炎のような「解決された」病気に対しては、物語は切り捨てられる。それらは教科書の中でのみ書かれ、語られることは稀になった。そのような切捨ては、疾患のメカニズムについてのよく確立された知識に依拠しており、個別の事例に対してもその知識が適合することを仮定している。患者の病気の現れ方は病態生理によって容易に説明される。その原因、あるいは複数の原因は分かっているので、科学的観点からはそこに「物語」は存在しない。症状すなわち疾患なのである。

全ての病気がそれほどうまく片付けられるわけではない。多くの病気はそれほど単純に全てが説明されるわけではないし、介入が効果的に行えるというわけでもない。あるいは少なくとも、まだそうなってはいない。それらの「物語のない」普通の病気、研修医が決して「興味深い」と見なさない病気でさえ、見慣れた診断や治療を超えていくような探究的な好奇心があれば、物語に開かれることは可能である。臨床の優れた教師は、新しいもの、特異なものだけが医学的に語りうるものの唯一の源ではないことを知っているが、語りの必要性を排除する満足がいく類の科学的説明には、効果的な治療や予防を確立するのに必要な病気の原因やメカニズムをカバーすれば十分であるということも知っている。したがって、十九世紀後半以降の科学的医学が臨床的な現象、すなわち個別の事例における疾患の顕れに焦点を当てたことには十分な理由があるのである。

新しい疾患の研究や古い疾患の変異形の研究は、依然として、医学的な原因と結果の厳密な連鎖と、事実をこのパターンにまとめて提示する伝統的な物語を用い、そこから利益を得ている。しかし、そのような狭い因果関係の概念は、特に、ある一人の患者の病いという特別な体験に関する問いに答えてはくれない。なぜこの特定の患者が再生不良性貧血になったのか？　そしてそれはなぜ、去年とか来年ではなく、今起こったのか？　さらに、病気の予防とか、慢性の病気の患者や死に逝く患者のケアには、因果関係の概念の拡張と、より豊かな物語が必要になる。ある特定の患者で結核がどのように起こったかと尋ねるなら、結核菌の存在だけでは十分ではない。患者は家族と一緒に小さいアパートに住んで、家族の料理を作っていた。結核菌への暴露を示すPPDテストは患者以外の家族でも陽性になるが、彼らは病気を発症するわけではない。どうしてそんなことが起こるのだろうか。このような問い――あるいは、結核の根絶の政策的な失敗に関するさらに大きな問い――を発することは、治療可能な感染症という陳腐な物語を今一度語るに足るものにする。そのような詳細を取り上げる病気の物語は、医学における因果関係の表現を――そして、それゆえにその観念をも――複雑にするという働きを持つ。

医学の領域が疾患の診断と治療から、病いの改善へと拡大される時、医学の物語もまた広げられねばならない。デウィット・シュテティンの『ニューイングランド医学雑誌』の論文において、彼の黄斑変性症に与えられた医学的関心は、わずか四つの短い文章を占めているだけである[20]。著名な大学の医師だった彼は、すでにその研究で有名ないくつかの医療センターの眼科の専門医に相談していた。病態の進行を止める手立てはなく、視力を回復する手立てもないときっぱりと言われ、一度診断がなされると、彼の病気は非常に短い臨床の物語となった。平凡すぎてほとんど存在しないかのような扱いだった。医療の実践が単に、状況よりも疾患だけを問題にするなら、眼科医たちの行いも正しいことになるだろう。しかしながら、彼の目が見えなくなったことに対してなしうることは実は非常にたくさんあった。光学式の拡大レンズ、米国議会図書館の視覚障害者のための録音サービス、録音された雑誌、特別なラジオ放送局、音声式の時計、カーツワイルの読み取り機など。彼がそこに記しているのは、医師が提供してくれなかったことのあきれるほどのリストである。

疾患のどの段階においても最小限の能率的な科学的記述を行うことを望んだ結果、医学における一種の認識論的暗点ができてしまった。医学の教育、研究、患者のケアにおける物語の有用性を不明瞭にしてしまうのは、この盲点である。現在のところ、物語が語られ許容されるべきところは、まだ理解されていない事柄についてであるように思われる。それらはしばしば、出版のために執筆される。それでも、物語はたいていの場合、新しいこと、説明できないことを把握する方法として、あるいは患者の治療の必要性を枠づける方法としては、認識されていない。その代わりに医学は、それぞれの病気の変則的な特性が消え失せ、それによって語る必要もなくなる時代を待ち続けている。

それゆえ、物語それ自体が医学のカリキュラムにほとんど位置を占めていないことは、驚くことではない。事例を記述する原則や、それに続く経過記録をカルテに書く規則は時に教えられることもある。そして、初心者が口頭の事例提示を練習することも多い。しかし多くの病院では、これらの技能は、指導や解説なしに、ただ習得される。科学的な教育は、組織的な医学カリキュラムの主要な目的である。そして科学と科学に基づいた臨床的知識だけが意識的に教えられる。その結果、医学は自分自身の方法論を十分に自覚できず、それが医学の深刻な不確実性をどのくらい覆い隠しているかについても自覚していない。臨床研究の基本的方法の一つであると同時に主要な治療の源泉についての専門的好奇心の欠如が物語から知的な地位を奪い、専門職としての実践においても軽蔑的な目でしか見られなくなってしまった。

科学の時代である現代において、単一事例はしばしば、臨床医学を支配する一般的原則に不完全なまま早まって同化されてきた。そしてその語りは、ちょっとした内密の行為であった。物語自身が隠されるというわけではない。ポーの盗まれた手紙〔訳註：エドガー・アラン・ポーの短編『盗まれた手紙』で問題になる手紙のこと〕のように、それらは医学の談話における基本通貨として、最初から分かりやすい目に見えるところに隠されてきた。一人の人間において疾患がどのように作用するかについて、信頼に足る正確な知識の全体を伝える方法は他にない。ごくたまに、物語が医学の知識の方法として注目される時には、特に無自覚に使われる時には、それは軽い嘲笑を引き起こす危険がある。多くの場合、それは当然のことと見なされ、頼られ、そして忘れられる。物語は、アカデミックな医学の中心に寄宿して、同程度の生物医学の知識と同じ種類の臨床経験を共有する専門家のグループの中で、多かれ少なかれ容易に科学的知識と共存している。物語が軽蔑されることも時にある。より多くの知識を持つ新人とか、最新の臨床研究を読んだばかりの若い医師がそうする。物語は、測定したり計算したりすることのできないものを説明するための、人類の伝統的な――あるいは「自然な」と感じる人もあるだろうが――手段なので、医学が客観的なこと、多少とも自然な現象の再現可能な観察に焦点を当てることを、必ずしも侵害しないことは明らかである。ほとんどの医師にとって、物語はおそらくそこにあるが、それはまもなく科学によって置き換えられることになると見なされる。それは、測定可能で再現可能なもののために無視され、忘れられ、置き換えられるべきものである。

これまで見てきたように、医学において物語が尊重されないことにはそれなりの正当性がある。物語は一般に、特に逸話と同じように、事例を科学的に理解し、同定し、記述するための最前線にいるのだが、それらの事例はより十分な科学的調査が必要であり、物語的な根拠は不注意な人々を誤った方向に導く可能性がある。さらに、ルイス・トマスが複雑な治療手段を「中間的なテクノロジー」と名づけたのと同じように、物語は単なる当座しのぎの手段であり、最終的にはそこから専門分野が「成長してくる」と医師が考えることにも十分な歴史的理由がある。さしあたり、新たな病態や新たな治療反応が存在すれば十分である。疾患の生化学的な知識に基づく科学的な研究と、適切な数の被験者をそろえることに全力が注がれる。この観点からすると、物語は疾患の完全な科学的知識へ至る道の通過駅になる。「記述的な」研究は、その素材がどれほど実験を受け付けないとしても、「予備的なもの」と見なされる。事例報告は、完全なシリーズによる確証を請い求めているように見える。

事例報告は、他の全ての医学の物語と同じように、医療の根源的な不確実性に対する実践的な応答として理解されることが最も適切である。それは生物学的医学の進歩によって払拭されるべき、時代遅れの反科学的な伝統として理解されるべきではない。というのも、物語をあまりにも早急に追放してしまう行為は、病因の複雑さを減じるのではなく、ただ不明瞭にするだけだからである。生物学的医学は、実験室においては純粋科学に近づこうとするが、臨床現場においては、適切に実践されるなら、依然として患者中心の解釈学的な実践である。その研究のための実験室が生きた人間そのものであるような科学の必要条件を考慮するなら、事例の物語はその欠点にもかかわらず、その研究を報告するという仕事に見事に適したものである。いくつかの謎めいた状況において（一時的にであれ、ずっとであれ）、語るということは、与えられうる最良の説明である。それに続く事例がそれらの状況に光を投げかけるかもしれないし、もし幸運に恵まれ、また事実を記録することへの注意深い配慮があれば、物語的な報告は将来の仮説への有用な確証を提供することだろう。他の例として、事例の物語の構築は、良い医療ケアに欠くことができない。医師の第一の義務が患者をケアすることにあるだけではなく、病いとその回復は、強い情動的要素と環境的な要素によって構成されていることが徐々に理解されるようになってきた。臨床医学は病気の人々のケアに関わるものであり、それを実践する者には疾患と治療の科学的知識と、患者の病いの個別的な理解の両方が求められる。病んだ人々が苦しんでいる疾患については多くのことが今や知られるところとなったが、さらに多くのことが今後学ばれることになることも確かである。患者における病気の特定の現れ方を効果的に把握するためは、単にその生理学的な進行を注意深く記述するだけでなく、患者の人生の物語の中にある病いの根源と意味を認識することが必要である。物語は、これらの両方の課題に欠くことができない。

第六章

単一事例研究——臨床病理検討会とシンドローム・レター

「およそ尋常ならざる出来事が、これほど続発してるってことだよ！　とはいえこれが、日ごろ異常な物事を研究する学徒にとっては、またとない猟場を提供してくれてるのも事実なんだ！」

（シャーロック・ホームズの《デイリー・ガゼット》についての評価、『赤い輪』より）

ポーの盗まれた手紙のように、はっきりと見えるところに隠されてきた医学の物語の中で最も重要なものは、『ニューイングランド医学雑誌』に掲載される臨床病理検討会とシンドローム・レターである。1960年代以降、症例報告は「古風」で非科学的な形式であるとして、多くの医学雑誌から姿を消してきた。しかし、アメリカ最高の科学的医学雑誌の保管庫の中には、単独の出来事に関する記述、すなわち一事例研究を見いだすことができる。それ以外の点では科学的な規準に支配されている雑誌の中にあって、このような物語はまさにその形式のために、特異的かつ非科学的なものとして際立っている。臨床病理検討会は同名のアカデミックな行事の逐語録として活字にされており、シンドローム・レターは、現在では国立医学図書館の索引にも載せられるけれども、形式と内容においては（そして、たいていは文体においても）個人的な通信に留まっている。提示される臨床上の現象は単独であるか、あるいは個性記述的であり、臨床医学の一般的法則を検証したり洗練したりするのに役立つかもしれないとはいえ、それらは〔症例報告がそうであるように〕それ自体法則定立的なもの、あるいは法則に似たものと見なされることではなく、注意を促すものと見なされることを意図されている。

臨床病理検討会

臨床病理検討会（clinical-pathological conference：以下ＣＰＣ）は、診断的推論の過程を捉えようと試みる、戯曲に似た報告記事の一形式である。それは、単一の悩ましい事例において成功を収めた臨床的推論の作業を、賞賛したり模倣したりするために掲示される。難しい症例を同僚や専門家向けに発表するという慣行は少なくともピエール・ルイ〔第三章の註5を参照〕にまでさかのぼるのだが、ＣＰＣは、１９１０年にリチャード・キャボットによって創始され、医学の伝統的な解説的物語のための様式となって現在に至っている。「マサチューセッツ総合病院（あるいは時にベス・イスラエル病院）の事例録」と題して『ニューイングランド医学雑誌』に毎週公表される時、ＣＰＣは医学における症例検討会の編集され理想化された逐語録となっている。その登場人物が率直に語っているというだけでなく、提示される症例もまた直截的なものである。焦点は病態生理に当てられる。病因がどれほど不明瞭であっても、疾患そのものは他の状況によって複雑にされてはいない。個人的な問題がその課題遂行を損なうことはないし、直近の入院によって悪化させられた紛らわしい慢性的な問題によってそれが台無しにされることもない。この毎週発表される戯曲を支配している様式は、典型的な医学のプロットである。診断とは、その様式が導いてゆく先にある結論である。というのは、この物語の結末は、他の医学的な物語のそれと同じく、その出来事を叙述可能にして実際にそのプロットを生み出しているところの、「問題の提示」の支配下にあるからである。この場合、提示された問題は（自覚的で情報を提供してくれる患者を伴った）患者の主訴の医学的改訂版であり、それは叙述可能な契機、言い換えれば、医学的な報告を始める動機として、医師によって定式化される。その後で医師は、患者の症状を治すために、綿密に解釈された直接的な原因を捜し求める。診断とそれに付随する治療が結論ということになる。治療それ自体に問題がある場合にだけ、医学の物語は続くのである。

紙面の上では、CPCは動きに乏しく台詞がとても多い演劇の脚本のように見える。ページの左端に書かれている、その後に続く論評の発信源としての人名によって発言者が誰か分かる。しかし、より綿密に点検すると、その物語の始まりが、はっきりした語り手のいない長大な導入部であることが明らかになる。症例番号が最初にあり、「症例の提示」と題されて、この物語は、明記されていない科学的な全知者の声による、完全に細部まで述べられた省略のない事例提示になっている。記録それ自体はまるで会話のようだが、症例検討会の慣行を知っていれば、患者のケアに参加していてその患者のあらゆる検査データを入手してきた、無名かつ理論的には取り替え可能な研修医がその事例の物語的な伝達路であると思うかもしれない。この導入部の後では、CPCは劇の形式をとる。その内容と修辞的技法を用いた文体は、その公式の席上での発言者の見解の内容と話し方であると見なされる。

「鑑別診断」と「病理学的考察」と題される二つの追加の節が、CPCの大部分を構成している。前者は、患者を直接知らない専門家による、（それぞれに簡単な講義が付いた）この症例に当てはまる可能性のある様々な診断についての論評である。この専門家は、最初に演劇の脚本の中でのように――「シュヴァントトナー博士」というように――身元が確認され、その専門家の論評は、大きく編集がなされた彼／彼女の見解の逐語録としか言いようのない文体で記されている。いくつかの診断的な結論で鑑別診断を締めくくるというのが慣例になっており、結論の一つは患者のケアを行った人々の共通見解を代表する診断、二番目は専門家による診断であり、時には研修医や医学生による三番目の診断が示されることもある。病理学者が決定的な発言をすることが慣例になっている。劇としての緊張状態――常に満足のいく形で解決される――は、これらの結論が一致するかどうかという点にある。

それゆえに、明らかに行為が欠けているにもかかわらず、CPCの戯曲形式は不適切に用いられているわけではない。症例提示の物語は、以前の状態を与え、舞台を準備する。そして、熟練した専門医が精査と治療に関する最善のプロットを組み立てることによって診断上の難問を解き始めると、話が展開し始める。これらのステップは、マサチューセッツ総合病院のスタッフが現実の事例でとる選択と比較され、それらはまた、その行為に対する評価でもある。事実が提示されて複数の可能性が分析されているとはいえ、劇のクライマックスは、いわば地元チームと来訪チームの医師が彼らの診断を下さなければならないその瞬間である。合意を得た「臨床診断」が独立した節として一つか二つの慣用表現の中で述べられ、専門家の意見――「シュヴァントトナー博士の診断」――がこれもまた独立に、詳細な吟味に曝される形でそれに続く。それから、その部門の専門家たちによる病理学的考察が述べられた後で、CPCは、これも一行か二行の独立した節であるところの、合意された「解剖学的診断」を述べて結論を迎える。

もし病理解剖の報告がなければ――つまり、患者がまだ生きていれば――カッコつきの註釈か、あるいは「補遺」と題された一文が最後に載せられ、画面に現れない語り手の声のように、患者のその後の臨床経過を読者に対して手短に述べることになるだろう。それは、現実の臨床の場にいる聴き手が知り得なかったかもしれない情報を追加する。患者の運命のこの相対的な従属関係は、ＣＰＣが重視している点を映し出している。すなわち、治療法が何か次の問題を提供しないかぎり、事例は診断が全会一致で決定された時点で終わりになる。今や学術的な医学全般で知らないもののない、七十五年以上にわたって一流学術雑誌に毎号掲載されてきた臨床病理検討会は、医学的物語のプロット化のための訓練の取り組みである。それは、よき臨床医学に欠かすことのできない様々な美徳を賞賛し、奨励する[1]。それらの美徳とは、病歴と身体診察に対する細かい注意力、臨床経験と科学的知識の蓄積、強靭な推論能力、そして、あらゆる情報を総合し、その後に起きる出来事によって厳格に評価されるような臨床判断に到達する才能である。臨床病理検討会は何よりもまず、患者と医学自体に対して正確な診断が持つ根本的な重要性を強化する。

もちろん治療法にも言及されるが、それはＣＰＣの初期において占めていた副次的な位置づけに留まっている。当時は、病理学者が診療の知的作業に関する権威者であり、「日常のケア」が知的に問題とされることはなく、それは看護師や家族の問題とされていたのである。ＣＰＣは、臨床の物語としては可能なかぎり、自然科学におけるレポートに近いものになっている。患者がどのように生きてゆくか、言い換えれば、リハビリテーションあるいは死にあたってどのように援助されるかということは、この分野においては決して関心を惹く事柄ではなかった。それは、このＣＰＣという訓練の関与することではない。その戯曲形式の中で、ＣＰＣは正確な診断に到達するために必要な思考法の正確な再現であろうと努力する。そして、そこで止まるのである。

臨床病理検討会におけるこれらの語り手の頭を占めてきたところの現象の科学的重要性について、われわれは直接的には何も学習しない。医学の検討会には、普通なら知性に関する「最終的な結論」として尊重されるはずの「家に持ち帰る教訓」に関する明白な表現がない。反対に、症例報告の読者は、病態の病因および罹患率に関する予備的な概念を提供される。冒頭の段落において、その希少さに注意を払うことが求められる。またその著者は、そこに働いている「メカニズム」に関する自分の仮説を、この現象についてのさらなる研究が望まれる、というお決まりの学問的な逃げ口上と両立させる。ＣＰＣに暗黙のうちに含まれているのは、経験豊かな臨床医の「私たちはこれを知っている」という主張、すなわち、この単独の出来事は我がことのように思えるという意味で共通の体験の一部だという主張である。議論の的となっている症例の重要性と一般化可能性についてＣＰＣが沈黙を守るのは、もし読者がその光の下で自分の実践を学習し改善しないとしたら、編集者は『ニューイングランド医学雑誌』にこの検討会を載せないはずだ、という明白な事実をただ当てにしているからではない。それはＣＰＣの戯曲形式の結果でもある。導き出されるべき「教訓」は、この戯曲というジャンルには入る余地がない。患者のその後の経過に関する註釈と同じく、この補遺には、全知の、画面に現れない語り手の声が必要となるだろう。また、控えめな結末を準備することに比べれば、そのような教訓的な余分な結論は、診断というドラマを頓降法〔訳註：荘重な調子を急に平俗・軽薄な調子に落とす修辞法〕や陳腐な決まり文句の中にまき散らす危険を冒すことになるだろう。そうする代わりにＣＰＣは、診断的探索の過程を複製して報告する戯曲形式の表現を保ち続けている。病いと距離をとり、患者のケアからさえも距離をとりながら、この範例的な医学的ドラマの展開は冷静かつ知的であり続ける。単一かつ独特な事例における疾患の診断への合理的な前進、それが医学の物語を構成する材料なのである。

編集者への手紙

CPCが医学における最も科学に近い物語だとすれば、編集者への手紙は間違いなく科学から最も遠いものである。症例報告は衰退しつつあるが、単一の症例に関する手紙は広範かつ定期的に公表され続けている。診断や治療に関わる予期せぬ現象について報告するために、これらの個人的な通信文は、診療という、慎重に観察されてきて今まさに確証を捜している場合にのみ科学的であるような、複数の逸話から直接もたらされる。臨床医による発見の記述として、あるいは科学的な知識を更新するか患者のケアを改善するような特異な例として、それらの手紙は医学が完成した学問ではないということを思い出させてくれるのに役立つ。まだなされるべきことが存在しているのである。

滑稽なシンドローム・レターは、そのユーモラスな性質にもかかわらず、しばしば編集者への手紙として投稿される。これらは「その他」の手紙であり、フレンチバニラ凍傷、スペースインベーダー手首〔訳註：スペースインベーダーはタイトーが1978年に発売し、全世界的にヒットしたアーケードゲーム〕、クレジットカード炎などといった、これまで正しく評価されていなかったが看過されるべきでない臨床上の症候群に関する大胆な、そして科学的な皮肉を込めた報告である。これらのレターは比較的少数派の芸術形式であり、面白く、しばしば皮肉たっぷりで、時に自己省察的な、医学的物語叙述の一ジャンルである。たとえば「フレンチバニラ凍傷」というレターは、二人の医師の幼い娘による、近所のアイスクリーム店で一度だけ実施された意図しない研究の報告である[2]。「締め付けガードル症候群」は、その著者がポール・ダッドリー・ホワイト〔訳註：アメリカの著名な医師・心臓病学者〕ということから予期されるように、非常に包括的に一連の症例を報告している。彼は三件の症例を述べているが、それらはそれぞれが興味深く、報告する価値のある、その病気の派生形である[3]。科学論文と同じように、シンドローム・レターは反響を引き起こし、共同研究による調査を促して実行させることもある。たとえば、われわれはスキー靴失神に関する今日の知識について、神経学者で学部長であると同時に「並ぶもののないスキーヤー」でもあったロバート・J・ジョイントが1970年代初期に開始した、多数のレターによる学際的な議論に負っている[4]。

滑稽なシンドローム・レターは、それが戯画化する真面目なレターと同じように、記述された逸話、つまり、病いの孤発例に関する要約された物語である。それらが持つ、単一の、主観的に観察された、おそらくは再現不可能な症例への関心は、一見すると非科学的である。さらに驚くべきことに、ばかばかしい、あるいは些細な障害についての描写にそれらが採用している真剣な論調は、かの雑誌〔＝ニューイングランド医学雑誌〕の科学的卓越性の源であるところの、特集記事を満たしている研究精神を戯画化している。これらの滑稽なレターは、この場所で何をしているのだろうか？『ニューイングランド医学雑誌』は受理可能なものを決定する権威として（どちらかというと野球のコミッショナーが、スキルとチャンスという専門外の領域で決定権をもつように）機能するのだから、単一事例に関する物語的報告は、真面目なものであろうと滑稽なものであろうと、科学的医学の最高の関心事であると考えねばならない。しかし、どうしてこんなことが可能なのだろうか？

滑稽なレターの存在は、特により真剣なその原型と並置された場合、医学的知識の主要な問題にうまく焦点を当ててくれる。シンドローム・レターは、特異な臨床上の出来事についての情報を伝達する手段であり、滅多にない職業上の負傷や環境因による病気、治療上の予期せぬ合併症に関して、実践家が自分のことのように思える経験の幅を広げてくれる。逸話と同じように、それらシンドローム・レターは悩ましい立場にある。この例外的なものと、それを除外する規範との関係はどうなっているのか？　どの程度それは信頼することができるのか？　どんな確信があれば、それが無視されることがありうるのか？

『ニューイングランド医学雑誌』の定期的な読者は、数週間ごとにそのような些事、つまり（通常は）診断に関するちょっとした機知を、他のより真剣なシンドローム・レターの中に見いだすことを期待できる。真剣な種類のものが圧倒的に多く、また実際、滑稽な変わり種は、当座の事例を報告するための十分に確立された識別可能な標準的形式なしでは存在しようがない。これらの特異で奇妙な臨床体験の一例がしばしば医療実践に対して持っている価値は、ユーモアにとっても本質的な価値である。最も馬鹿げたレターでさえも、医師の教科書的な知識を補う真剣な医学的報告（あるいは、より稀なことだが、社会的な論評）としての価値を持っている。それらは滑稽ではあるけれども、その目標は標準的なシンドローム・レターと共通である。すなわちそれは、患者に対する良質で行き届いたケアのための臨床知識の増進である。

真面目なシンドローム・レター

シンドローム・レターの二つの形式を区別するのは容易だが、その境界は絶対的なものではない。それらの形式の振幅の一方の極において、滑稽なシンドローム・レターは、『ニューイングランド医学雑誌』[5]に掲載される他の書簡形式の余興、すなわち日常生活の生理学[6]あるいは文学における病気の診断など[7]――医学が全く何もしないと見なされている諸問題――に関するレターとの間に強い類縁関係を持っている。そのもう一方の極においては、滑稽なシンドローム・レターは、それらが模倣している真面目なレターとほとんど区別できないほどに融合している。これらの極めて真剣なレターは、研究の予備的な結果について報告するか、あるいは特定の治療に関する選択肢の限界について警告している。滑稽なレターの面白さは、それらの真面目な原型との類似性、言い換えれば、誇大に荘重な科学的文体を強調した、形式と語句の相似に根ざしている。必然的に、真面目なレターとその擬似的な変化形は両方とも、同一の特定可能な下位ジャンルに分類されることになる。それらのレターは、新しい疾患、新薬や従来薬の副作用を含む医原性の合併症、疾病特異的な徴候、そして、大量にあり余るほどの、職業や環境、スポーツに関係する症候群によって構成された「社会的疾患」に関するものである。

いくつかの真面目なレターは、純粋に新しい現象の発見に関わる。例を挙げれば、これまで記述されたことのないスカルパ筋膜のヘルニア[8]や、あるいは、毒素性ショック症候群の一例、ただし（それ自体珍しいものではないので）単にそれが生じたというのではなく、ふつうはブドウ球菌が原因とは考えられないような感染症に合併した場合[9]などである。またあるレターは、「慢性進行性多発性硬化症における血中インターロイキン2濃度の上昇」[10]のように、疾患メカニズムの手がかりを提供するような発見に関連していたり、あるいは「同一家系における単純疱疹ウィルス脳炎の二例」[11]のように、疾患における遺伝的、もしくは環境的な要因を示唆する疫学的な希少例を記述していたりする。

もっとよくあるのは、医原性の病気についてのレターである。これらの病気は、「経皮肝生検に合併する臍周囲出血」[12]とか「チューブ胸郭開口術の稀な合併症としての同側性ホルネル症候群」[13]のように、古くから行われている手順の新たな合併症である。より緊急に報告が必要とされるのは、新薬の副作用や、使用法が変わった古い薬の副作用である。たとえば、リファンピシンはコンタクトレンズをオレンジ色に変色させることがあり[14]、点眼薬に含まれるアトロピンは高齢者には毒性を持つことがある[15]。1979年に新たに導入された合成カテコラミンであるドブタミンは、静脈注射部位に壊死を引き起こすことが報告された[16]。最近、トカイナイドという心室性不整脈に処方される薬が、再生不良性貧血の原因となることが報告されている[17]。薬の新たな望ましい使用法も、レターの主題になっている。管楽器奏者の過剰な唾液分泌を抑えるためのスコポラミン貼付薬の使用に関する報告――正常だが場合によっては問題を生じるような生理学についての真剣なレター――は、真剣な形式とそれをまねた形式との境界域に存在している。

診断の手がかりは、多くの真面目なレターの主題になっている。ある疾病を特徴づける新たな徴候を発見した――あるいは、昔からの徴候が無視されているのを見つけた――医師は、その有用性に関する知らせを急いで世界中に広めようとする。下部背部痛を持つ患者の椎間板ヘルニアを診断する手段として、交差させた下肢伸展挙上テストは腰の脊髄造影より感度がずっと高いと報告されている[19]。頸部クリック音――医師が聴き取ることを学んできた心音の中にはない――は、他の手段では検出されないような僧帽弁逸脱の事例の徴候かもしれない[20]。

滑稽なシンドローム・レター

期待を抱かせる巧みな題名をみるだけで、流し読みをしていても目に留まる滑稽なレターは、それよりもはるかに頻繁に掲載される真面目なレターと形式上の特徴を共有している。しかし両者に共通する本質的な基盤は、一つか二つの短い段落の中に詰め込めるかぎりの多数の科学的なルポルタージュの慣用表現や言い回しが詰め込まれていることや、その病因論のばかばかしさとその話題の意味のなさの双方によって、速やかにその価値を削り取られてしまう。

「冷却性頭痛」というレターが、このジャンルをうまく描き出している。一見しただけでは、口蓋の異常についてのレターとは分からないが、その題名はわれわれを制御できない食欲における欲求不満の一例について読むように誘いかける。

神経学の深遠な知識に対する近年の関心の高まりという光に照らされ、買い物かごニューロパシーの報告によって立証されるに至り、われわれはこれまで名づけられることもなく、よく理解されてもいなかったが、神経学的にはありふれた病気に対する画期的な治療法の進歩について報告せざるをえない――その病気とは、すなわち頭痛であって、主に前頭部に分布し、0度近くまで冷却された「かき氷」、あるいはそれに類した製品の、過度に急速な摂取によって突然引き起こされるものである。

高学年の医学生二人による、三ヶ月間にわたっての非管理下の摂取に関するよく管理された研究において、その病態生理が申し分なく明らかにされた。低温誘発性の大脳痛の考えられるトリガー領域は口蓋の温度受容体であり、血管反射を通じて口蓋大脳路経由で前頭痛を生じる。その症状は、舌巻き療法によってかなりの程度改善される。それは、舌の先端を後ろに巻いて軟口蓋に押し付けるという療法である。この行為はどうやら、口蓋を暖めるように思われる[21]。

このレターの著者たちは、当時は医学の研修中だったのだが、彼らが最近獲得した語彙の表示においてだけでなく、報告の順序と内容においても、科学的に適切な態度というものを伝えている。つまり、研究疑問の由来、その病気と病因の慎重な観察、企図された調査の細心な記述、病態生理学的な仮説、そして最後に「画期的な治療法」としての「舌巻き療法」、というように。この誇張こそが、彼らの意図を明かすことを意図した特有の風刺的戦略である。この諧謔の標的は何なのか？「制御されていない食欲」の犠牲者？　最近獲得した科学的な語彙や、（しばしば利用されすぎているが）平凡な事柄を深遠なものに書き換える医師の能力？　医学における科学的事実の位置づけ？『ニューイングランド医学雑誌』そのもの？　程度の差はあっても、その答えは上記の全てである。

あらゆる滑稽なシンドローム・レターの直接的な諷刺対象は毎号定期的に掲載される真面目なレターであり、そしてそれ以上に、医学における知識の占める地位である。シンドローム・レターは専門家が些細な特定の出来事に専念していることを明らかにし、またこれまで知られていなかった「事実」を明らかにする。医学はそのような事実を説明しなければならないし、ごく稀に幸運が巡って来た時には、滑稽なレターの書き手が実際に病気について何かを説明するかもしれない。しかし、シンドローム・レターは、医学における知識が根本的かつ究極的に不完全で不確実であることをわれわれに思い出させてくれるのである。

下位ジャンル

滑稽なレターは、真面目なレターと同様、どのカテゴリーにおいても掲載される。新たに発見された現象は頻繁に告知される。従来正しく認識されていなかった光くしゃみ反射（ジョンズ・ホプキンス大学付属病院で調査された人々の四分の一から三分の一に存在するが、回答をくれた神経科医の8％にしか知られていない）の遺伝的伝達は、発端患者の娘の誕生によって証明された。その娘自身が四週の時点で日光によるくしゃみ誘発者であったからである[22]。著者たち、つまり父親と娘は、さらなる研究を要求している。

「副作用」に関するレターの滑稽版もあるが、当然のことながら、副作用に苦しむのは決して患者ではなく、治療者自身である。たとえば、「熱い腕時計症候群」は、その題名からくる期待（薄暗い小路で売られている商品へのアレルギー反応?）とは裏腹に、実験者の時計の心棒に付着した放射性汚染物質を見過ごす危険について述べている[23]。ガウスのカード炎〔訳註：ガウスは磁束の単位〕は、この種類の臨床的パロディの一例である。ＭＲＩ撮影による医原性の合併症であるこの疾患は、付近の医師や技師のクレジットカードを役に立たなくしてしまう[24]。医学的治療におけるこの種の予期せぬ危険は、最初に報告されたクレジットカード炎、つまり、カードを詰め込んだ財布による腰の神経障害とは何の関係もない――したがってまた、そこから一般化されたものではない――ということにわれわれは注意すべきである[25]。

新たに発見された疾病特異的徴候も、滑稽なレターのアイディアの源になる。「幼児の『ゲップ』徴候としての振盪聴診における跳ねかけ音」[26]および続編「乳児の『ゲップ』徴候としてのトラウベ領域の鼓音」[27]は、医療関係者である両親が、真夜中の診断に役立つようにと書いた文献である。１９７８年に、「クロレット徴候」の正しい解釈をめぐる議論が持ち上がった。二人の研究者がその年に、精神疾患の病歴があり「私の笑顔はおかしい」と訴える七十四歳の抑うつ的な患者の事例において、彼女の口の端に見られた非対称の緑色のしみは精神障害よりもむしろ神経学的障害を示している、と報告した[28]。ところが、このレターへの応答者は、この新しい現象は「より広く認められる『クロレット徴候』、すなわち隠れたアルコールの乱用の『緑色舌』と混同されるべきではなく」、また「なぜ七十四歳の抑うつ的な女性が……（中略）……「クロレッツ」〔訳註：ミント味のチューインガムの商品名〕を服用していたのか不思議に思える」ことに目を向けさせた[29]。しかし第三のレターは、緑色の尿が「クロレットの乱用を疾病特異的に示すものではないが、……（中略）……隠しきれないアルコール臭のする息をごまかすためにクロレッツを服用した後で自分の舌の見た目を変えるような賢い患者を発見するには」有用である、と指摘した[30]。

職業や環境、スポーツに関する症候群は、擬似的なシンドローム・レターの少なくとも半数の主題になっており、それらの多数の変異形は、真剣味と娯楽性をこの形式の中で結合させるという豊かな可能性を暗示している。職業病は伝統的によく報告されてきた。新しい仕事や新しい機械が導入されると、新しい病気も生じてくる。そして、医科学の勤勉さを考えるなら、報告を免れるものはほとんどない。職業に関連して語られる膝の滑液嚢炎は、1982年に国立職業保安衛生研究所から投稿されたレターである「敷物士の膝」の中で、徹底的な注目を浴びた（病因論や疫学、さらなる研究の約束を含んでいる）[31]。罹患する職業の表に司祭が入れ忘れられていて、この見落としは翌年に掲載された「祈りの膝（Genuflectorum）」〔訳註：genuflectorum は genuflect（カトリックの司祭が礼拝の際に片膝をついて祈ること）からのラテン語の造語〕で訂正された[32]。これに引き続いて国際的な議論が巻き起こった。ラテン語の新造語は『英国医学雑誌（*British Medical Journal*）』で批判されたが[33]、その後、十分に確立されているアングロサクソン人牧師の膝（Anglo-Saxon clergyman's knee）とは別個の非炎症性の病態を示している、と擁護された。

これらのレターで報告されたいずれの病態も、坑夫肺のような、より初期の職業関連疾患の罹患や死亡に接近するようなものではないが、傷害は強い痛みを伴い、しばしば障害を残し、時には命を脅かすこともある。科学的な実験に関連する障害であるピペット操作者の親指は二種類報告されており[35][36]、バーコードスキャナーが食料雑貨店のレジに導入されるとまもなく、レジ店員の麻痺が現れた[37]。磨き棒師の腹はより深刻な病態であり、腹腔内感染症と見間違いやすい症状を呈するS状結腸の破裂をきたした、床板の再仕上げ職人に関して報告された[38]。

職業関連の病態についてのレターは、日常生活の動作を習慣的な意味での職業であるかのようにみなす寄稿者によって戯画化される。たとえば、「芝刈り人の腕」というレターは捻挫であることを連呼し続けている（「推奨される治療法は：：医師の診察を避けるとともに、罹患した四肢の連続的な運動を避けることである」[39]）。神経障害はたくさんある。たとえば、（症候群索引のリストの最初に来るであろう）前記のクレジットカード炎、その結果として生じる、尻ポケット坐骨神経痛[40]、買い物袋ニューロパシー[41]、ハンドル麻痺[42]、リュックサック四肢痛[43]、ずっしり財布病という一部の集団に特有の感覚異常[44]、というように。季節ごとの伝染病もある。秋季のカボチャ彫り師の手のひら[45]〔訳註：秋のハロウィンでカボチャをくり抜いたものを作る風習がある〕、冬季の男性のジョギング愛好者の憂慮すべきペニスの凍傷[46]、春季のフリスビー指[47]。この拡大された議論は、次のような編集者の註で締めくくられている。「フリスビー指は、インゲルフィンガー〔訳註：『ニューイングランド医学雑誌』の編集長〕が残念ながら認めているように、『ニューイングランド医学雑誌』の紙面では適切に扱われてこなかった」[48]と。

スポーツ関連の障害は、常に変わらないシンドローム・レターの源泉になっている。ハイヒールと長いスカーフを原因とする病気[49]が一時的流行やファッションの影響を受けるのと同じように、ランニングやスキー、そしてサイクリングに関連する病気も、ここ二十年の間徹底的に報告されてきた。これらの報告全ての有用性を疑うものは誰もいないが、それらの多く――ランニングの副作用として鳥に攻撃されることを挙げるようなレター[50]――は不条理な筆致を自慢にしている。いくつかのレターは、「ジョギングと排卵の抑制」[51]のように、作者たちが慣例的に要求するところのさらなる研究を実際に請け合っている。その他のレターでは、サイクリングによる障害の報告のように、長い伝統を持つがこれといった結論のないものもある。かの新奇な機械、つまり自転車によって創造された健康への危険――虫垂炎、自転車乗りの神経症、自転車走者の脊柱後弯症――を警告する報告は、1890年代半ば、『ニューイングランド医学雑誌』の前身である『ボストン内科外科雑誌（*Boston Medical and Surgical Journal*）』などに姿を現していた[52]。

ダンスもまた、シンドローム・レターを活気づけている。プロダンサーの足や下肢の障害は、整形外科の教科書では十分に確立された病気である。当然ながら、シンドローム・レターは最近人気がある流行のダンスにも関心を示している。たとえば、サタデー・ナイト麻痺[53]、ディスコ熱情神経障害、ブレイク・ダンサーの首[54]というような（他にもいろいろあるが）具合である。意図せずに駄洒落になっているディスコ瘭疽（disco felon）[55]という指の障害が内包する意味内容は、それを訂正するレターの主題になった[56]。〔訳註：felon は「瘭疽」の他に「重罪人」の意味にもとれるため、原註[56]で挙げられているレターは、誤解を避けるために disco digit、すなわち「ディスコ指」の方がよいのではないか、と提案する表題になっている。〕

食品とその準備や摂取にまつわる危険は、真面目なシンドローム・レターと滑稽なシンドローム・レターのいずれに対しても示唆に富む主題を提供している。薬の場合と同様に、新しい物質が困難を引き起こすこともある。新たに導入されたソルビトールに起因する下痢は、1966年に「糖尿病用キャンディの副作用」というレターで報告された[57]。昔からある食物が新たに誤用されることもある。アイスキャンディ皮下脂肪組織炎は、1970年の写真付きの症例報告の時点からよく知られていた[58]。フレンチバニラ凍傷は、この現象を起こす新しい原因を確立したにすぎない。同様に、水様便の見事なラテン語法（Hydrox fecalis）は、排泄物の色に関するわれわれの知識を、すでに確立された限界を越えて広げてくれた[59]。他の多くの例のように、この例においても医師たちは、最近ローレンス・アルトマンによる歴史的記述の中で賛美されたばかりの自己実験の伝統に従って、自分自身を実験対象として利用してきた[60]。二種類のシンドローム・レターがわれわれに伝えてくれることで、医科学の進歩の妨げになるべきものは何もない。

時には、病気を得た際の不条理な状況がレターのおかしさにお墨付きを与えているように思われることもあるが、その場合ですら、読者を楽しませているのは、患者の状態そのものというよりむしろ、報告の文体である。これらの障害に与えられる名称の様式化された巧みさが滑稽さの一部となっている。アダムが動物に名を与えたのと同じように、診断と治療法という巨人が病名を授ける時代にわれわれはいまだ生きている、というわけである。その病気が生命を脅かしていない場合、その被害者は、自分の苦痛が一つの名前を持つほどに認められていると知って満足を覚えるだろう。医師たちにとっては、やっかいな症候群を同定し、それを臨床的分類法の中に位置づけることは喜びの源である。一見そうは思えないが、彼らのからかい半分の語調は、医学と『ニューイングランド医学雑誌』のその他の紙面を占める、より重要な問題へのある種の同意なのである。

われわれが一番気兼ねなく楽しめるレターは、「スペースインベーダー手首」[61]とか「アーバンカウボーイ横紋筋融解症」[62]〔訳註：アーバンカウボーイは１９８０年に米国で公開された映画の題名。作中主人公がロデオ・マシーンに夢中になる〕のような、生命に別条がないか、あるいはすぐに治ってしまう、それ自体が社会的流行であるような娯楽や一時的流行の結果を報告しているものである。いくつかの障害は他のものより重篤であり、したがってより深刻なレターを生産する。1971年のフォンデュ用ポットによる傷害の流行を記述しているレターはその一例である。しかし、一番深刻でないシンドローム・レターでさえ、臨床医学の科学を特徴づけている注意深い観察と客観的なルポルタージュの用語や文体で報告されていなければ、面白くはないだろう。医者が処方する助言が「これ以上のビデオゲームはだめです」とか「しばらくの間はロデオ・マシーンをやらないように」というようなもっぱら予防的なものであるなら、その病気は無害なものになり、レターはさらに面白いものになる。

医学の認識論

滑稽なシンドローム・レターのユーモアは、医学の認識論の中に真面目な根源を持っている。科学的な発見の後光は臨床医学を取り巻いているが、それは実験室や検査室が近くにあるという理由だけによるのではない。二十世紀における診断の洗練と治療の驚くべき進展は、診断や予後や治療法が早晩、おそらくはすぐに、あらゆる患者のあらゆる病気に関して確実性の問題になるだろう、という幻想を支えている。医学生と研修医は理性的に仕事をするように――そして、鑑別診断と臨床疫学のような方法を科学的だと考えるように教えられる。実践家は医学の不確実性を認識しているにもかかわらず、医学的診断と治療法についての臨床的推論が人文科学の手順と非常に似ていることに気づいている人はほとんどいない。歴史学や人類学のような学問領域では――臨床医学でのように――仮説と事実とは厳密に分離されるのではなく、むしろ仮説は観察から生まれ出て発展し、自らを裏付けるため「事実」へと戻ってゆくのである[64]。

したがって、医学の精神が逸話風のものを軽蔑すると同時に、単独の事例の注意深い報告を供給するのも驚くことではない。疑いなく、これらの事例の多くは、興味深いけれども重大ではない細かな事柄、言うなれば孤児になった事実を描写している。しかし、この上なく有用であることが判明する事例もあるだろうし、逸話一般に言えることだが、いつでも前もってどれが有用かを告げることができるわけではない。確かに、1981年の春に掲載されたスティーブン・A・サミュエルのレター、「ゾメピラック（ゾマックス）への明白なアナフィラキシー反応」[65]は、「特効薬」として歓迎された新しい非ステロイド性消炎薬の、予測されていなかった生命に関わる副作用を医療社会に警告した。彼の観察を支持する科学的な研究が、それほどすぐに公表されることはあり得ないだろう。これは単に、最近の例の中で最も印象的なものを挙げたにすぎない。食糧医薬品局の検査プログラムがあるにもかかわらず、医学はこのような例に関しては依然として医師の報告に依存している。そして、部分的には医学教育によって教え込まれた科学的な態度のおかげで、それは効果的なシステムになっている。医者は微細な細部に注目し、それをあるパターンに適合させるように教育されている。その細部が本当に特異なものである時には、医師の義務はそれを報告することであり、医学雑誌の義務はそれを掲載することなのである。

科学と単一事例

滑稽なシンドローム・レターは、このような不確実性に対する微妙な調整に異議を申し立てるというのとは全く違って、多くの同じような極めて真面目な理由のために存在している。いくつかの正当な理由によって、それらのレターは謹厳で科学的なレターとまさしく同種であるように装っており、これまで見てきたように、その線引きはしばしば明瞭なものではない。患者は確かにこれらのレターが非常に面白く描写する症候群に苦しんでいるし、ロデオ・マシーンの後遺症についての警告には新しい薬の副作用に対する警告と同じ響きがある。もしその新しい情報を医師が備えていれば、苦労や時間の浪費、精密検査と治療にかかる不要な出費を回避できる——何か明白なことを見落として狼狽しなくてすむことは言うまでもない。

滑稽なシンドローム・レターは、医学的一般化と特定の事例の適切な関係という問題を具体的に表現する。それらのレターは臨床研究に参与すると同時に、その取り組みの限界を示してもいる。現代生活の危険要素——一時的な風習や流行に関する危険、レジャー願望や感性的なものの過剰の悪影響、若さを保ち死に打ち勝とうとする試みへのしっぺ返し——に関係しているが、それらの諷刺の標的には臨床的観察の伝統が含まれている。それらのレターは、医師は試みることをやめてはならないが、診療に先立ってあらゆることが学ばれることはありえない、ということを思い出させてくれる。鑑別診断において、ジョーズ神経症[66]や、毛髪染料「ラヴィングケア」[67]による色素尿症のような病気を考慮するよう推奨する場合でさえ、科学的なルポルタージュを大仰に模した滑稽なレターは、医師が単一事例を表現するものとして「科学」を真剣に受け取りすぎないように戒めているとも言える。それらの臨床医学のパロディ――ラテン語の語彙や「客観的」かつ事実に基づいた報告形式、そして注意深い観察態度――は、医学的知識の総体に貢献したいという切実な願望と、そのような総体を客観的に所持しうるという夢をからかいつつ模倣する。

『ニューイングランド医学雑誌』は、二通りの方法で、単一事例に対する医学の二律背反を認めてきた。一つは直接的に、1985年、ピア・レビューなしで真面目な科学的レターを掲載することを編集部が擁護したことであり、もう一つは、間接的に、科学的レターを模したシンドローム・レターを継続的に掲載したこと（および、そのようにして暗黙に奨励したこと）である。編集部による擁護は、レターに対するピア・レビューを求めた一通の手紙に応じてのことであった。その手紙には、『ニューイングランド医学雑誌』はまさに、レター以外の場合には正確で信頼に足る医学的知識の提供者としての威信と権威を保護し、擁護するために骨を折ってきたからである、と述べられていた[68]。その問題がやっかいなものであることを認めながら、それでもアーノルド・S・レルマン〔訳註：当時の『ニューイングランド医学雑誌』の編集長〕は、「結局のところ、臨床科学は、もっぱら無作為割付試験と完全に記述された実験室での研究だけで成り立つものではない。有用な新しいデータが全て、本格的な論文の形でやってくるわけではない」と返答した。彼は、レターが医師や研究者に時宜にかなってはいるが決定的でない情報を提供すると指摘した。「それらの根拠の一時的で不完全な性質」を認めた上で、彼はこう結んだ。「われわれは…（中略）…読者がそれらを、受けるに値する興味――および用心深さ――を持って読んでほしいと願う」[69]。

どんな単一事例を読む際にも必要とされる用心深さを思い出させてくれるものとして（意識的に受け止められるかどうかはさておき）、『ニューイングランド医学雑誌』は滑稽なシンドローム・レターを真面目なシンドローム・レターと隣り合わせに並べて掲載する。それらのレターは、医学が逸話的なものに依存していることへの複雑な思いの象徴である。特異な「事実」は価値がある可能性はあり、常に説明を要するが、決して無条件に信用されるべきものではない。回診や症例検討会において、逸話的なものは用心深い発言によって取りつくろわれる――しかし、ずっと除外されたままになることは決してない。それは、『ニューイングランド医学雑誌』でも同じである。それらの公表という事実によって、滑稽なシンドローム・レターは細部の重要性を示すと同時に、単一事例に対する過度の注目は常軌を逸した不条理につながるということを暗黙の裡に伝えている。

しかし、どれだけ細かい事柄に注目すれば、過度だということになるのだろうか？　個々の臨床医は、どうすれば細部への注目と科学的一般化の均衡を達成できるのか？　１９７０年に公表された一対のレターは、単一事例の「発見」の重要性と、その現象に対する確かな臨床研究の必要性の間の緊張関係の上で交わされている。「症例検討会むち打ち症」と題したレターの中で、スティーブン・G・パウカーは、よく知られてはいたがこれまで報告されていなかった医学研修制度の職業上の危険についての、彼自身の単一事例を報告し、研修医は慢性的に睡眠不足であり、むち打ち症予防用のトーマスカラー〔訳註：首全体を固定する器具〕を支給されるべきだろうと提案した[70]。しかしこの結論は、前向き疫学研究によって支持されているものでもなければ、それと分かったように、原因が完全に解明されているわけでもなかった。パウカーに応答したレターの中でＨ・Ｃ・ギルマンは、パウカーが提案した症例検討会むち打ち症の病因論を批判し、慎重かつ完全な病歴をとり損ねていると非難した。どうやら、パウカーは症状の発生の少し前に、ギルマンの飛行機に同乗していたらしい。「われわれは全員、医学のあらゆることから学ぼうとする以上は」とギルマンは書く。「ここでの教訓は、『高所恐怖症の同志』は誰であれ、症例検討会に出る前に、私と一緒に飛ぶべきではない、というものであるべきである。このほうが、提案された予防用のトーマスカラーよりもはるかに安上がりである」[71]。その主題は滑稽であるが、その批評は伝統的かつ堅実であり、それは、一回きりの症例に対する医学特有の疑念を、皮肉を込めて模している。『ニューイングランド医学雑誌』は、シンドローム・レターを読むことそのものが、医師の健康にとって危険であるかもしれないことを示唆する警告的なレターも掲載した。デイビット・ベイトマンの見事な「シンドローム（・レター）読者のしかめっ面」[72]は、最初は普通に落ち込んでいるだけだと思われた同僚の事例を記述している。しかしながら、専門医に相談した結果、深刻な問題が明らかになった。「苦しげに曲がった眉、焦点が定まらず恐怖におののく目、縮こまった姿勢に注意」。

「いいかげんにしろよ、ブランドン」と私は友人に言った。「少しは楽しむことをした方がいいぞ。何か運動でもしたらどうだい？」

「とんでもない」とブランドンは叫んだ。「テニス肘かランナー膝か、そうでなければフリスビー指になるかもしれないじゃないか」。

語り手は代わりに映画を提案した――しかし、だめだった。ブランドンは、ポップコーン大食漢のしかめっ面、つまり「扁桃腺の近くに引っかかった一口分のポップコーンへの反応における、舌と顔面筋の激しく繰り返される動き」を伴う病気を恐れているのだ。それならオペラは？「絶対だめだ。もし楽しめたら、拍手喝采者の手のひらになるだろう」。心理療法は全く望みがない。被分析者の早口、すなわち「ある人物の感情について率直に話すことへの制御不可能な衝動」の恐れがある。ブランドンは姿を消した。「彼はバワリー〔訳註：ニューヨーク市内の大通りの一つ。安宿や安酒場が多い〕へ逃げ込み、そこで酒飲みの肘の悪質な病状を戸口睡眠者の腰に進行させてしまったという噂だった」。

このレターの警告ははっきりしている。レターの読み過ぎは読者であるあなたを衰弱させる。あまりに多くの事実を学ぶと、あなたもその犠牲者になってしまい、その無益さに溺れて、必要ないところにまでそれらを適用してしまう。単一事例を全体の法則と見なすことで、医師の判断は歪んでしまう。パターンではなく細部に焦点を当てることで、医師は行動することが不可能になる。しかし、何がこの危険な状態に対する治療法になるのか？　シンドローム・レターを禁止すべきだろうか？　ベイトマンのレターの末尾は、そのような示唆はしていない。語り手は無気力に座ったまま、

私の机の上にはまだ開いていない雑誌が山となり、指を軽くたたきながら、次に明かされることを恐れている。ついに、私はそれ以上苦痛に耐えられなくなる。私は専門医を再訪する。彼は私の両手を見る。「ぐずぐずしている人の指先炎だ」と彼は厳しく言う。「よく気をつけなさい」。

ベイトマンのメタシンドローム・レターは、医学の矛盾を的確に捉えている。医師たちは事実を、それ

が新たに発見されたものならなおさら、患者の利益になるであろう行動をとる必要性と比較検討しなければならない。彼らは新たな発展や最近の研究、そして一度かぎりの事例にさえついていきながら、学習し続けなくてはならない。しかし、今日行われていることが十年前には禁忌だったかもしれず、今から十年後には時代遅れになることを科学の進歩が意味しているとしても、彼らは同じく、行為する能力を維持する必要がある。シンドローム・レターは、彼らが記録する逸話と同じく、このような変化に開かれた態度を補強する――しかし、それらのレターには、ベイトマンのレターが示唆するように、読者の能力を奪う危険性がある。医師は、どれほど学識があり聡明であっても、行動し続けなくてはならないのである。

『ニューイングランド医学雑誌』のシンドローム・レターは、真面目なものであれ滑稽なものであれ、単一事例研究の価値の象徴になっている。ピア・レビューなしで公表されるが、それらのレターは医療実践における科学的態度の重要性を主張している。すなわち、日々の患者のケアにおいて、注意深い観察と開かれた精神が生命を救い、苦しみを和らげ、健康を取り戻させ、傷害を防ぎ、回復の資源を保つだろう。医学的発見の英雄時代は過ぎ去ったけれども、注意深い几帳面な医師が、今でも大量の医学知識に磨きをかけている。その病気は一時的なものかもしれないし、本当の意味での研究に必要なだけの事例は決してそろわないかもしれない。しかし、一度でもそれが報告されれば、他の医師たちもそれに注目し、彼らの実践に磨きをかけるだろう。したがってその利用法に深刻な限界があるにもかかわらず、シンドローム・レターは逸話一般と同様、医学知識の最低限の経験的な特徴を思い出させるのに役立つのである。「全てが教科書に書かれているわけではない」と、それらのレターは謳いあげる。「あなたの知恵を働かせなさい。あらゆるものから学びなさい」と。

科学の真実は、知の体系によって保証されるのであって個人によって保証されるのではないと考えられているが、それでもシンドローム・レターは、症例提示やカルテの記事に暗に含まれるものと同一の主観性を主張する[73]。大半の臨床上の議論一般と同じく、それらのレターはわれわれに注目を要求する根拠を、それらの著者の単一事例に関する観察の信頼性に置いている。われわれは、話し手が正直であると同時に、熟練していて教育を受けていることを信用しなければならない。医学教育と臨床的物語というジャンルはどちらも、医学に必要とされる個別の出来事の主観的な観察という変数を制御する方法と見なしうる。シンドローム・レターはその一部である。滑稽なものであれ真面目なものであれ、それらのレターは医学的博物学者の新奇なものの目録に加わる。だが一方で、滑稽なレターは、医学的に未知のものを非常に細かく一例一例植民地として取り込むことが、科学的な研究に比してはるかに不確実で知的な危険をはらんでいることを読者に思い起こさせる、という更なる任務を抱えている。医学の科学的研究の原則や、『ニューイングランド医学雑誌』の歴史よりもはるかに長い単一事例を報告する伝統を踏まえて読むと、滑稽なレターには偽の英雄譚の調子がある。それは注意深く、患者の苦痛への気づきと、世間の人々はギリーズ〔訳註：映画『アーバンカウボーイ』で主人公が通うバーの店名〕で三夜続けてロデオ・マシーンに乗ることはほとんどないという、疑いようのない知識とのバランスをとっている。

医師の判断は臨床の物語を通じて絶えず鍛えられ、研ぎ澄まされ、洗練される。臨床判断は常に修正を必要とするので、あらゆる実践家はその実践がどれほどありふれたものであっても、「科学的」であり、新しい現象を受け入れ、彼／彼女が観察したものを意味づけるために働くことをいとわないように教育され、忠告される。それゆえ、医学のために――注意深い観察と偏見のない調査を促進すると同時に、一度かぎりの事例の限界を警告するために――『ニューイングランド医学雑誌』は単一事例の研究を公表するのである。

第七章

患者、医師、そして赤色インコ——物語の共約不可能性

「こういう場合にぼくがいつもとる方式、きみなら知っているだろう、ワトスン。自分をブラントンの立場に置いてみるのだ。まず手はじめに、対象とする人間の知力の程度を見きわめる。そのうえで、自分がおなじ状況に置かれたら、どんなふうに問題に取り組むだろうかを想像してみる。」

（シャーロック・ホームズの解説、『マズグレーヴ家の儀式書』より）

病いに関する患者の語りと、その語りの医学的な改訂版は、根本的に還元不可能なほど異なる物語であり、この差異は医療のケアにおける作業には不可欠なものである。医師の診断と治療を求める病人は、まさにこの差異を求めているのである。というのも、医師たちは身体についてより良く知っていると信じられているばかりか、公明正大に身体の異常を見ることができると信じられているからである。だが、患者の病気に関する両者の記述の食い違いは、患者の側も医師の側もそれを滅多に認めることがないために、両者の間の理解を歪めてしまうことがある[1]。医師と患者の物語の違いを見落としたままケアを期待することが、現代医学に対する幅広い不満の一因になっている。もし医師と患者双方の物語が互いに共約不可能であることが変えようもなく、避けられないものであるのならば——あるいは、実際にそれが医学の

治療上の利点に不可欠なものであるのならば――そうした作用の存在や効果を何らかの形で認識しておくことは、不測の結果の中で生じる誤解や危険を回避するか、軽減することだろう。このような共存し互いに競いあう物語は、哲学的問題として、また時には政治的問題としてさえ、人類学ではよく報告されてきた。

共約不可能性

南アメリカのボロロ族は、自分たちのことを彼らの住む地域で非常によく見られるレッド・パラキーツ〔訳註：赤色インコの一種〕であると（あるいは、死後にそうなると）主張する、と報告されている。十九世紀後半以降、人類学者たちは、死やインコの起源について全く異なる考えを持つわれわれが、彼らの主張をどうすれば直接的に、または暗示として理解できるのかを問いかけてきた。この問題を象徴するものとして、こうしたインコたちは近年社会科学者たちが行ってきた理性に関する議論の中で、繰り返し取り上げられてきた。ジョナサン・Z・スミスは、もしトーテム的動物を一つだけ人類学者や宗教史家に割り当てるとすればボロロ族の赤色インコであろう、と示唆し、問題を次のように簡潔に提示している。もしわれわれがボロロ族のことを、彼らが赤色インコであるとか、やがて赤色インコになると話していることをそのとおりに意味していると理解するならば、彼らの言説はわれわれにとって何の意味もなさず、彼らは「前論理的」または非理性的だと判断するか、あるいは、それらの言説はわれわれにとっては無意味で馬鹿らしいものであるにもかかわらず、ボロロ族には十分満足のいくものなのだ、と結論するかのいずれかになる[2]。いずれの場合もわれわれは、ボロロ族あるいは彼らが何者であるかについての彼らの信念を理解してはいないことになる。自分たちはインコであるという彼らの主張をどうわれわれが理解するかという問題は、われわれと彼らの言説の共約不可能性の典型例である。どちらの言説も、相手の用語の中では完全に理解されえない――あるいは翻訳されえない――のである。

医師たちもまた、赤色インコという象徴に対して言及する何らかの資格を持っている。なぜなら、患者の物語に意味を見いだす彼らのやり方は、ボロロ族の来世の運命についての物語に対する人類学者の調査と多くの点で共通しているからである[3]。それぞれの事例における物語は、科学的研究の対象とされている人間と、その人の生きた経験と信念の世界に属している。実際、その研究の一環として、物語はそれ自体が調査と解釈の対象となっている。医師の課題とは、人類学者と同様に、一般に受け入れられる用語と科学志向的世界の諸概念の中で、物語を意味づけることである。物語とその語り手の双方が、合理的な知識の秩序の中で説明され、位置づけられなければならない。しかしそれでもなお、医師の叙述と、それが生まれる元になった患者の物語という二つの物語は、隣り合って世界の中に存在し続けている。患者の物語は医師の物語に取り込まれ、医師の物語によって説明されるけれども、医師の物語によって置き換えられたわけではない。また、二つの物語は単に一方が他方の「翻訳」であるわけでもない。それらは共約不可能であり、いずれも他方の用語において理解される（あるいは、満足のいくように変形させられる）ことはありえない。

患者の物語を医学的に解釈することは、治療に関して大いに力になる。人間社会の病んだ部分を突き止めるのと同様に、医師の診断は、治療行為を提供する指針を提供するばかりでなく、それ自体が患者の苦悩を取り除く。あらゆる権力について言えることだが、権力の行使は慎重に行われなければならない。ボロロ族の赤色インコに関する人類学者の記述が他の人類学者のために構成されているのと全く同様に、医学的な物語は専門家の聴き手を対象とした、ある主観的な記述の解釈なのである。医師の任務は人類学者のそれと同様、論評や説明、適合するように思えないあらゆる事柄の調停の対象となる人々に、この新しく構成された記述を返すことで正しく完結する[4]。ここでは、主観的かつ経験的な物語と第三者の客観的かつ科学的な解釈の違いが最も顕著になる。患者と医師、ボロロ族と人類学者は、互いに相手を完全に理解することができない。彼らの立脚する前提は異なっており、その世界観は構造的に相容れないのである。いかに彼らの関係性が近いものであっても、双方のそれぞれの成員は一つの観点に縛られており、各々相手を部分的にしか理解できない。別の人間の経験や意識を説明することの不可能性が、まさしくここで問題になっているのである。このことが、医学的に解釈した物語をその対象である人々に返すという仕事が時に後回しにされる――あるいは怠慢にも、全く行われない理由であることは疑いない。人類学においては、この怠慢は知的な植民地主義になってしまう。医学においては、治療の失敗ということになる。患者の物語を医学的に解釈することが不完全に、あるいはぞんざいに行われたり、否定されたりする場合に治療の可能性が減少するのと全く同様に、患者の側にその物語が返されない場合には、医師と患者の出会いは不十分な治療となる。人類学者が他の文化の一部をかいつまんで記述するように、医学の物語は他者の経験という人生に対する洞察を物語の作り手や専門家の聴き手に与えるばかりでなく、もともとの物語の意味との接触を失う危険を冒し、時にはその意味を全面的に捉え損ねるという危険を冒すことすらある。

もちろん、患者と医師のコミュニケーションが一見、非常に単純に思える場合もある。医師と患者が互いに知り合いで、致命的な病気でもなじみの薄い病気でもないならば、両者の物語はそれぞれがもう一方にむしろ容易に翻訳可能なように思える。ジェファーソン氏は「また潰瘍が悪くなった」と訴えるために、医師に予約をする。医師は新たな合併症の可能性を除外してから、副業を始めたことで患者のストレスが増したことを指摘し、前回効果のあった薬を再処方することにするかもしれない。複数の研究によって胃痛と潰瘍の存在の相関関係は弱いことが証明されているが[5]、この医師と患者という二種類の人々は互いを理解しあっていると言ってもよいだろう。通常の会話においては――互いが相手の言説の文脈の一部を知っているので――彼らの物語はもうすでに一方から他方へと半ば翻訳されたも同然である。患者は自分のことをある程度は医学用語で説明し、医師は問題を解釈して、患者に(ある程度でも)なじみのある経験的な用語で応答したのである。さらに言うなら、二つの物語は確かに胃痛についての非常に異なった理解を示しており、それらの言葉遣いだけではなく、出来事のとらえ方も異なっている。しかしながら、臨床の場の目的にかなうように、各々が相手の現実と調和をとろうと努力しているのである。

このようなことは、医師と患者のやりとりに限ったことではない。医師が分かりにくい言葉を用いる明らかに困難な場合を別にしても、理解の試みが前提や関心事が異なることによって妨げられることもある[6]。病いというものは、複合的な場合もあるし、生命を脅かしたり、患者や医師のいずれかを当惑させることもある。また、医師は反復性の胃痛のような明らかに単純な事例においても、潰瘍より重大な(あるいは、潰瘍とは全く異なる)何かがその患者の悩みの源泉でありうる、という知識を適用する方を選ぶこともある。こうした特異な会話の場合には、ボロロ族の赤色インコの叙述の場合と同様、患者の物語は医師に理解や翻訳に関する同様の問題を提出し、還元主義や尊大さや侮蔑が生じる同様の可能性を引き起こすのである。

患者としてわれわれがしばしばこの種の共約不可能性を堪え忍ぶことになるのは、それが健康の保証に付随しているからである。そもそも、われわれが専門家に相談するのは、彼らが知識を持ち、経験豊かだからである。だが、患者になった医師たちの経験は、共約不可能性が全く知識の格差の問題というわけではない、と示唆している。医学的事実を完全に把握していてさえ、トルストイのイワン・イリイチを悩ませた「深刻な状態なのか?」という問いと、彼の医師を夢中にさせた「虫垂炎か、それとも遊走腎なのか?」という問いの間には、越えがたい溝が口を開けている[7]。フランツ・インゲルフィンガーは、『ニューイングランド医学雑誌』に寄せた最後の随筆の中で、彼の病気について同僚たちと何回も相談した後で受けた、最も理にかなった助言を伝えている。彼はまさに自分の専門分野だった身体部位の癌にかかったのだが、彼を診た医師たちとの相談は彼を混乱させ、根本的にケアをしてもらえていないと感じさせた。理にかなった助言とは何かといえば、「医者を見つけなさい」[8]というものだった。彼は、自分の苦痛の主観的な叙述を医学の世界の中で再構築して表現し、彼の病いの経験をその医学的改訂版と調和させる責任を担ってくれる誰かを、是が非でも必要としていたのである。インゲルフィンガー博士は、彼を診た専門医には「尊大さ(arrogance)」という特性が欠けていたと言ったが、彼ほど高名な医師を相手にして治療上の可能性を列挙するには、さぞかし尊大さのようなものを要しただろうと想像できる。実際に欠けていたのは、医師が普通の患者に日常的に提供している行き届いたケアだった。しかし、インゲルフィンガーの貼ったレッテルは、他者の経験を再構成し語り直す者に常に必要とされるもの、すなわち、その人物が報告した時に質問し、再解釈し、時には事実を無視することをわれわれに思い起こさせる。

共約不可能性と医学のプロットの幕引き

様々な病いの記述は、それが最もコミュニケーションのとれていない患者と医師によるものであっても、多くの点で共通している。それらは患者の苦悩という全く同一の現象によって喚起される。そして、それらは同一の質問――ここでは何が悪いのか？――を問うているように見え、苦悩の除去と治癒という同一の結末を探し求める。だが、それは事実とは異なる。二つの物語は治癒あるいは死という共通の結末に行き着くと期待する人もいるかもしれない。だが、それは事実とは異なる。米国におけるほぼ全ての医学生や研修医が学んでいる臨床医学は、痛ましいほどに結末を欠いているように見える。フェリアー夫人に何が起きたのか？　彼女がまだ入院しているなら、彼女の治療を担当する研修医はその答えを詳細にわたって知ることができるだろう。だが、サンダース医師が先週の火曜日に発表した症例を耳にしていた他の研修医が、この患者のことを覚えているという保障は全くない。サンダース医師でさえも、その患者が入院したことはほぼ確実に思い出すだろうが、もはや自分の担当ではなくなった患者の今の病状は知らないこともありうる。

その患者のケアをしていない人々にとって、その症例は過去のものである――そして、その症例を医師仲間に発表した後は、診断と治療法の決定によってすでに終わったものなのである。事例提示は、初診時のカルテの記述と同様に、慣例として、治療法やケアの計画の選択、あるいは更なる相談のために外科医か別の専門家を呼び寄せるという決定をもって終了する。しかし、こうしたことは大団円の一角であり、診断の追求という医学的なプロットの重大局面の解決から生じるものである。診断の決定およびその結果として生じる治療法の選択が、医学的なプロットを終わらせる。私たちは、映画が終わった後も空白の画面に「ずっと幸せに暮らしたその後」が映し出されるのを期待して映画館内で座っていることはないし、見返しから何かもっと絞り出せると思って読み終えた本を膝に抱え続ける人も（ほとんどの場合は）いない。フェリアー夫人の症例が後で教授検討会や医局の会議、あるいは症例検討会などで発表されるとしても、その時に語られる物語は、サンダース医師がその日か週の間に朝の報告会で初めて発表した時と驚くほど少ししか違わないだろう。そして、その物語は彼女（＝患者）の回復か死をもたらし、予測可能であり、医学的な物語の基準からすれば「ありふれた」出来事になってしまっているだろう。診断を裏付け、その症例の興味深い点や難しさを飾りたてるために、彼女の治療の経緯とその結果について一行か二行が付け加えられることだろう。しかしそれでも、それらの付け加えられた部分は終章でしかない。医学においては、診断による危機の解決によって物語の幕引きが完了する[9]。患者の治療への反応であろうと検死解剖の報告であろうと、その後で起こる出来事は診断を裏付けるにすぎず、時間どおりに最後まで演奏されたということである。

患者の物語の場合、幕引きは異なるプロットによって決定されるが、そこにも医学の物語とほぼ変わらない構造が見られる。現実であるにしろ前兆であるにしろ、健康の喪失がその物語の発端となるのとちょうど同じように、健康の回復あるいは変更不能の喪失によって物語の幕は下りる。フェリアー夫人の病気に関する彼女自身の語りと彼女の家族や友人による語りは、強調点や細部は異なるかもしれないが、どれも彼女が病いに陥ったところから始まり、治癒していく中でその病いが全快したこと（あるいは、慢性疾患の場合は、彼女が受けている治療の過程）や、この病いの挿話が彼女の人生に占める位置で終わる。診断と治療法の選択は、この種のプロットの中での重要な転換点ではあるが、その幕引きではない[10]。しかし、ほとんどの医師にとって、医学的な問題だと見なされないような患者の物語の細部は、医学的に語ることのできないものである。このような重要でないものには、主観的な病いの経験の大部分、すなわち苦悩や不安定感、無力感、死の恐怖、自己コントロール感を失うことへの不安などが含まれる。これらの経験は、一般の医学が、とりわけ医師たちが、ほとんど言及しないことが習慣になっている事柄である。実際、確証となる徴候が見られないかぎり、患者の主観的な病いの体験が多くの医師たちに物語を喚起する問いを生じさせることはない（あるいは、その説明を提供する別の種類の物語を構築するために、リエゾン精神科医が呼ばれるかもしれない）。医師たちは、臨床経験を整理する時に物語を語るよう促されるが、彼らの判断基準は、観察され報告された患者の苦痛や恐怖の度合いではなく、疾患を治癒させるか快方に向かわせる可能性の方である。彼らにとって、フェリアー夫人の病いの中に見いだされるべき意味とは、彼女の問題の根源を突き止める迅速さと正確さ、ならびに、彼女を治療することができる確実性を伴っていなければならないのである。医師たちは、患者の物語を議論するために集まることはない。彼らのプロットは医学的なプロットであり、結末は医学上の結末である。幕引きが意味を確立し、医学的なプロットの意味が診断と治療方法の選択に影響するのである。

患者の物語

患者の物語は、癒しの場において無視されたり破壊されたりするのではなく、それ自体が医学的治療に従属させられる。赤色インコをめぐるボロロ族の語りがそうであるように、それは語り手について極めて重要な何かを語るものであり、その語り手を理解しようとする人々は、その物語と語り手の世界におけるその物語の位置づけを理解しなければならない。精神医学においては症状に基づく物語に対するこうした発想が基盤になっているが、慢性的かつ環境惹起的な心身症の時代に、もう少し隠喩的にということであれば、この洞察はそれ以外の医学の領域にも等しく応用可能である。他に何が起こるにしても、一種の物語的療法（narrative therapy）を行う機会は、あらゆる診療に必要不可欠な一部分である。医師は常に病気の人の物語を聞くところから始める。緊急処置室の中や昏睡状態の患者の治療においてすら、患者を運び込んだ友人や家族や医療従事者から、患者の物語に相当するものが探し求められる。「彼はシートベルトを着けていましたか?」というように。こうした問いは、診断の道筋における一つの分岐点になる。それに対する答えに従い、論理的な道筋に沿って（そうでない道筋ではなく）傷害の調査がなされるのである。

医師たちは、患者の物語をそれ自体が病いによって生み出されたテクストとして受け入れつつ、物語と身体の両方について質問を重ね、それから疾患や傷害に関するメタストーリーである医学的な説明の構築に取りかかる。彼らの頭の中には生物医学的な知識、因果関係に関する医学的な想定、そして、あらゆる種類の病気を治療する際の大なり小なり幅広い経験から得られた実用的な知恵が蓄えられている。この蓄えに基づいて、彼らは患者の物語を治療による変化に開かれた診断的プロットへと形作っていく。英国の一般診療に心理学的な気づきを統合することを試みた精神科医であるマイケル・バリントは、社会人類学の影響を受けたごく最近の医学理論家たちと同じように、このプロセスは相互的で、無意識に処理されていると見なしていた[11]。患者の物語に関するメタストーリーの構築とは、それらの出来事を診断的プロットの分類法に照らして検証し、治療的介入を十分に正当化しそうなものを一つ決定する中で、病いをめぐる様々な出来事を解釈することである。これは、患者に対するケアの基本的な行為である。医学的言説は、身体所見や医師の質問に対する答えによって議論が生じたり、根本的に変更されたりした時でさえ、患者の物語との関係を保持する。その患者の物語――診断のついた治療困難な癌ではなく「虫垂炎」であることへの彼女の期待――には、依然として関心を払われなければならない。

フロイトは、患者の物語を修復することが自らの仕事だと述べていたし[12]、物語を治療するという考えは、一見してそう見えるほど強引なものでもなければ、もっぱら精神医学に限られるものでもない。これは文字どおりには、十七世紀に始まった。スタンレー・ジョエル・ライサーは、当時のイギリスの医師たちが手紙を通じて診断と処方を行い、自分の病いを説明する手紙を書いてきた病人たちに専門的意見や推薦状を提供している様子を描写している[13]。これらの医師たちは、投書家が説明する病気に対して診断と処方を行う現代の新聞相談の医師たちよりもはるかに強い意志を持ち、顧問医師としての実践を成功させ続けた。彼らの患者たちは、現代の患者たち以上に、ほとんど文字どおりの意味で、医師の解釈のために完全に彼ら自身によって記されたテクストだったのである。

現代医学は全くもって異なる。今日では患者の物語のみで――ましてや書簡を通じて、あるいは（その露出度と人気にもかかわらず）新聞に掲載される記事上で――診断を下そうとする医師は一人もいない。面接技法の教員たちが患者の病歴のみから病気が診断された逸話をどれほど頻繁に語ったとしても、誰も身体診察をやめようとは思わない。医師による入念な身体診察は、患者と医師の出会いを基礎づける行為である。検査と医療機器は、十九世紀に病理解剖学や生理学が医学に持ち込まれて以来ますます盛んに行われる日常的作業となり、これらの診察を拡張している。ウィリアム・オスラー卿が「本を調べずに疾病の現象を調べることは海図のない海を渡るようなものだが、患者なしに本を調べるのはそもそも海に赴かないようなものだ」[14]と書いた時、彼は、生物医学が進歩しても患者からじかに得られる知識の代わりにはならない、という十九世紀の医師たちの共通理解を反映していた。単に観察と知識はどちらも科学的な医療に欠かせないというのではなく、現象を観察することは医学的知識――教科書に出て来る一般的な種類の知識であれ、具合の悪い患者に関する個別の情報であれ――の源泉なのである。

超一流の診断技術があったとしても、患者の経歴はなおも強大な影響力を発揮するし、患者が主な関心であるがゆえに、物語は医学における知識の中心にとどまり続ける。互いに分離したままの本の知識と臨床的観察では不十分である。一方を他方に応用するために、物語が必要とされる。研修医たちが時折言う冗談に、それほど遠くない未来の救急車は様々な病院の走査装置――CT、MRI、PETなど――の入り口にバックで乗り入れて、患者たちは声を出すことも物語ることもないままあっというまに入院させられ、検査され、診断を受けるようになるだろう、というものがある。しかし、その日はやって来ないだろう。教科書や手引き書は、研修医たちは彼らの現実との距離の証として時に「物語の本」と呼ぶが、実際にはわれわれが言う意味での物語を欠いている。それらの本の病いに関する模範的説明には、生きた身体感覚、言い換えれば病気の体験が欠落している。物語とは、個別の事例に属する知識を組織化し蓄えるものであり、典型的な事例を解釈するために必要とされ、患者が提供せずにはいられないものである。同様に、走査はされたが無言で、触れられてもいない身体は、物語がなければ支離滅裂で理解しがたい事実を生み出してしまう。患者による病いの語りから構築され、その後で病んだ身体に照らして検証されるとともに、医師の質問に答えることで改良された物語は、様々な事実に意味を与える。物語は意味を発見し、また治療のための背景としても機能するからである。平凡な医師は、新たな現象を発見したり、新しい病因を突き止めたり治療法を編み出したりすることはまずないとしても、小規模ではあるが医科学者が直面する状況、すなわち、何がこの患者が経験している病気を説明するのかという問いには、毎日何十回も直面している。患者による病いの物語に導かれた注意深い観察と、構築された医学的なメタストーリーのプロットと生物医学の原理との「すり合わせ」のプロセスによって、答えは見つかるはずである。医師は依然として自分の目や耳や手を信頼しており、物語は慎重な観察と分析のプロセスの一部であるかのように引き出され、語り直される。患者は、症状の理解とそれによる症状の緩和と治療を導くような一つの解釈であるところの、医学的な物語による物語の書き換えを願いながら、身体と物語の両方において病気を表現するのである。

このプロセスにおいて患者の物語の共約不可能性は、医学的記述によるその物語の消去や置き換えを正当化するものではない。各々の個別事例に関する臨床の知の基盤である始まりの物語として、患者の物語は医学の物語の大部分の源泉であり続けるし、医学的探究の最初で最後の焦点であり続ける。患者の物語は患者の意識の中に残存し、その物語の中では、患者の意識は「どうされましたか？」と何度も尋ねてくれる医師に接することができる。それだけではなく、その物語はカルテの中に埋め込まれ、全ての発表に組み込まれ、変容を被り変容を続ける医学の物語との差異を保持しながら、医師の記録する症例の中でも生き続ける。患者の主観的な体験の物語は、「主訴」や「病歴」として医師の診察にデータを供給し、診断を確定することになる検査の指針として働き、その後の医療ケアに対する試金石であり続ける。

徐々に明らかになる病人の経験を理解し表現しようと努力する中で、医師たちが伝統的に採用してきた医学的な物語は、単に別の語り手によって語り直された患者の物語ではない。同僚に対して口頭で提示されるか、議論の中で逸話として引用されるか、出版するために書き上げられるか、単にカルテに記されるかのいずれにしても、医学の物語は患者の物語を診断的プロットの一部として利用し、再構成する。ボロロ族の赤色インコの物語について述べた人類学者の報告書と同じく、患者の病いに関するこれらの臨床的な記述は、調査者が集めたデータを解釈して再構成したものである。どんな事例であっても、調査対象の主観的な経験や所信が調査者の資料となり、引き続き行われる質問や観察を導く情報を提供している。患者たちの言葉は、その土地の情報提供者の言葉と同じく、彼らが表明する経験について、より多くのことを明らかにする手がかりを求めて綿密に検討される。そしてどのような事例でも、調査の専門家は経験に基づいた語りを、科学的重要性を持つ「客観的」で説明的な報告に置き換える。赤色インコは木の枝の上で見られるし、実際に人類学者たちもそれらをそこに見るのだが、そこにボロロ族の現実はない。人類学者の科学的記述は、情報提供者の主観的経験に忠実なものだろうか？　主観的な真実は、科学的知識と語り手の経験の両方に対する正当性を伴いながら説明できるものだろうか？　その主観的経験は、調査者の知識の蓄積を増やすだけではなく、情報提供者にも認識可能で、ことによると有意義な形で理解されうるだろうか？

これらの疑問は、患者の物語に対する医学の認識にとって極めて重要であり、したがって医師－患者関係の成功にとっても重要である。医学的な語り直しのプロセスにおいて、患者による病いの語りはある程度見当違いなものになる。しかし実際には、医師の物語（医師そのものは言うまでもない）は患者の経験をさらに深く参照しなくても先に進むことが可能である。医師の物語がひとたび情報を生み出してしまえば、病いの様々な出来事に関する患者側からの経験も、それが語られるもとになった患者の人生も、しばしばなかったことにされてしまう。新約聖書の影響下における旧約聖書のように、患者の物語は──忘れられるわけでも、否定されるわけでも、反駁されるわけでもないが、解釈されることによって──取って代わられるのである[15]。患者の物語の細かい事柄が、今や一群の新しい意味を支えている。医師の物語が一度でも語られてしまえば、医学の領域における患者の経験とは、医学用語によって物語られ理解されることでのみ意味を持つように見える。

癒しの物語

患者の物語を医学的に語り直すということは、医療ケアの強力な他の側面と同じく、患者を癒すと同時に危害を加える可能性も秘めている。患者の人生に影響を与えることは、医学の持つ力の中核である。病んだ人々は、医師の的確な調査に対して彼らの傷や痛みをさらし、意欲的で関心を持ってくれる聴き手に対して彼らの病気の物語を伝えたいと思いながら来院する。彼らは、自分たちの日常の状態に起きたこの変化が医師によって解釈されて承認され、自分たちの恐怖が鎮められるか裏付けられ、病気が治るか病気の後遺症が最小になると期待してやってくる。医師たちは、患者の物語を聞き、質問し、患者の身体を診察して、その物語を疾患分類における典型的な物語の一つに近似した医学的な改訂版へと翻訳し、同時に再構築する。この仮説としての改訂版は、身体徴候および検査結果、そしてこの目の前の患者、言い換えればこの生活史（life history）を持つある人物にそれが起こる統計上の尤度に照らして検証（そして精緻化）される。統計上の値との適合が得られ、その診断が（理論と細かな事実の間を同じ道筋で探索的に行き来することを通じて）治療法の選択肢を導き出すならば、今度は医師がその病気の物語を患者に向かって表現を変えて語り、医師の診察を求めるに至った症状やそこで発見された身体徴候を解釈してみせる。このように表現を変えて語ることは、病人の現在進行形の人生の物語に入り込んで、ほとんど痕跡も残さないこともあれば、大地震のような力によってそれを変えてしまうこともあるのだが、結局は患者の語りを医学的な改訂版に置き換える。患者に差し戻された医学的解釈は、喜ばしい再度の健康の保証かもしれず、そうでなければ深刻な病いの診断かもしれない。その解釈は、新たな人生の段階――慢性疾患、就労不能、親子関係――、あるいは運動や服薬や慣れない節制といった新しい養生生活を設定するかもしれない。そうした物語や、医学的解釈に続く治療は、患者のかつての健康状態を回復するかもしれず、あるいは忍耐と勇気を要求するかもしれない。そこで再び、それは患者の物語となる。

この物語的な相互交流が患者の癒しに寄与するには、三つのものが欠かせない。まず最初は、医師と患者の出会い以前のことで、患者による病気の語りは診療の場で構築される医学的な改訂版とは異なるものであり、将来も異なるものであり続ける、と医師が理解していることである。二番目と三番目は、患者－医師間の相互交流に必須となる部分である。診療の開始時において、事例は丁寧な面接と身体診察によって構成されねばならない。また、診療の終わりにあたって、医学的な改訂版としての物語は患者に戻されなければならない。

患者の物象化

患者の物語は、医学的解釈を行うための原材料であるだけでなく、それ自体一つの事物である。それは患者の病いの経験（そして、しばしば人生の縮図）の提示であり、単に医学的な「真実」の前身ではない。このことを医師が認識することが、物語が医学による治療の任務に対して行う第一の貢献である。医学によってその物語が流用されること（appropriation）は避けられないが、患者は自発的に助けを求めてきたのであるから、それが必ずしも悪用（mis-appropriation）であるとは言えない。また、それに伴う患者の客体化（objectification）も、必ずしも有害なわけではない。非個人性（impersonality）は医学の長所の一つであるが、医療ケアが減退していると受け取られている昨今、正当な対価を受け取っていない。医師がわれわれの身体に触れることは当然のこととして許可されているが、非個人性は科学的態度の一環であるだけではなく、偏見がなく慈善的で、平等主義的でさえある無関心さとしても理解される。患者の素性やそれまでの人生がどのようなものであっても、医師がどれほど疲れていても、病気がどれほどひどいものであろうとも、患者には受容とケアが保証される。非個人性とは、無関心のことではない[16]。南北戦争の負傷兵への看護に関する詩集『軍鼓の響き』（1865）の中で、ウォルト・ホイットマンが描く看護人は、上記のような公平無私のケアを体現している。

わたしは弾丸（たま）が貫いた肩、弾丸に傷ついた足に包帯をする、
腐爛した壊疽に蝕まれ、実に不快で、反吐さえ出そうな足をきれいに洗う、
一歩さがってわたしのそばで、付添人が盆と手桶を差し出している。

わたしは忠実、へこたれるものか、
骨の砕けた腿、膝、腹部の傷、
そのほかまだまだ多くの傷にわたしは眉一つ動かさず包帯を巻いていく、（そのくせわたしの胸の奥には一点の炎、
燃え上がるひとすじの焔）[17]

〔訳註：訳文は岩波文庫版『草の葉』所収「包帯を巻くのがわたしのつとめ」による〕

ホイットマンが描く負傷兵たちは、自分が誰であろうと構わずに冷静に手当てしてくれることでホイットマンを信頼しているし、彼は吐き気がするような光景や臭いにもかかわらずそこにいる。彼が負傷兵たちをその身体状況によって捉えているのは、一種の換喩――全体を示すために部分を用いる修辞法――で

あり、彼はそれによって負傷兵たちの身体状況のおぞましさに否応なく向き合わせられると同時に、自分には変えようのない兵士たちの個々の人生の痛ましい詳細から守られているのである。

医師が提供するケアの一環として、丁寧かつ非個人的な配慮は治療上の人間関係に重大な影響を及ぼす。このことは、病人が目に見えてそこにいる患者という性質（patienthood）以上のもの、あるいはそれ以外のものだという認識を含意しうる。病気に罹った人が助けを求めるのは、ある程度は、医師による分析的でありながら偏っていない解釈のためである。自分たちが理解できないことをシャーロック・ホームズのところに持ち込む人々のように、患者は何よりも第一に、時には治癒すること以上に、自分に何が起きているのかの説明を求める。「私の生死に関わることなのか？」とイワン・イリイチは医師に尋ねる。しかし医師は、彼の問いを単にその病気は虫垂炎なのか遊走腎なのかという医学上の疑問に翻訳するだけでなく、そこで話を終わらせることで、イワン・イリイチをそうした選択肢の意味についての疑惑の中に残したまま、冷酷にも彼を無視する。知ることとは何らかの統制力を保持することであり、損なわれていない自己の感覚を保護することであるから、北米文化圏の患者は何よりも知ることを求める。苦悩は痛みとは独立しており、痛みの強さが変化しない時でも始まったり、終わったりする。われわれ自身を医学の物語の中で抽象化することは、われわれが進んで自分の身体と人生を医学的吟味に曝そうとする意志と並行して、同時に生じる。われわれがこの種の非個人化に耐えるのは、患者－医師関係の秘匿特権的な性質――そこで知られたことは秘密のままになる――に信を置くと同時に、われわれが考えるような、自分たちの中にその場で助けを求める同胞の姿を認めてくれるはずの医師の人類愛を信じているからである。

トルストイの描く医師の例が暗示するように、共約不可能性は臨床行為を導く機能的な存在論の一部である。医師は、あたかも病気が病人の身体に侵入した現実的な実体であって、それを識別して阻止することができるかのように振る舞う。このような観念は哲学的[18]にも微生物学的[19]にも適切かつ容易に批判されるものであるが、われわれの味方の側に立って行動してくれると信じられる誰かに実際に助けを求められるということは、われわれを苦しめるものに対する心構えの一部にはなる。病気に関する存在論的な見解は、細胞レベルにおける細菌やウィルスに対する身体反応という、実証主義者にとってはより洗練された科学的な認識、すなわち「あなたは病気を持っているか持っていないかのどちらかで、持っているならそれを除去しよう」という、ほぼ二元論的な疾病観を留保している。認識可能な実体――「臨床像」――を強調することで、この臨床的存在論は実践における知識の習得と維持を容易にし、医師が他の人間の中で生じている病いについて考え、治療することを可能にする。さらに、この存在論は患者の病いの客体化を促進するので、このような人間を疎外する可能性のある医療ケアの副作用は、医学的再解釈の治療効果と密接な関係がある。アレクサンドル・ソルジェニーツィンの『ガン病棟』の読者が気づかされるように、患者の客体化は近代的な死を思い起こさせる（メメント・モリ）ものであり、官僚社会の必然的な結果というだけでなく、世俗的な世界におけるふつうの人間性をしるしづける引替券でもある。もっとも、世俗的な世界ではそのような引替券は少ししか配られないことが多いのだが。

　病いの経験とそれに関する医学の語りの共約不可能性は、西洋医学の消し去ることのできない一部分かもしれない。どちらも、医学の日常的な働きを促進する臨床的存在論の当然の結果であり、また医学が患者の物語を流用することの必然的な帰結であって、ほぼ確実に避けられないことではある。だがそれでもなお、物語のレベルで起こっている（あるいは起こっていない）ことの全てを医師が認識していないかぎり、この共約不可能性は有害な副作用をもたらす。その副作用とは、医師や他の医療従事者たちが、患者が自分たちの下した診断になってしまったかのように話したり、考えたりし始めることである。患者は医療行為が行われる場所としてしか見られないようになる。このようにしてイワン・イリイチは、彼の主治医や後には自分自身や他の人々からも、彼を怒りっぽくし不愉快な存在にしたと信じられているやっかいな遊走腎（でなければおそらく虫垂）そのものになるのである。このように物象化された時には、慢性的な病いに罹っていたり死に瀕している人々は、抽象的な医学的実在だけを所有していることになる。というのも、この見地からすれば、疾患に対して「これ以上できることは何もない」時には、医師の仕事は終わっているからである。

医学が病いを解釈する中で病人が経験する上記のような物象化と非個人化は、慎重に区別されなければならない。「患者」になるという行為は、それ自体が非個人的かつ医療化された自己同一性を受け入れる最初の一歩である。患者の物語を医学的言説に翻訳するということは、事例をその人物の代わりにすること、つまりその患者が非個人化され、客体化を行う医学の物語によって医学の舞台で再提示されることを意味する。こうした個人を一般化する見方は診断を助けると同時に、患者になにがしかの慰めを提供することさえもある。すでに病いを提示し、患者になった人間は、換喩的（metonymic）な存在となる。彼女は一つの事例、つまり彼女の病気の物語となるのである。これまで見てきたように、通常の医学の言説においてフェリアー夫人は彼女の受ける医療の物語になり、その物語はカルテの中に記入され、読まれ、教育病院で研修医によって発表され、上級医師によって考察される。フェリアー夫人が医学的に通用するのは「事例」としてであり、彼女の医学的な存在は物語として語られ、語り直され、彼女の徴候や症状が分析や検査の対象とされ、彼女の「数値」が記録され、治療に対する彼女の反応が報告される。患者を医学の世界に提示する事例の物語は、その世界においては患者そのものであることになる。この置き換えは、有用で理解しやすい精神的な簡略表記法――医学の外部でも知られていないわけではない――の一つである。確かに、そのことは医学の物語、すなわち彼女の事例が彼女を意味し、実際には彼女の代理となるという事実を反映している。これまで見てきたように、彼女が提示されるために彼女自身が存在する必要はないのである。だがそれでも、その延長で彼女が疾患そのもの、たとえば「七百十四例目の大腸癌」になってしまう必要はないし、理解できることでもない。

物象化は身体診察や医学の物語の構造によって引き起こされた非個人化の当然の結果かもしれないが、患者を事例ではなく疾患に置き換えることで物象化はさらに進んでいく。たとえば、「大動脈瘤を入院させた」とか「あの骨折は退院したか?」という具合である。確かに、カルテの記述や症例発表における非個人化と同様に、こういった臨床上の慣習は、あたかも疾患それ自体が事物であるかのように見なすことの延長線上にある。臨床的な存在論は、疾病に関して、その直接の必然的な(だが必要十分ではない)原因である細菌やウィルスと同等の実体であるかのように語る(そして考える)ように仕向ける。この実用的な臨床上の前提は、疾患に寄与している要因をその結果である疾患そのものと取り違えている隠喩を文字どおりに解釈するが、少なくともわれわれの文化においては、それはやむをえないことかもしれない。われわれの文化においては、病気とは反撃されるべき敵部隊であり、撃退されるべき侵入者なのだから。しかし、さらに進んだ段階である患者の物象化は不要なものであり、人格の喪失をもたらす医療ケアの副作用である。

患者は病気の説明とその緩和のために医療ケアを求め、自分の状態が医学の物語に翻訳されることを認めて歓迎しさえもする。だが物象化は、それとは全くもって別の問題である。人格と疾患の崩れた換喩――「MI（心筋梗塞）を集中治療室に送った」――の中では、医学の物語は心筋梗塞という診断上のラベルに変えられてしまう。物象化されると、病人はもはや医学の物語――たとえば、大腸癌の事例（十分代用に耐えうるもの）――ですらなくなり、医学の物語の典型、すなわち診断名という客体化された疾患になる。その有用さゆえに、われわれは医学による患者の再提示や、それに伴う医学的言説における個人の事例の代用に甘んじ、それを求めさえする。しかし、物象化はその患者を単なる診断名、あるいは死に至る段階の一つへと変えてしまう。彼女はもはや、客観的な検討を行うためにその病状の複雑さをまるごと表現することを意図した医学的な物語と同一のものとは見なされない。つまり、患者は今や、その疾患そのものになったのである。患者の経験の現実性と持続性、そして医学的な解釈との共約不可能性についての認識を保持しないまま、その診断名が患者を表現するものとして病歴に取って代わる。医学の対象、すなわち疾患が、その患者のことを意味するようになる。この見方における患者は疾患以外の何物でもなく、そして疾患は敵なのである。

複雑に入り組んだ医学の能力の一部が患者の病いのプロットを再構成し、その結末を作り変えるにつれて、医学の物語はこのような肥大に向かう傾向によって、患者自身に対しても医師の合理的なプロセスに対しても有害に働く可能性があるものに変えられてしまう。物象化は、患者を擁護する有用な「翻訳」の域を越え、一人の事例を診断上のラベルとしての事例へと要約的に還元してしまう。患者の物語とそれが表現している経験を奪うことはできないということを認識できない医師――あるいは医学哲学――は、患者の経験と医学の物語が別個のものであることを尊重することができず、物象化に対して単なるエチケット以上の抵抗を試みることはほとんどしないだろう。このようにして二つの物語が力を失った時、患者の物語と患者自身についての還元主義的見解がもたらされる。病いに関する近年の自伝の数々は、こうした見方が深刻な病いを抱えた人々の精神に対して与える危害を雄弁に物語っている。実際、多くの著者たちが自分の病いについて書いてきたのは、運命の不条理さに向けられるのと同じくらい、彼らが被った医学的物象化の不当性への反抗心に促されてのことなのである。

したがって、患者の経験を再構成し、それによって彼らの経験を解釈するという医学の実践は、その様々な利点の他に、診断の一般化可能性という目標を越えて患者を単なる事物に変えてしまうという危険性をも持ち合わせている。一見すると簡単だが実は有害なこの進行過程は、患者のストーリーの物語的要約につきものの対象と距離を置くことから、患者を疾患という対象に変えてしまう段階にまで至る。病いの主観的体験は認識可能な疾患のカテゴリーに変容させられねばならないが、これは医師による事例の構築に欠かすことのできない抽象化である。しかしこの変容した物語が、患者の体験と完全に切り離された医学的実体と見なされるようになる必要はない。フェリアー夫人による自らの体験の語りは、常に医療者の手の届くところにあり、医療者は彼女に対して、助けを求めようと思うに至った出来事についてもう一度尋ねたり、あるいはカルテに同様の出来事の記録が残されているかどうかを見るだけでよいのである。しかし彼女が質問されることは滅多にないし、もともとの現病歴が調べられるのは、未解決の診断上または治療上の問題点が残されている場合だけというのが慣例になっている。

学術的な立場から臨床研究に従事する専門家たちなら、物象化は非個人化と同様に不可避なものであり、科学的関心の正当に認められるべき副産物であると論ずるかもしれない。自らの専門分野において、治療困難あるいは危機的な症例しか扱わない専門家として、彼らの主たる職務は他の医師の相談を受けアドバイスを与え、データを集め、疾患のメカニズムの理解を改善するために臨床研究を行うことである。彼らの関心の焦点は、その病気を抱えている人物ではない。彼らの典型的な言い分は、「われわれが科学知識の水準を下げるという犠牲を払ってまで、共感的に手を握る方を好むなんてことがあるのか?」である。それと並行して起こっている臨床上の主張は、現代の病院、特にアカデミックな医療施設において時間は貴重なものであり、患者の苦しみには迅速な対処が必要だ、というものである。このような状況においては、医学的物語を構築したり症例を提示したりして彼らを表現することに比べれば、物象化する方が近道になり、患者に対する害も少なくなる、と彼らは主張する。ここで重要なのは、行われる治療と、それがもたらす可能性のある治癒である。この論理の筋道の行き着く先は、医師は人々を科学の対象物に変えるという犠牲を払ってでも純粋に生物医学的なものに集中すべきである、なぜならそれこそが、治療効果に対する重要な影響が起こりうる場だからである、ということになる[20]。結局のところ、患者の人生の物語に関して何ができるというのだろうか? たとえ、これらのことが患者-医師間の相互交流やその病い自体に影響を及ぼしていると認められるとしても、医学は患者たちの治癒不能な物質的状況や社会的状況、彼らの子ども時代、受けて来た教育、信念や期待や恐れ、愛や憎しみ、野心や挫折などに尽くす義務はない。そのような様々な事情は当然ながら、それらを支えている命そのものを救うことの次に位置づけられる。

これらの弁明は訴えるところのある実際的なものではあるが、医学による患者の物象化の主たる動機ではない。また物象化は、単にアカデミックな医療施設にだけ見られるものでもない。物象化が全ての医師にもたらす感情的な保護は、科学への関心の集中と強引な臨床上の実用主義のどちらに比べてもはるかに有力な、物象化の存在に対する根拠なのである。大腸癌の一症例になった人物は、治療学においては処理されるべき一つの問題であるが、大腸癌そのものになった一人の人物は一つの既成事実であるにすぎない。大腸癌は既知の経過を伴う、様々な性質や出来事の集積であり、身体への配慮は必要とするが自我の傾注は要しない。彼女は死に赴こうとしているのか？　不安なのか、それとも混乱しているのか？　怖がっているのか？　彼女の記憶または希望を表現しているのかもしれないあらゆる事柄が、無関係なものとして閉め出される。ウォルト・ホイットマンの「包帯を巻くのがわたしのつとめ」の中でのように、物象化は、ケアが何らかの身体的な効果をもたらすかもしれない領域に関心を集中させる。生物医学的科学は、われわれ皆に備わっている人間的特質である感情や経験を提供することには、ほとんど役に立たない。医師たちがこの限界を認識し、とりわけ死にゆく人のケアにおいて科学技術の驚異の適用を抑制してくれれば、それで十分なのかもしれない。しかし、医師たちが痛みを避けるということにも、彼らと医療ケアの質の双方にとっての代償はある。まずその時点で、患者と医師の対話が阻害される。患者を疾患という一つの医学的実在や診断上の価値だけに付随する対象物として見る傾向は唯我論的であり、患者を管理しようとするものである。それはケアの忌避、または機械的で感情を伴わないケアを助長し、慎重な観察を妨げることによって不適切な治療や新しい症状に対する誤解の可能性を生み、それらがほぼ確実に起きるようにしさえする。患者は事実上見捨てられる。病んだ肉体に還元される中で、生きた精神は無視される。医師たちは、まず注意を向けないことによって、さらに続けて死によって患者を失うだけではなく、自らの生涯の仕事と更なる学習の可能性を証明しうるような、回復を促す接触をも奪われる[21]。われわれの医療化された社会において医学の権威が現実を定義していることを考えれば、物象化は患者自身やその友人、家族が慢性の病いや死ぬということを上記のやり方で理解することを促進していると言える。自分自身にとってもそれ以外の人々にとっても、医学によって物象化された患者は、裏切った身体の中で自らの役割を演ずる一つの疾患になってしまう。これは言説の共約不可能性がもたらす、本来は無用で残酷な結末であり、もし他の形で認識され制御されていれば、科学的な医学の有効な一部分になるはずである。

患者の病いに関する自らの語りと患者自身の経験との共約不可能性を理解できない医師たちは、医療にしばしば起きる有害な結果をさらに悪化させる。何らかの補完と明確化が行われれば患者の物語は医学的記述と同じものになるとか、あるいは、その二つが異なるものだとしても、医学的記述はより現実的で主観的な経験をより良く説明できる、と彼らが信じているということは非常にありうることである。後者の見方は、患者たち自身によって助長される。彼らは結局のところ、医師たちによって理解され、正常な状態に戻してもらうことを望んでいる。いずれの場合にも医師たちは、患者に属する全く異なる現実を認めてそれに寄り添うことを妨げられている。二つの物語の違い——特にプロットと結末での違い——は、共約不可能性の構成要素であるだけでなく、それ自体、医師による患者への物語の必要な応答に対する障害物になっている。医学の物語は患者が受け入れるべき事実だけから成り立っているという確信は、医療とは何であり何を行うものかということに関して、双方の関係者による理解が欠けている事態に一役買っている。医学の物語が患者の物語を完全に消してしまった場合、医師たちは彼ら自身の不確実さ、無力さ、彼らの患者の死を失敗と取り違えてしまう。そして患者たちも、医師の無関心に怒りを抱いている時には、それらを医療過誤と取り違えやすい。

患者の物語を書き直す

物語がもたらす第二の貢献は、それ自体が一つの癒しの行為、つまり医師による医学上の事例の注意深い構築にほかならないということである。治療関係は患者への面接と医師が取得する病歴を基盤としているが、臨床医学の物語的な視点は、この活動に対して相応の重要性を認めている。患者の体験が正確に把握されて認識可能な医学的な改訂版に翻訳されないかぎり、病気は理解不可能であり、治療法を有効に処方することもできない。コンピューターを用いた疾患分類学やＭＲＩ画像診断の時代においてさえ、面接は診断作業のために欠かすことのできない主要なデータの源である。そして、「病歴を取る」という行為は、その言い回しからは受動的で透明であるように思わせるにもかかわらず、明確な医学的物語の構築作業の一部なのである。医学的推論の作業と情報の取り込みと除外のプロセスは、患者と医師の会話として行われる。ある内科医に言わせれば、「外科医には手術用メスがあるように、面接はわれわれの道具だ。われわれは患者を理解し、特定の個人に必要なものを判断するために病歴を取る」[22]のである。患者の病歴の有益さはどこであろうと強調されるが――おそらくは、主観を根絶するという近代医学の主な傾向に反しているがゆえに――医学教育はたいていの場合、医療面接に必要とされる重要な技能を軽視する。医学教育の目標は、誰が医師で誰が患者であろうとも、病いに対する一様な診断が得られることである。医学的な事実は「そこにある」ものと想定されるし、患者の病歴は、患者が協力的であるかぎりは単にその事実を記録したものと見なされる。その結果として得られる病歴は、しばしば「薄い記述」であり、これはクリフォード・ギアーツが、他者の経験を理解できるための処方箋として述べた「その中においては人間の行為が記号として意味を持つような想像的宇宙の再構築」とは正反対のものである[23]。

面接において起こる患者の物語の医学的な書き直しは、診断や治療には必須の部分である。患者の語りが医師の観察を導き、それから事例の物語における尺度として働くのと全く同様に、その書き直しは医師たちが臨床医学と関係のある認知的な技能を訓練することや、患者をケアすることを可能にする。この書き直しは疾患のスペクトラムの中にその病気を位置づけ、この状況についての生物医学的因果関係の操作をやり遂げると同時に、この病気が生じた状況の複雑さの意義を失わないように保つ。このようにして、医学はラクダの背を折るのに必要十分な最後の藁〔訳註：最大限に荷物を積んだラクダは、最後に藁を一本追加することで背骨を折ってしまうということわざに基づく〕を探し求めているとしても、複合的な因果関係を認識することができる。ひとたび直接の原因が知られれば、その医師は患者の健康を取り戻すために努力しながら、その原因を抑えるために働くことができる[24]。

医学は、患者の病いの物語を書き直す力だけでなく、その経過のプロットを修正する力も有している。治療法の処方は、再構成を行う診断のプロットから生じ、生命に関わるような恐ろしい結果を多くの場合に変える手段を医師たちに与える。患者の人生の物語の一章を開始する疾患の自然史は、正確な診断と迅速な治療によって変えられ、停止させられることさえあるかもしれない。医師によって流用され変容させられたとしても、患者の人生のその章は、幸運と技術に恵まれれば、平穏無事な（いわゆる幸せで、話題にさえならない）結末を伴って患者に戻されることもありうる。まさにこうした症状の再解釈を得るために、患者は医学的な助言と治療を求める。「私の病気は深刻なのか？」とイワン・イリイチは問う。このような個人的な関心に属する的外れな質問に対して医師が軽蔑の念を示すことは、診察を受けるためにイワン・イリイチが払う対価の一部である。判事としての彼に請願を行う人々が全く同じような彼の態度を受け入れるのと同様に、彼はそれを受け入れるのだが、それでもそれは人を傷つけるものである。その結末が幸せなものではなく、現在と将来の間に別の臨床的な物語が必ず生じてくると予想される慢性あるいは致死的な病いの場合でさえ、病気に関する医学的な語りは患者へと返される。「フェリアーさん、これが今までに私たちが発見したものです」と医師は言う。「これがわれわれのできることです。あなたにはこうした選択肢があり、私がお奨めするのはこれです」と。

医療的ケアを改善しようとする近年の数々の試みは、科学技術の発達やアクセスの問題以上に関心を持たれ、医師と患者の対話を推進している。それらの試みは、フランシス・W・ピーボディが「患者のケア」について講演した1920年代後半に始まる伝統に連なるものである。彼自身が病気であったことと、吸収しきれない量の科学的情報と彼には見えるものがある中で、一方では医師が診ている非常に多くの患者たちが器質的には何も悪いところがないことに困惑して、彼は自分の臨床実践の根本原理を発表した。「患者のケアの秘訣は、患者のためにケアを行うことの中にある」と書いたのである[25]。それほど遅れることなく、数々の医学研究に解決をもたらした、かの「ヘンダーソン・ハッセルバッハの式」を創り上げた生理学者、L・J・ヘンダーソンは、患者と医師を「科学的に」一つの統合されたシステムと考えることを提唱した。ハーバード大学の社会科学者たちによるパレート・サークルに参加したことに影響されて、ヘンダーソンは次のように記した。「面接では、第一に患者が伝えたがっていることに、第二に患者が伝えたがらないことを暗示するものに、第三に患者が伝えきれないことを暗示するものに耳を傾けなさい……相手が誰でも、その置かれた環境を知らずに、とりわけ、全く異なったものであることもある相手の考えと感覚を知ることもなく、一人の人間として理解することなど不可能だと私は言いたい」[26]と。

医師と患者のコミュニケーションを妨げる文化的ならびに心理的な障壁に関する最近の研究によって、そうした知識が蓄積され始めている。アラン・ハーウッドは、プエルトリコ人たちが医療に持ち込んだガレノス派医術の概念について記述しているし[27]、ラウンデル・スノウはアフリカ系アメリカ人の信念についいて[28]、ライル・サンダースはメキシコ系アメリカ人の診療について報告している[29]。これらの研究や同様の他の研究は、患者の健康についての信念や慣習に対する洞察を提供し、少なくとも暗黙のうちに、医学的物語の構成を豊かにしうる示唆を与えてきた。医師が文化的な前提を認識することは、「多数派」集団出身の患者の治療においても必要であり、民族的背景や階級、年齢層といった条件を患者と共有している医師の場合でさえそうである。ムリエル・ガリックは米国の中流階級が抱く医学的信条について書いたし[30]、エリック・J・キャッセルは、深刻な病いの時には中年の高い教育を受けた人でさえも陥る認知的退行に、臨床哲学の基礎を置いた[31]。これらの最後の二つの研究は、たとえ文化的要因が認知され制御されているとしても、共約不可能性は患者と医師のコミュニケーションの基本的な現実として残り続けることを示唆している。明らかな文化的障壁がない場合にも、患者と医師の溝はなおも存在している。医師と患者は、病いとの出会いにおけるそれぞれの役割のために、名目上は同一の病気であるものについて別々の物語を語りながら、異なる現実の物語的構築に常に従事せざるをえない。これは、医学のコミュニケーションの還元不可能な基盤である。

このことは、患者と医師が決して互いに理解しあえないことを意味しているのだろうか？　確かにこの状態が、必ずしも彼らにとって他の人間たちの場合よりも悪いとは言えない。われわれは誰しも常に孤独なのだ。患者たちと医師たちは、われわれに共通する運命の、しばしばより悲痛な形で現れる事例であり、危機的な瞬間に捉えられた人間の状況なのである。患者の体験を捕捉するためには、文化人類学のそれを超える配慮が必要となる。それは、物語の語り手が持つ配慮である。患者と医師の背景が何であれ——あるいは、とりわけ両者が目立って似ている場合——治療に不可欠なのは、両者が全く同一の言語を話しているのではないと認めることである。彼らは自分たちが共通の関心を向ける病いについて、同一の物語を語ることはないだろう。とりわけ医師は、病いに関する患者の語りが独自の存在論的地位と認識論的地位を有しており、それが受けるはずのいかなる医学的翻訳とも異なる種類のものであることを知っておかなければならない。さらに実行可能であるかぎりは、この語りが病歴および患者のケアの中で存在を認められ、説明されなければならない。

物語的な医学観は、医療面接の中で形成される病歴が構成されたものであることを強調する。このような患者－医師間の相互影響への注目は、病人に対するある種の態度の一部であり、その種の態度はそれ自体が癒す行為であって、医師自身の専門家および一個の生命としての感覚と結びついた素朴な美徳が備わっている。それは、他の人々が最終的には理解不可能かもしれないことを認める一方で、それゆえに唯我論や自己愛主義に向かうこともないという態度である。その代わりに、他者の物語を理解することが求められる。医師たちが治療関係に配慮することは、日常的な診療への専門的関心を涵養するという二次的な成果をもたらす。日常業務で感覚が鈍麻することと、死や死という言葉が示唆する治療の失敗に悩まされることを交互に繰り返す結果として、医師たちは苦悩に対して容易に無感覚となり、彼ら自身の苦悩に関してても少なからずそうなる。物語的な医学観——つまり、第一に患者こそ医学的な事例に包摂されない物語の源泉であり、第二にそうした事例は自然物というよりはむしろ医学的な構成物である、という認識——は、医学が癒やす行為であることを医師が理解し、医師の人生が患者の人生や死と交差していることの正しい理解を保つための手助けができるのである。

患者を語り直す

治療における第三の物語的行為は、医師が患者に物語を返すという行為であり、いかなる医学的物語も——慢性病や死が迫っている場合でさえも——患者の人生の物語ではないと認めることである。ここにおいて、医学的解釈が患者に対して語られる時に、二つの物語の共約不可能性はこの上なく明白になる。そして医師がそれらの物語の間の相違を認識し損ねることは、数々の小さな——だが患者にとっては全世界を揺るがすような——誤解を生むことになりうる。二つの物語は同一の身体的な現象を元にして生じるのだが、どんな中立的な言葉でもその両方を包含することはできない。物語のプロットや結末におけるずれが、日常的な診察における患者と医師の間の相互交流の結びとしてのやりとりに影響を及ぼすのは、至極当然である。この時点で医師と患者は、何が悪いのか、それはどの程度深刻なのか、それぞれが次に何をすべきか、といったことについて、ある程度の共通理解を表現する。医師は医学的な見地から何が症状を引き起こしているかを宣告し、継続的な治療についての患者の協力を求める。それはたとえば、投薬、生活習慣の修正、再診の予約、他の医療専門家への紹介などである。他に何が起こるにせよ、病気の物語は基本的には患者の手に戻される。患者はその病いの医学的な解釈を学び、たいていは説得によって自分自身の評価を変更させられる。たとえば、その小さなしこりは油断できず、更なる検査とおそらく手術が必要ですとか、そのひどいだるさはウィルスのせいで、じきに回復するでしょう、というように。患者は時に受け入れがたいことを受け入れることを求められる。そしてあらゆる患者は何度も、患者自身には意味をなさない、あるいは意図せずして誤解させるような用語が使われる中で、受け入れがたいことを受け入れねばならない[32]。医学における緊張の多くは、誰がその患者の病気の物語を語るべきかという問題と関連している。物語が適切に患者に返されないことで引き起こされる苦痛は、病む人に奉仕するという職業的態度とは反対の方向に走ってしまう。現代社会の医学への不満の大半はこれが原因である。

事実によって仮説を形成していく調査であるという点で、臨床診断はその方法において人類学者の作業に似ている。後者を記述する中で、バーニー・G・グレイザーとアンセルム・L・ストラウスの二人は、研究の成果はその対象となった人々に返されなければならないという原則を打ち出した[33]。これは倫理的な問題であるだけでなく、妥当性と信頼性の問題でもある。このように理にかなった根拠は、他の人文科学と同様、医学にも当てはまる。ごく稀なことではあるが、調査者が誤解してしまっていることもある。逸話が臨床の原則を吟味し、稀ではあるが重要な場合にはそれらの原則を改良するのと全く同じように、患者の経験の語りは診断や治療計画の試金石となる。物語を患者に戻すことは、強力な治療上の理由によっても支持される。患者はこれまで他者からの情報や助言、ケアといった形での援助を求めてきたのだが、今や医師が、これまでに聴き取られたこと全てについての説明と、その事態を改善するために行われうること全てについての説明を与えることになる。

患者に戻される物語は医学的な物語であり、それは定型的かつ伝統的な方法で患者の物語を流用してプロットを組み直したものである。あらゆる医学の物語と同様に、その結論はそのプロットと調和したものになる。すなわち、患者の苦悩の原因とおぼしきものの探求は、診断および治療の勧告で幕を閉じる。患者にはこの医学的な結末を病いの経験の物語に統合するという責務が課されるが、この責務は、多かれ少なかれうまく達成されるかもしれない――あるいは全く達成されないかもしれない。この結びのやりとりにおいて、物語の共約不可能性が再び表面化するが、もし二つの物語があまりにも大きく異なっており、医師が患者との距離を認識し損ねていたならば、その相互交流は破綻してしまう。薬は服用されず、再診は求められず、処方は中断される。医学教育において、患者の物語は別個の現実であり、肉体に関して確立された医学的真実の単なる初期版ではない、と医師たちが見なすように訓練することはほとんどない。それにもかかわらず、もし二つの物語が調和させられるべきものだとすれば、この認識は確かに生じなければならないものである。医師にとって、二つの物語の存在とそれらの共約不可能性を認識しないということは、患者たちを、納得できず、非協力的な状態や「指示不履行（noncompliant）」、あるいは診察に来た時よりもさらに孤独で苦しむ状態に陥れるという危険を冒すことである。

医師たちは、二つの物語の共約不可能性に強力で永続的な利害関係を有している。なぜなら、それは患者が経験する苦悩から彼らを保護してくれるからである。医学的改訂版が病いの物語の代わりをするために迅速に構成されるというばかりでなく、最初の主訴を除けば、主観的な病いの経験に関する患者自身の口頭での報告自体が医療記録の一部になることはない。医学的改訂版において、苦悩は科学以前の既知事項であり、単に調査されるべき事柄でしかない。患者が経験してきたものは、それが医師によって構成されると、事例の比較的重要でない一部になってしまう。

同様に、患者は慣行によっても医学的物語から遮断される。医療過誤の訴訟をめぐる現代的な不安が生じるよりはるか以前から、患者たちの繊細な感情には適切ではないとして、医師たちは医療記録を患者の目から隠しておいた。この見解によれば、医学的改訂版こそが現実の物語であり、病気の人々はその真実から守られねばならない。真実の告知が専門家の規範となり、治療についての患者のインフォームド・コンセントを引き出すための欠かせない一部である今日でさえも、記録を隠す習慣は続いている。医師たちは、彼ら自身が選んだタイミングで、彼ら自身が選んだ言葉を用いて患者に物語を戻すことを好んでいる。このような機会は社会習慣によって規定されている。それはたとえば、診察の終わりは患者が衣服を着終わった時であり、深刻な結果を話さねばならない場合は医師の診療室でなければならず、あるいは最近では、ありふれた病気なら身体診察が終わった時点で手早く告げねばならない、といった具合である。開業医の主治医による毎日の病院訪問〔訳註：米国の医療システムでは、開業医が自分の患者を病院に入院させた場合、その開業医は入院中の患者の主治医を続けることが多い。日本でも「病院開放システム」と呼ばれ、一部の病院において実施されている〕は、そういったもう一つの機会であり、メディケアによる支払の規則が考案されるずっと以前からすでに存在していた。実際、教育病院では、研修医が患者の実際のケアを引き受けているので、患者のために医学の物語を要約して語ることが主治医の診察の主な目的になっていることがよくある。このような物語の統制は、単なる傲慢の現れというわけでもない。というのも、物語を返すという行為は、当然のことながら、患者の経験の見地からその物語を再解釈することを必要とするからである。たとえば、「切開したところがなかなかふさがらないようですが、それでも金曜までには退院できるでしょう」というように。仮に患者たちが自分のカルテを読むか、自分の症例提示を聞いたとしても、細々(こまごま)とした生理学的情報の中に自分自身を見いだすのは難しいだろうし、そればかりか医学的な知識のある人々でさえも、自分たちをケアしてくれている人々の外的で「臨床的」な見方にぞっとさせられることになりかねない。患者は、医学的関心の下では物語の主体というよりも、むしろ対象物になってしまっている。カルテや事例提示、出版された事例報告は全く患者の経験と調和しておらず、彼らが提示する医学的改訂版と患者の経験との共約不可能性を無視している。このような形式の下では、病いの経験に関する患者の語りは、客観化され、感情を動かす力を剥奪されて、ほとんど認識できない。患者に対して医学的な物語を隠すという慣行は、この冷淡で客観的な患者観から患者たちを保護しているのである。

しかし、最終的には客観的な患者観は患者に戻され、その元になった人生の物語の一部にならなければならない。たとえば、どうやら大腸癌らしいが、全く希望がないわけではない、というように。医師－患者関係は患者の物語が医学的な言葉に変貌することに依拠しているけれども、その癒しの力は医学の物語それ自身に備わっているわけではない。医学の物語を治療的に使用することが非常に重要なのである。というのも、患者を癒すにはただ専門知識の力だけが必要とされるのではなく、治療上の決定事項と患者にそれを伝え直すことという二つの形で、医学的解釈を行為の世界に戻すことが必要とされるからである。その医学的な解釈によって正当なものとされた生理学的介入を欠くことはできないが、それ単独で十分であることは滅多にない。生と死――人生の物語の最後の部分の、平凡で物語を生み出さない最終章、あるいは序章――のためには、書き直され再プロット化された病いの語りが病人を語り直し、患者に返還されなければならない。臨床的な見方と、患者の病いの経験および人生の意味とを調和させるための試みがなされねばならない。患者と医師の語りがいかに共約不可能だとしても、患者に物語を戻すというこの行為は、治療関係の最も効果のある部分である。そして、両者の共約不可能性を医師が認識することは、そのために起こりうる副作用を克服するのに大いに役立つのである。

患者の人生の物語への関心は、医学に慣習的な物語の閉幕の感覚に抵抗する。ジェルジ・ルカーチの述べる物語のプロットと科学理論の機能の比較は、どちらの機能も「具体的現実から抽象的表象へ向かい、現実の発展的傾向への意識的参加に立ち戻る弁証法的な運動」[34]を導くというものだが、診断の探求に応用できると同様に、医学的なケア全体にも応用することができる。「具体的現実」、つまり物語のプロットが忠実に立ち返るべき現象は、患者の身体だけではなく、患者の物語からも構成されている。診断のサイクルにおいて、具体的現実とは疾患を指すのではなく、それは診断が探求する目標を生み出し鑑別診断を洗練していく、患者による病いの経験の語りである。解釈と再プロット化された物語、すなわち診断や経過予測や治療法の勧告は、病いを患っている当人に戻されなければならない。そこにおいて、疾患の主観的な経験に照らして再度検証されて、理論が実践の世界に入ってくる。どのような来院や入院でも、医師と患者の間にはこのように結論を導く会話が必要とされる。診断に関する結論が最終的に差し戻されなければならないのは、患者の経験に対して――そして、その経験についての患者の理解に対して――なのである。

患者による病いの物語は、医学の世界にとっては慣れ親しんだ物語の主観的な改訂版であるが、患者にとっては、その中にこの病いの医学的解釈が再度埋め込まれるべき、より大きな人生の物語の一片である。良医は、医学の物語は極めて重要ではあるとはいえ、それは患者についての一つの物語でしかなく、物語全体の一部にすぎない、という真実を認めている。医学の物語は、その患者の語りに含まれる病いの経験を完全に説明することも、表現することもしない。患者の人生の物語は、医学の物語の押しつけによって変えられ、おそらくは短縮されたように思えることもある。しかしそれでもなお、このより客観的な改訂版は、その患者が何者であるかということ、あるいは彼や彼女の人生の出来事の意味を置き換えてしまうことはない。特に予後不良が予測される場合、健康の中に潜在したまま残されているもの、すなわちこの悪い知らせが物語の全てではないということを医師は認めねばならない。診断は患者の人生の物語の全てではないし、結局はその人生の意味にわずかな影響を及ぼすだけかもしれないのである。

患者の主観的経験の医学的解釈に不可欠なものである異化（defamiliarization）は、患者が希求する知識やケアに不可欠な一部分である。しかし、いったん診断が下されると、その個人的体験と医学的解釈をどのように適合させるかという問題への熟慮と治療上のケアが必要になる。医師の解釈は、それが患者の物語とは全く異なるものでありながら、人生の経験の語りにある程度適合させなければならないという何かの意識を伴って、患者に戻されなければならない。致死的な病気であるという診断は、事態をより難しくする。今日では誰一人として、イワン・イリイチを診た医師の残酷さを疑う者はいない。彼は診断というパズルに隠れ、自分の患者に全く何の物語も戻さないのだから。それは、患者の側に聞く準備ができていない真実を告げる――「真実の投げ捨て」と呼ばれる――ことや、あるいは患者が理解できない言葉で告げることと同じくらい残酷なことかもしれないのである。患者自身の人生の物語の存在とその強さ、そしてそれが公式の医学的な語りと共約不可能であることを認識している医師は、むしろ賢明な両親が性にまつわる子どもの問いに答えるように、しばしば患者の質問を待って、徐々に真実を明かしていくように答えていく。だが医師たちは、患者が家に帰ってしまった後で生じる疑問に対しては、いったいどのようにして対応できるのだろうか？　また、彼らがそのような疑問、特に高齢者や人見知り、あるいは鬱病患者、社会階層の異なる患者、異民族グループにいる患者たちが抱く疑念や不安に対して開かれているということを、いったいどのようにして確かなものにできるのだろうか？

いくつかの疑問に対して、医学は答える準備ができていない。個人としての医師はそれらの疑問に答えようとするかもしれないが、医学それ自体にとって患者の関心事の大半は、ボロロ族が彼らの魂の運命について調査に来た人類学者に語ったことと同じくらい、親しみやすいと同時に客観的な説明を許さないものである。ボロロ族の語りのように、それらの関心事は、それを語る人々にとっての、体験の意味を具体的に表現している。病いがどのように人生における出来事と結びついており、なぜ同一の疾患が患者ごとに違う経過を辿るのか[35]、病気の責任は患者にあるのかどうか[36]、病いによって引き起こされた恐れや怒りはどのような影響を及ぼしうるのか[37]、疾患とその結果に対して患者は（処方薬の服用を含む）どのような管理を実践しうるのか[38]――等といった患者の物語にとっては重要なテーマについて、医学そのものはおおむね沈黙を守っている。

診断や処方が本当の意味で患者の物語に幕引きをもたらすのは、ごく軽い病気の場合だけである。幸運なことに、われわれの大半にとって、つまりわれわれの人生のほとんどについては、これらがわれわれと医師との間の唯一の邂逅となる。腕の骨折や咽頭炎の場合は、医師にその病いの経験に付き添ってもらう必要がないこともある。しかし、疾患や病状が単純な治療では治癒しないか、あるいは重大であったり、長期化や再発、悪化するという場合の全てにおいて、患者の物語に幕を下ろすためには、狭義の医学的解釈以上のものが必要になる。エドモンド・D・ペレグリノとデイビッド・C・トーマスマが医学に不可欠なものとして述べた三つの問い――何が問題か？　何がなされうるか？　何がなされるべきか？[39]――のうち最初の二つはそもそも、その患者の人生あるいはその病いの意味に関わる問いではない。それらは、医学の物語の中で、病いの診断と適切な治療法の選択によって答えが出されるような問いである。第三の同じくらい重要な問い――この患者のために何がなされるべきか――は、患者の人生と価値観に応じて答えられねばならない。アラスデア・マッキンタイアは、倫理的な考慮は人生の物語的な性質と密接な関係があると論じている[40]。医学においては、そのような患者の人生の物語に対する考慮が更なる検査や治療の選択肢を変更し、決定することさえあるかもしれない。医師が病気に関する患者自身の最初の語りを引き出した時に始まった物語的療法は、どのようにして患者が医学的解釈を彼または彼女の人生の物語に統合するか、その診断が病んでいる個人にどのような意味を持つか、ということに医師が配慮することで、適切な終わりを迎える。何よりもまず医師には、喪失と変化に関する患者の物語、そしてその物語と医学の完全に成功裏に終わった物語、たとえばリンパ腫や黄斑変成症の速やかな診断などとの共約不可能性を認めることが必要とされる。

構成された物語を患者に即座に戻すことは、医師の役割に説得力を与えると同時に、その限界を示す。患者たちは、自分の事例に関する医学的な事実以上のものを必要としているので、その知識を自分の人生の言葉に翻訳することができる必要がある。このことを達成できるように彼らを援助することが、良い医療であることは論を俟たない。医師にとって、医学的な語りを病いの個人的な意味と和解させる試みは、大いに説得力を持つ行為である。それがうまくいけば、助言はもっと快く聞き入れられ、診察はもっと進んで求められるようになり、薬はもっと快く購入され使用されるようになるだろう。レオン・アイゼンバーグが指摘しているように、そのような配慮がもたらす治療上の効果に関する近年の理論が全て実証されてはいないとしても、それは少なくとも、一般的には品位ある振る舞いではある[41]。

物語に癒しの力があるなら、なぜ医師たちはこれまでほとんどの場合に沈黙してきたのだろうか？　ペドロ・ライン・エントラルゴは、彼の信じるところでは医師たちの沈黙の伝統は、アリストテレスの死、キリスト教の創始から続いていると説明している[42]。ジェイ・カッツは、最近になってこの問題が顕在化したのは、権力の支配的な行使のためであると強く主張している[43]。現代医学は、古代のヒポクラテス的な医療実践とは、治療能力の点でも、治癒が見込めない人々に対するケアへの関与を等しく重要視するという点でも異なっている。物語を要求しているのは、知識でも治療能力でもなく、人間の病いや慢性の病いに対するケアや死ぬことについて、われわれがいまだに理解していないということ全体への認識である。これらのわれわれが理解していない事柄が、沈黙が破られることを要求しているのである。

賢明な臨床家が患者とのコミュニケーションに当たる新米医師たちに与える助言は、アルバート・マレーの『トレイン・ホイッスル・ギター』の若い語り手が受けた助言と大いに似たものになるだろう。リトル・ミスターと彼の親友は、不景気な南部の小さな町を離れて、彼らの英雄的存在であるルザナ・コリー、第一次世界大戦で勲章を授与されたギタリストでギャンブラー、語り部であり数々の偉業を成し遂げたやり手の人物にして放浪者、の仲間に加わるつもりで貨物列車に飛び乗る。彼らが驚いたことに、ルザナ・コリーは学校に通えという手厳しい言葉とともに、断固とした態度で少年たちを故郷に向かう列車に乗せる。彼の別れの言葉は、言説の共約不可能性による危機に陥った人々全てにとっての問題に言及している。

そして彼は、黒人種と白人種について再び語りだし、黒人の若い世代は黒人のようであって白人のようでもあると思われているが、それでも黒人なのだ、と言うのだった。その時、彼は水面の向こう側を見ながら座っていたが、やがて別の貨物列車がやってくる音が聞こえると、立ち上がって支度をしながら、俺を見てもいいが、俺を追おうとはしない方がいい、と言った。[44]

マレーの英雄はわれわれに、一般的な生物医学的原則と特定の病状の間にあるべき正しい関係のためのモデルを与えてくれる。それは医師の三重の義務の縮図である。それは、第一に、主観的な経験を認めること、第二に、分類学的な抽象概念に当てはまり、生物医学的法則で説明されうる医学的改訂版として、その経験を再構成すること、そして第三に、その解釈を患者へと戻すことで、今や医学的解釈もその一部となった患者の人生の物語を理解し、肯定することである。

第八章
物語のための事例

「おそらくきみの欠点というのは、原因から結果までの厳密な分析そのものを、事実に即して記録するという態度に徹するのではなく、記述のひとつひとつにいろどりを添えようとするところにあるんだと思う――事件の調査に関して唯一注目すべきなのは、じつをいうとその、原因から結果にいたるまでの厳密な分析なんだけどね。」

（シャーロック・ホームズのワトスン医師への指摘、『橅の木屋敷の怪』より）

トルストイの描くイワン・イリイチは、病いに倒れるとすぐに、彼を診察する医師の中に、裁判所判事として彼自身が長けている「新しい仕事の手法」〔訳註：以下『イワン・イリイチの死』の引用は光文社古典新訳文庫による〕を認める。その役職において彼は「一つの姿勢を身に着けた。すなわち職務に関係しない事情には一切関与せず、いかに複雑な事例であろうと一律の形式に当てはめ、調書を作成する際には自分個人の見解を完全に排除して、ひたすら外面的事実のみを記述し、そしてなにをおいても所定の手続きはきちんと守る、という姿勢である」。しかし今や、彼の医師を通じて次のような場面が展開される・・・

打診も、聴診も、あらかじめ決まった、明らかに無用な答えを要求する問診も、そして「われわれに任せていただければ、万事大丈夫です。われわれはどんな問題にも必ず対処できる方法をわきまえていますし、どんな患者さんも同じように扱います」という声が聞こえてきそうな、もったいぶった態度も。これは全て、法廷で行われていることと同じであった。彼が法廷で被告に対してとるのと全く同じ態度を、医者が彼の前でとっていたのである。[1]。

権力の官僚的運営における公平さと自制は、贈賄や依怙贔屓よりは好ましい。けれども、われわれは「新しい仕事の手法」がイワン・イリイチ――初めはその新しい仕事の手法を実践する人物であり、そして後には、いったん病いに罹るや、医学的形式の中でそれによる、上記のような冷徹な専門主義の被害者となる――のためには不足であることを見ることになる。患者たちは診断以上のものを必要としている。彼らの必要とするものを供給するために、医師たちは伝統的な医学における病歴（case history）よりも、もっと豊かな事例の物語（case narrative）を手に入れなければならない。

物語は臨床判断を形作る。医療の実践においては、ヒトの生物学に関する膨大な知識の集積が、比較可能な実例の経験についての物語を通じて、患者に対して類推的に適用される。良質の医療ケアを提供する能力は、医師の臨床的なストーリーの蓄えと、その物語がこの特定の事例とどのような関係がある（あるいはない）のかを理解することの双方に依拠している。医学部の初めの二年間において生物医学的科学の原則が暗記されるのと全く同じように、後半の二年間の臨床実習においては臨床上の金言と規則が吸収される。しかし、いくら実践に基づいた金言の特異度が増大したとしても、多くの場合その適用可能性はいまだに不確定である。事例に基づく他の調査法――法律、道徳神学、犯罪捜査――においてと同様に、医学における判断は、当該事例について語られた状況を多少なりとも同じ種類の他の状況と比較することによって形成される（そして、原則の個別的解釈における相対主義も、このような比較によって統御される）。

医療における物語の普及は、上記のような事例に基づく経験的な知のあり方が、たとえその影響が公に認められることが滅多になくても、臨床実践の中では広く受け入れられていることを示唆している。倫理的判断もほぼ同じく、事例に基づく方法で行われる。その結果、生命倫理運動の黎明期において、教室を出たばかりの哲学者たちは、倫理的判断を導くはずの全てを支配する諸原理を医師たちが知らないか、あるいは意識していないように見えることに失望を覚える。彼らはすぐに、事例に基づく熟考の効力を学ぶ。驚くことでもないが、近年の決疑論の哲学的地位の擁護は、医学領域で仕事をする哲学者によるものであり、また彼らの臨床領域の同僚が現場で用いている手法に影響を受けている[2]。レオン・カスが述べたように、医学は「知識あるいは専門技能と人生の重大事の間の道徳的な関係」への理解を生み出す、肥沃な土壌なのである[3]。

病歴の構築は、医学を考える上で欠かせない部分であり、臨床教育および個々の患者のケアについて判断を下す際に必須である。しかし、診断を越えて患者へのケアに関する優れた判断を下すには、伝統的な医学的事例よりも豊かな物語が必要になる。慢性疾患が大部分を占めるこの時代においては、医師の物語の集積は、伝統的な医学教育が提供する臨床事例だけではなく、健康な者と病む者の双方に役立つ人間の本性と人生の様式についての、実践的な知識を含むべきである。病理学的事例の百科事典的、言い換えればシャーロック・ホームズ的な知識に加えて、医師は病いと医療ケアが生起するところの諸々の人生に関する文学的な感性を必要とする。過去二十五年の間、医療関係の思索家たちは医療者の個別事例への理解を深めようと務めてきた。これらの批評家たちは、ある者は一つの事例を把握するために適切と見なされる「事実」の数と種類を増やし、ある者はより一貫性のある年代記の中に述べられた内容を組織化し、またある者は物語の形態や微妙な表現に注目することによって「事例」そのものの概念を発展させ豊かにしてきた。総じて、彼らは医学の物語の再形成を目指して働いている。彼らの議論は、技術的および経済的制約によって医学的実践が変化した時代にあって、成功を収めた場合もあればそうでない場合もあった。にもかかわらずこれらの圧力は、患者とその人生の選択に関するより豊かな感受性を一層必要なものにしただけであった。医師たちは単なる技術者になってしまうことの危険を強く感じとっている。彼らの患者への治療がほんの短時間、ほとんど互いに名前も知らないまま診療する場合であっても、慢性的な病人の世話をするのであっても、いずれにせよ、豊饒な事例の物語の「色彩と生命」の中には、患者のための知的かつ道徳的な援助を見いだすことができる。患者の物語が持つより大きな意義は、それが毎日の医療の実践を活気づけ、病いを患う人に注がれる配慮の質を改善するということである。

アキレスの盾

『イリアス』の真っ只中でホメロスは、アキレスの新しい盾の製作について描くために戦争の進行を一時中断する。それは物語的には脱線であるが、（他の技巧と同じように）それ自体が一つの物語的技巧である。包囲されたトロイア人がギリシア人を彼らの船に追い返したので、アキレスは友人のパトロクロスに、アキレスが父から受け継いだ鎧を着け、アキレスに変装して戦いに赴くことを許す。パトロクロスはヘクトルに斬り殺され、その遺体と鎧は敵に奪われる。悲嘆に暮れ、怒りに燃えるアキレスは、ついに戦いに戻ることを決意する。彼の母であるニンフのテティスは「名工」〔訳註：以下、『イリアス』からの引用はできるかぎり岩波文庫版の第十八歌によった〕へパイストスを説得して、息子のために新しい鎧一式を鍛えてもらう。この戦争の転回点において、ホメロスは、神による創造の驚異についての、主題から逸れた長大な記述をわれわれに向かって述べる。それは驚くべき盾である。ホメロスはそれを「五重の造り」、すなわち五層の厚さと描写しているが、その言い回しが本のページのように五層に折りたたまれていることを意味するだろうことは容易に想像がつく。というのは、全世界がそこに表現されているからである。第一層は物理的世界である。

そこには大地あり天空あり海がある。疲れを知らぬ陽があり、満ちゆく月、また天空を彩る星座が全て描かれている――

（第十八歌、557－560、ロバート・フィッツジェラルド訳）
〔訳註：岩波文庫版では、第十八歌483－489に相当する〕

次の第二層は二つの都市であり、一方は平和で、結婚式が挙行され、殺人をめぐる言い争いの裁決が行われている。もう一方は戦時で、トロイアのように包囲され、交渉を拒み、待ち伏せを試みて、戦端を開いている。ホメロスが描写するように、これらは静止した情景ではなく動いている画像であり、行為に満ちている。それらは叙述可能な人生の波乱に富んだ一幕である。われわれはこのような描写をかろうじて一枚の盾の表面上に静的な表現として固定できるだけであり、その物語に没頭している読者としては、そのように試みはしない。この視覚的表現は、時間経過と共に行為を伝えているというのが正しいように思える。何といっても、それは神の手になる工芸品なのである。

宇宙論と政治だけが盾の主題というわけではなく、明らかにヘパイストスは利用可能な空間を全てそれで満たそうとはしなかった。彼は、鋤で耕された畑、王の小麦の刈り入れ、そして人々による祝宴の準備を付け加える。どこか別の場所では、水が引かれた葡萄園で子どもたちが歌いながら収穫している。牧場の牛たちが二頭の獅子に襲われる。さほど遠くないところにいる猟犬たちは、閑静な谷で羊たちの番をしている。最後に、若い男女が腕をつないで輪になって軽々と動き回っている踊りの場があり、盾の外縁の回りを壮大な海流が円を描いて巡っている。

この『イリアス』の武勇、死、そして喪失についての記述の只中で、われわれは、完全で、豊かな装飾を施された人生の象徴を見いだすが、それだけでなく、それは単なる軍人の装備だとわれわれが予想しただろうものの一部なのである。脱線が思いがけない長さで叙事詩の主要な行動に割り込んでいることは、その盾とその技巧の重要性を示している。アキレスの名声と神々との関係に反して、それらの場面は小さな日常的な出来事の数々を表現している。それらは、そこから『イリアス』の物語が生じるところの人生そのものである。それらの人間の経験の全体の象徴は、戦争および叙事詩そのものをより大きな人間活動の文脈の中に位置づけており、われわれはこの象徴が、戦いに立ち戻る英雄に提供された守護の一部であることを感じさせられるのである。

盾は物語の縮図であり、人間の生涯の象徴である。芸術の諸作品は一般的に、存在しない物事を示すことによってわれわれに知的な喜びを与える。当然ながら、これらは嘘（lie）ではなく、創作（fiction）である。言い換えれば、単にわれわれがまさにこのやり方で経験したなら、物事はそうなるだろうという真実の記述である。トロイア戦争の開始から九年目に、ヘパイストスは包囲され混乱した都市と、平和で秩序だった都市の双方をほうろう引きの絵画として描いた。われわれは一方においてトロイアを認識し、『イリアス』の外側では他のものがまだ存続していることを想起させられ、おそらくは確かにそうだと安心させられる。その向こうでは、生活は季節ごとのいつもの行事――耕作、収穫、祝祭――に彩られ（そして物語はそれらの一部である）、平和な田舎がある。そこでは自然と芸術が叙述可能なもの全てを提供する。獅子たちが暴れ回り、幸福な葡萄の摘み手たちの間で一人の少年が「夏への葬送歌」を歌い、二人の軽業師が「魔法の」踊りの輪を跳び越える。

ヘパイストスの創造物の象徴的な完全性は、われわれ全てにとってあらゆる芸術の暗喩であるかもしれないが、医師にとっては特別な適合性を持っているように思える。文学はとりわけ知の源泉を構成する。経験に親しんでいる人々にとって、物語はそれを確実なものにする。何か新しいことを読んでいる人々においては、人間の可能性についての視界が拡大する。これは、医師や医学生にとって特に有益である。彼らの教育はしばしば、まるで医学の実践が単なる一つの科学であって、文化的かつ情動的な多様なものに遭遇する社会的な冒険ではないかのように進行する。病いは非人間的な邪悪と見なされ、死は悪いものであり、医学の使命は次のように簡潔に描写される。病む人を健康な状態に戻し、死を阻止するか、少なくとも先送りすること、というように。医学の教科書には結局のところ、病んだ人々はほとんどおらず、一人の医師さえもいない。病いと医療の実践に意味を与える人間的な経験は、どこにも存在しない。「時に癒し、しばしば和らげ、常に慰める」。ただこの古い金言のみが、今日では聞くよりも読む方が多いのだが、人生のエントロピー的現実〔訳註：最終的には熱的平衡＝死が避けられないということ〕に直面する医学の役割を想起させるものとして存在している。

文学と医学

医学はその行為の意味と価値をどこに求めるのだろうか。人間の行為の総体の中で、医学が占める場所についての考えの源泉は何なのだろうか。医学の専門家は、医学の知および知の重要性を確信しつつ、より医師の仕事に近い社会科学者や人文学者よりもむしろ、二十世紀初頭の論理実証主義的物理学者を見習う。対照的に、人間科学は執拗に人間科学自体を研究することに着手した。人類学と社会学はどのようにして他の人間を確実に理解しうるのかについて悩み、歴史家は出来事をその語りから分離することの不可能性に没頭している。社会科学は総じて、量子力学がそうであるように、知る者と知られるものの間の宙吊り状態についての討論に惹きつけられてきた。文学の研究者は読み書きと知識に関する理論で武装して文献に取り組み、哲学者は知の基盤だけではなく、その実際の可能性をも議論している。一方で医学は、断固として「現実世界」に向かって外側を指向し続けてきた。

医学は、それ自体の意味あるいは病いの意味に関する問いに自ら取り組むことができない。これらは、現在考えられている医学の領域の一部ではなく、むしろ宗教や人文学、様々な価値志向的な社会科学の領域である。哲学者や歴史家や社会学者は、彼らが科学を研究するように医学を研究してきたし、これらの研究は医学が何であり何をしているのかに関する有益な記述を含んでいる。多くの文学批評家が、文学は社会の現実に関する無条件の直接的記述を提供するという見解が不適切であることを見いだしているとはいえ、文学は、医師のしばしばひどく孤独な仕事、回復の見込みのない病人の看護という厳しい労働、患者による病いの経験、死に逝く過程を理解する生き生きとした方法である。小説、詩、劇といったもの全ては、医学に人間的な経験の映像を提供する。文学によるあらゆる範囲の人間の可能性の表現において、われわれは、医師であること、病気になること、そして癒しを学ぶことが、全体性とどのように調和するかを目の当たりにするかもしれない。

文学と医学は、それらが個人的な経験の特定の語りを与えてくれるという点で、人間に関する他のほとんどの研究とは区別される。文学批評が抽象的でありうるのと全く同様に、医学的知識もまた、特に教科書という形式においては、抽象的でありうる。しかし医学においては、知識は個別事例への適用可能性の中でのみ意味を持つ。文学的物語のように、医学的な事例の病歴は、特定の時間と状況のただ一つの組み合わせについてのものでしかありえない。医学は――いくつかの意味で――患者が医学的配慮を求めて来院すること（そして、患者が自分自身を提示すること）において開始され、また、それは――これもまた複数の意味で――その病人を取り扱うこと（とその病人に対する治療）において終わる。文学と同じように医学的な事例の病歴は、医学が個人に示す配慮を具体化する。病歴は、いったんは人間という存在に関するわれわれの一般化を検証し、同時に人間の経験の集積を具体化する状況に関わるのである。

患者について読む

この幅広い体験の個別化は、病いについての現代のストーリーにおいて頻繁に見られる。近年では、「私が受けた手術」という患者のストーリーが大量の書籍や記事における一群を成してきた。病いがその作品中で主要な役割を演じている伝統的な戯曲や物語も、少数だが存在する――聖書のヨブ記やソフォクレスの『ピロクテテス』が思い浮かぶ。しかし、ようやく最近になって、われわれが慢性疾患の犠牲になってしまうほどに長生きし始めた結果、個人の経験としての病いを考察する、非常に多くの物語が書かれることになった。トーマス・マンの『魔の山』はある意味でそのジャンルの原型であるが、その小説の中ではまだ主人公は語り手と距離を置いており、両者は共に著者とも距離を置いている。その物語は病んだ社会の暗喩になっている。それに対して、アメリカにおける現代の病いの物語は、教養小説〔訳註：若者が様々な体験を重ねて人間的に成長する過程を描く小説〕の中年向け版となっている。主人公－語り手と著者は、彼または彼女が選択したわけではない状況における個人的成長を描いた自伝的〔あるいは自伝的創作の〕記述の中で、一つの人物像へと折りたたまれる。

われわれは選択の欠如という点にどうしても注意せざるをえない。非宗教的かつ技術主義的なこの時代に、人間であるということが何を意味するのかについて、医学がわれわれの理解の中心を占めるようになってきたので、旺盛な公衆の欲求は医学の物語をますます求めるようになってきた。例を挙げれば、小説、自叙伝、ルポルタージュ、劇で演じられる物語などである。これらの物語は、管理の失敗と死滅の脅威を題材にしている。それらの物語は、社会が人生に与える価値、苦痛の意味、人格の定義、米国の自律性にさえ限界があること、そして権威・選択・機会・個人の死に対するわれわれの態度に至るまで、われわれが考えることを可能にしてくれる。われわれの公的議論の大半が、AIDSの流行以前でさえ、疾患と医療ケアに関連していた。「人間的関心」の詳細によって肉付けされて、事例の物語が臓器移植チームの大いに喧伝された冒険譚の素材になった。病院の危機と陰謀は、テレビの毎日の視聴率対策の頼みの綱である。重篤な病いの病誌（パトグラフィー）は現代の伝記文学の一つの重要なジャンルになっている[4]。保健政策の問題が議論され、必然的にその法律に関する政策表明は、公共政策の抽象的領域においてではなく、個別の事案として提示される。個人名がそれらの問題、そして時には決議案を表すようになる。たとえば、ダックス・コワート、カレン・アン・クインラン、ベビー・ジェーン・ドゥー、エリザベス・ブービエ、ロック・ハドソン、ベビー・エム、ナンシー・クルザンなどである。医学の事例はしばしばフィクション、特に戯曲の萌芽である。ブライアン・クラークの『この生命誰のもの』[5]は、望ましくない生命維持を行う医療に対する社会的議論を巻き起こした作品だが、おそらく、『ヘイスティングスセンター・レポート』の中のロバート・ホワイトとH・トリストラム・エンゲルハード二世によるコワートの事例に関する1975年の議論から着想を得ている[6]。1985年には、ラリー・クラマーの『ザ・ノーマル・ハート』[7]とウィリアム・ホフマンの『アズ・イズ』[8]が、それらを見て新たに不安を覚えたオフブロードウェイ〔訳註：ニューヨークにある比較的小さい劇場で上演される演劇〕の観客に対して、人間的なまなざしとＡＩＤＳを無視することの政治的代価を伝えた。われわれは、このような病いの記述が、一つの共同体としてのわれわれが何者なのかを告げてくれることを期待する。それらの作品における危機は、個人の権利の課題、決定をなす際に衝突する利害の調整の問題、われわれの政治的選択が行ってこなかった資源の分配に関連している。それらの想像上の冒険においては、平凡な人々が自分自身について自ら規定し、英雄的行為さえも行う機会が探究され、われわれの人間性の境界条件を描写するのである。

これらの物語や戯曲や自叙伝は、他の時代や場所で他の語り手たちによって語られた、平板で必要最低限な内容の医学的病歴に基づいている。それらは、医学の物語が失ったプロットと主題を補うために、医学的なストーリーテリングの慣習を乗り越える。実際、多くの病誌、特に致死的な病いに関する一人称の物語は、病歴から徹底的に除外された多くの事柄を精密に補うために患者の手で書かれてきたように見える。それらの多くは、この動機に関して非常に率直である。それらは単に読み手としてのわれわれに欠けているものを補うためだけではなく（想像もできないことについて考える他の方法がほとんどないので、われわれは致命的な診断について病的に興味を持つのだが）、何よりもまず彼らにとって失われたものを修復するために書かれたのである。エリック・キャッセルが指摘しているように、苦しみ（suffering）は痛み（pain）とは全く別個のものであり、死とさえも全く別個であって、医学の目標は苦しみの除去であるにもかかわらず、多くの患者は彼らの疾患ではなく、彼らに対する医学的治療によって苦しんでいる[9]。病誌は、医療ケアによって彼らの身体に引き起こされた損害や、彼らを全く大切にしないケアについて記述し、時には復讐しようとする。それらは、人間の苦しみや病いに対する反応、医師－患者関係の困難さと希望、医学的治療の受容と拒絶、病む人の人生における病いの意味といった複雑な問題に取り組んでいる。その取り組みの中で、病誌は人間の病いの経過における因果関係と結果についての厳密に科学的な事実よりもっと幅広く、事例の医学的「事実」を想定するのである。

医師が患者のストーリーに慣れ親しんでいることは最終的に彼らの医学的事例への理解を豊かなものにするかもしれないが、病誌は事例の物語の代用にはなりえない。病誌にどんなに価値があるとしても、その焦点は疾患ではなく患者にある。対照的に、事例は本質的に診断という目的に奉仕するものであり、この目的のためにはその狭量さがむしろ意味を持つ。それはやっかいで混乱した経験の細かい事柄を順序立て、臨床上「無関係なこと」を取り除く。それは、医学が患者のケアの中の特定のものに焦点を当てること——実のところ、強迫観念に囚われているといってもよいほどである——を促進する。というのもそれは、同じ種類の全ての事例が実際に同じわけではないということを常に想起させるものとして働くからである。それは、一般的な法則と特殊な状況の間のやっかいな関係に対する医師の自覚を保持させることによって、医学的な介入を明確化する。それは、規則の例外を記録して記憶する手段を提供することによって、不確実性に耐えることを奨励する。これらの全ての理由で、事例の物語は医療実践の中核であるとともに、その認識論の中核でもある。事例の物語はその認識論の構成産物であり、主観的経験（および他者によるその経験の主観的記述）が、臨床的ケアの最初のデータとなり、かつそれによって基礎づけられるデータでもあるような領域での、合理的な探求に必要不可欠なものである。患者の病歴として、物語は一人の人間の経験と他の人が交流することを可能にし、媒介された事実としてのその重要性を強調する。それはたいていの場合、われわれがし続けなければならない最善の行為である。患者の病いの経過に関する記述として、時間に伴う変化についての事例の物語の表現は、臨床的推論に不可欠な道具であり、展開するパターンの比較と対照を推進する。物語は個別的状況の未制御かつ制御不能な変数を調整し、敢えて不変の規則へ固定化しないという臨床上の柔軟性を可能にする。科学的に言えば、それは、現象への忠実さと、医師たちがその原理自体の説明力に関する最終的な権威者であるという認識を育てる。教育学的に言えば、物語は、生物学の諸原理と特定の臨床事例という事実を媒介する一種の実践的かつ臨床的知識を可能にすることによって、臨床判断を促進し、改良する。

それにもかかわらず、救急治療を除けばどんな場合でも――そして時には救急においてさえ――伝統的な医学的事例は拘束性を持っており、医療の実践や診断および処方のために患者に対するケアを限定する。この物語が臨床判断に磨きをかけるのと全く同じように、創作と病誌は病気と傷害の文脈となる人間的な問題に対する医師の認識を拡大する。事例に関する知識は、臨床の可能性に関する意識を鋭敏にする。人生の物語に関する知識は、患者に対する配慮や、彼らの奇妙さと平凡さに対する関心――そして、この両者に対する寛容さ――を育てる。特にプライマリ・ケア（一次医療）において、この関心と配慮は肝要である。ジョン・バーガーは、一人の医師を描いた『幸運な男』の作中で、北イングランドにおける一人の一般開業医の日々の診療を描写している。北アメリカの三次医療施設の研修医の基準からすれば、この村医者が診ているずらりと並んだ病いはひどく「退屈な」ものである[10]。どこにでもある一般診療と小説でのそれの相違は、工場が撤退していったためにその地方の生活水準が低下していることだけである。その医師（それゆえに、語り手と読者）の興味をそそるのは、彼の患者たちの人生において彼が果たす役割である。患者たちにとって、彼は「彼らの記録を頼まれた書記係」[11]である。それは歴史的で、文学的でさえある仕事である。彼は、展開していく彼らの人生の物語の中の、単なる傍観者ではない。彼は厳しい真実を知っている。彼らの人生の中で何かがうまくいっていないことを理解している。ウィリアム・カーロス・ウィリアムズは、自分のごく平凡な患者たちに魅惑されており、「私の『医学』は、自己という秘密の庭への入り口を与えてくれるものだ」[12]と独白する。しかし、今日ではこのような実践をしている医師はますます少なくなり、「ケアの継続性」は二十年以上にわたって医学の流行語であったりそうでなかったりを繰り返し、学生がその喜びを理解するように訓練しようとしている教育機関はほとんどない。

自叙伝や小説を読むことは、このような物語的感受性（narrative sensibility）を形成するために必要なのだろうか？　老練な医師の叡智と感性は、文学の助けをえずとも、患者に注意深く配慮して過ごした日々を通じて蓄積されるかもしれない。しかし若い実践者は、自分を支える人生観の基礎になるはずの大量の事例を入手するよりも前に何をすべきなのか？　また中年の医師は、悪運や愚劣さや人間の邪悪さの身体への影響によって、患者の人生の物語に心を動かされなくなった時、何をすべきなのか？　医師たちは困難な、あるいは滅多にない事例の記事や、古い疾患の物語のプロットを作り変える希望をもたらす進歩に関する記事を求めて、専門学術誌に向かう。それと同じように、小説、自叙伝、戯曲の中で彼らは、人間行動学の教科書を越えるだけではなく、彼ら自身の経験の民族的・年代的限界を越えて、人間に関する知識を広げることができる。たとえば、トルストイの『イワン・イリイチの死』を読んだことのある医師は、一人の患者の望んだわけではない死への滑落を想像する。彼または彼女は、病いの恐怖は全てが身体的なものではない、という可能性を楽しむこともできる。たとえば、一見冷静沈着でうまくいっているように見える末期の病いを患っている患者は、家族や友人という支えを欠いているかもしれないが、ある意味では真正なる人生を眼前に見いだすかもしれない、というように。長年の診療はこの認識に等しい叡智を提供するかもしれない。しかし、救いようも判断しようもないことではあるが、それらの年月はまた「全部見尽くした」その医師を無感覚にしてしまうかもしれない。

患者の診断と治療における実践的な叡智を磨くために、医師は物語によって媒介された決疑論を利用することを教えられる。研修医の研修期間は、多数の事例の蓄積を行わせるとともに、新人医師にそれらの賢明な使用法を教えるための長い徒弟見習い期間である。ほとんどの医師、特にプライマリ・ケアの道に入る者は、この事例に基づく推論法を、診断と治療だけでなく、病いを患う人々に対する判断および効果的なケアを提供するための最善の方法にまで広く適用する。ある程度まで、医師は「事例の管理（ケース・マネジメント）」に関する教育の間に与えられた配慮によって、この事例に基づく推論法の準備をさせられる[13]。この準備を増進するために、米国医科大学連合の医師への一般専門教育に関する１９８４年の報告である『二十一世紀のための医師（ＧＰＥＰレポート）』は、他の事柄の中でも特に、外来ケアに関してより多くの経験を積ませることを求めている[14]。このような体験は、医学生により多くの事例を獲得し始める機会と、病いを患う人間の――経済的、社会的、心理的な――予測のつかない変化に気づく機会を与える。効果的かつ十分な診療のためには、生活史の収集が必要になる。患者の世話をしてきた長年の経験は、困難な事例をうまく処理するために必要な臨床の知恵を育てるかもしれない。しかし一方で医師にとっては、われわれ全員にとってと同じく、物語によって味わった自分のことのように思える経験は、医学がそこに復帰させることを目指している診察室や病院の外側の世界における幅広い人間の特質と人生への親和性を増すのである。

とりわけ文学は、時間を通じての価値を取り扱うための知識の源泉である。ちょうど、医学の物語が医学生や研修医によって学ばれる専門家の精神（エートス）の多くの保管庫であるように、物語一般――伝記、フィクション、歴史など――は道徳的な感性を形成し、臨床的距離感を得る手本となる。近年の医師による著作のいくつかは、このことを重視している。ロバート・コールズの最近の本『物語の呼び声――教育と道徳的想像力』は、1979年の『ニューイングランド医学雑誌』に掲載された、道徳教育における物語の中心性を論じる彼の随筆「生命倫理と人生を生きること」の主張を拡張したものである[15]。医師の道徳的生活を論じた初期の随筆の中で、彼は倫理的省察を、それのより学問的な従兄弟である倫理的分析と区別している。また彼は、疑いを持たない、さらに言えば理想主義的な実践家を待ち受ける危機を考慮するために、医師に関する小説（『ミドルマーチ』〔ジョージ・エリオット作〕、『アロウスミスの生涯』〔シンクレア・ルイス作〕、『ワンダーランド』〔ジョイス・キャロル・オーツ作〕）を読むことを推奨している。『病気の物語』の中でハワード・ブロディは文学に、患者の人生を支配する病いへの反応を描写することにおける、さらに実践的な役割を見いだしている[16]。彼は患者の人生の物語に基づいた倫理的分析を発達させるため、病いの経験の最も利用しやすい知識だと見なしたものを医師に提供しようとして、〔他の多くの著作の中から〕『ピロクテテス』『魔の山』『変身』〔カフカ作〕『ガン病棟』〔ソルジェニーツィン作〕を選んでいる。アーサー・クラインマンは、慢性疾患の経験に関する主に自伝的な記述として枠づけられるコレクションである、『病いの語り――慢性の病いをめぐる臨床人類学』の中で、現実の患者の生活史を収録している[17]。それらは、ありふれていて、悲しく、時にはいらだたしく、しばしば英雄的で、常に啓発的な、医学と保健専門職が病む人の人生で果たす役割を示している。クラインマンは、患者の文化とは医師ている。

が慎重に、民族誌的に、かつ開かれた態度で踏み込まねばならない文化である、と説得力をもって主張している。

医学の中であれ外であれ、物語は観察力を育てる。存在することが知られていない、あるいは記憶から漏れた細かい事柄を注意深く観察できる者は誰もいない。物語の臨床における有用性は、患者の現病歴を構築することにおいて最も明白になる。この病いはどの区分に属するのか、と医師は自問する。それはまた、その種の代表的事例とはどのように違うのか？　その患者の人生は何だったのか？　患者の人生はこの病いに対してどのように寄与しているのか？　それは、どのように回復を助け、あるいは妨げるのだろうか？　このような情報が重要だという確信が獲得されなければならない。それは、医学教育に付随する標準的な装備ではない。二十世紀後半の医学生たちは、フランシス・ピーボディによる１９２７年の随筆「患者のケア」の中に、現在から見ても痛ましいほど的確な、情報の過多と患者への無視の描写を見いだす。しかし、それは彼らがまさにそこに参画しようとしている、現実の病いの経験にほかならない。彼ら二十世紀後半の医学生にとっては、それは生活史の診断上および治療上の重要性を描き出し、またピーボディの随筆を最も説得力に満ちたものにするところである。小説や劇の持つ生活史との親和性は、人間の可能性の範囲を膨らませる。たとえば、多くの医学生は強健な老人というものをよく知らない。家族以外に注意を向けても、敏捷だが確実に衰えつつある人を知っている者はほとんどいない。ステレオタイプはたくさんあって、年配者の人生についての物語――Ｄ・Ｌ・コバーンの『ジン・ゲーム』、アリス・アダムスの『二番目の機会』――は、そうした人々を吟味に差し出すことができる。ウィリアム・Ｌ・モーガン二世はマルセル・プルーストの『スワン家の方へ』〔訳註：『失われた時を求めて』の第一篇〕から、レオニ叔母さん〔『スワン家の方へ』に登場する病気がちの婦人〕についてのページを彼の内科の研修医たちに読ませていた。九十歳近い彼女は病床に就いており、その優越性によってその家族と隣人を支配している。彼女が昼寝をする時は、「家から通りを三つも隔てたところで、荷造りをする人が箱に釘を打ちつけるとき、叔母が『お休みではないか』とあらかじめフランソワーズのところへききにやるくらいだった」[18]。〔マルセル・プルースト著、鈴木道彦訳『失われた時を求めて　1　第一篇スワン家の方へⅠ』集英社、1996年、197－198頁〕「レオニ叔母さんは病気だろうか？」研修医たちは尋ねられる。「彼女の主治医は何を目標にするべきだろうか？」と。

医学における物語的な視点は、生物医学的科学を無視しない。そうではなくてそれは、患者のケアにおいて、特権的な謙虚さを医学の科学的視野に付け加えるのである。そのような謙虚さは、医学的配慮があろうとなかろうと、その誕生から死まで一人一人の人間がその流れに参加している、より大きな生命の物語の認識を通じてもたらされる。われわれは自分の人生の様々な物語を組織化し、それらをプロット化し、道筋を変えて、短く切り詰めるかもしれない――しかし、それらの指す方向とその結末という事実は所与のものである。現代のわれわれのほとんどにとって、病気は人生の小さな一部分にすぎない――そして七十歳代へと移行する時には、予期しないわけにはいかない部分でもある。この人生の物語のより大きなパターンによって提示される展望は、死を打ち負かすことができるという（医師と同じくらいしばしば患者をも捉える）期待を緩和することができる。誕生から死に至る共通の物語の軌道上にわれわれ全員を置くことで、物語は医師を患者のストーリーの中の正しい場所に戻す。このより大きな視野は、医師が予後予測について考えたり伝達したりすることに役立つ。患者にとっての病いの意味は、その医学的意味――

診断と治療の一般的な経過――によって設定されるかもしれないが、それに限定されるものではない。同じように、慢性あるいは致死的な病いにおいてさえ、病いの意味は患者の人生の意味と同じではない。したがって、希望は必ずしも治癒の希望の意味に解される必要はなく[19]、治療は患者の人生のステージと願いに合わせて仕立てられることが許される[20]。熱狂的なアスリート主義は、死に対する徹底的な闘争、あるいはしばしば患者よりも臨床のパイオニアにとってより価値のある新記録のために疾走するよう全ての患者に期待するが、それは大して役に立たない。優秀な医師たちは適切なものなら何でも自分の患者に提供するし、その事例において有望で、恐怖を和らげ、痛みを軽減し、確信を抱かせるような先端技術の使用に患者を駆り立てる。しかし彼らは、患者による選択の源であり医学的治療の介入する先である、人生への視点を失うことはない。

物語はまた、患者の病いあるいは喪失の痛みに立ち向かう方法を医師に提供する。年老いた患者に、「誰もいません。夫はつい昨年亡くなりました」という答えが返ってくるだろうという理由から、家族について何も尋ねないような医師は、そのような質問が「彼女を悲しませる」だろうと言うことによって自分の気おくれを正当化するかもしれない。しかしこのような医師は、悲しみをもたらすものへの感覚が損なわれているか、あるいは、人生の様相に対する不完全な、おそらくは硬直した感覚を持っている。真の脅威は、間違いなく、彼女の悲しみに対して医師が苦痛を感じることである。これはまず第一に自己中心的であり、あまりにも自虐的である。その質問は悲しみを引き起こさないし、実際のところ、その苦痛を和らげる役に立つかもしれない。近親を喪った人は全てが同じように悲しんでいるわけではない。ある者は対処可能な理由のために悲しみ、ある者は自責の念と怒りを感じている。何が正常かの判定者である医師は、痛みをより少なくできるだろう。近親を喪った人々の多くは、その悲しみを認めてもらうことによって、より強くより健康になれる。患者の身体よりも多くのものを読み解き、介入を求められた物語よりも多くの人生の物語に精通している医師たちは、個人の人生を道徳的な軌道として見ることによりよい備えができており、人生のあらゆる場面で直面する課題をより確実に把握する[21]。彼らは、ほとんどの人々の人生において、苦痛、喜び、喪失が混ざりあっていることを明白に知っており、苦しむことは、むしろ、何かしらにとって良いことであると知っている。文学的な物語から得られた人間の状態に関する理解は、知識に裏打ちされた無知（educated innocence）、言い換えれば、それ自体が患者への何らかの慰めになるような観察の率直さを伴って患者の苦しみに触れることをより容易にする。「そりゃあ難しいよ詩から新しい知らせを得るってことは」とウィリアム・カーロス・ウィリアムズは書いた。「でも　人びとが毎日みじめに死んでるんだ　そこで見つかるものを欠いているためにさ」と[22]。〔訳註：引用の訳はアスフォデルの会編訳『ブリューゲルの絵その他の詩――W・C・ウィリアムズ詩集』による〕

われわれの人生をどうにかしてその中に位置づけることができるような生の全体を思い描くことを可能にすることによって、アキレスの盾のように、文学は避けえない苦痛からのささやかな避難所を提供してくれる。その盾は彼を守護するために鍛えられたが、盾もそれを飾る生の全体の象徴も、運命づけられた死から英雄を守ることも、彼の友人パトロクロスを生き返らせることもできない。アキレスは知っている。彼の母は彼がヘクトルより長く生き延びることはないだろうと告げ、そしてヘクトルこそは彼が殺すつもりの人物であることを。神々は知っている。その盾の作業に取りかかることを承諾した時でさえ、ヘパイストスは英雄の死ぬ運命を承知していたことを。その盾は、不確かで、逆説的でさえある有効性を持っている。それはアキレスの運命をいささかも変えることはない。それにもかかわらず、彼はそれなしでは戦いに戻れない。それはしばしの間彼を蔽い、再び戦うことを可能にし、彼が自分の運命との出会いに赴く間彼を守るのである。

アキレスのように、われわれ読者もまた自分たちの脆弱性を持ち続ける。死、あるいはわれわれが愛する人々の喪失から守ってくれるものはない――医師になる人々にとってさえ。文字どおりの意味では、アキレスの盾のような芸術作品は全く役に立たないものかもしれない。それは世界の中で、何の実際的な目的にも役立たない。しかしそれを持たずに戦いに戻ることは困難であり、時には不可能である。それはその持ち手の行為を、意味の文脈に位置づける。暴力と死は辺り一面に満ちている。しかし、不可避であるとはいえ、それらが全てではない。芸術活動はしばらくの間われわれを損傷や苦痛から庇護する。医師の専門性は人間の苦しみからの防御ではなく、意図的にそれにさらされることにある。それゆえに医師は、あの盾を必要とする。文学は、ひどく個別的でありながらはっきりと全体的でもある人生の知識を担いながら、医学生もベテランの医師も等しく、押し寄せる経験に直面することを可能にする。一人の人間は物事の図式の中の小さな部分にすぎないということを思い起こせば、いかに英雄的であっても、医師は、彼らの助けを求める人への、守り守られる関係性という装備を身につけることが望まれる。文学による人生の表現は、読者自身の行為と他の人々の人生の双方を明瞭に知るよすがとなる、押し寄せる経験と彼ら自身の間の小さな隙間を提供するのである。

文学、歴史、そして医学的事例の豊饒化

近年では、医学的事例史（病歴）の改良のために多数の提案がなされている。事例は一つの表現的な物語であるから、これらの多数の提案は――意識的であってもなくても――歴史叙述全般が経験してきた、史料編纂上の批判に関係している[23]。同時代の史料編纂者と同じく、アルヴァン・R・ファインスタインは、彼の分野である医学において被覆法則（covering law）を探求する無意味さについて述べている。彼の1967年の著作『臨床判断』は、臨床データに関する一つの認識論であり、個別事例についての医学的考察に統計学を導入した[24]。認識論の諸原理を患者のケアに応用するにあたって、彼は、所与の確率を通じて、特定の患者集団を彼らの状態についての統計の中に組み込むことができることを証明した。科学としての医学の地位という問題を持ち出すことなく、ファインスタインの著作は彼の答えを提供している。すなわち、ほぼ科学ではあるが、まだ科学ではない、と。彼の「臨床測定学」――「医学を基礎づける新しい学問」[25]――の主張は、数学が科学的な知の基盤であることを強調している。しかし、彼の仕事は医学を確実性の方向に向かわせ、それは大きく改善されたとはいえ、選挙が終了した夜の政治学の予測能力にも及ばないのはやむをえない。1968年、ローレンス・L・ウィードは、カルテに記録される病歴はあまりに無計画に組織化されていて、印象だけに頼っているので、しばしば生理学的事実を考慮することに失敗している、と主張した。彼の言う「問題志向的医療記録」は、歴史叙述一般における計量

経済史運動と同じく、「病歴を科学的な記述の水準にまで高める」ことを意図している[26]。ウィードの著作は単一事例における複合的な問題を評価し治療することの疑う余地のない困難さに取り組み、物語の説明機能に挑戦する。フローチャート、グラフ、視認可能な現象の一覧表が、主観的かつ物語的に記録された変化の印象に取って代わる。けれども、病歴におけるこれらの変化に通底する方法論は、その科学的風味にもかかわらず、歴史家や社会科学者によって用いられる方法論と変わるところがないことは容易に分かる。

歴史研究一般において、社会史と日常体験の重視がこの二十五年の間に支持者を増やしてきたが、病歴においても同様である。老年病学や家庭医学のここかしこで、日常生活の観察可能な事実を含むところまで医学的事例の範囲が拡げられてきた。今では、生活習慣や患者の生活能力、そして病気や傷害が生じる環境に対して、より注意深い関心が向けられている。教育病院では、精神科病棟以外での「難しい」患者のケアに、リエゾン精神医学の様々なサービスが求められている。たとえば、ジョージ・L・エンゲルの「新しい医学モデルの必要性」は、それらの生物－心理－社会的宣言である[27]。１９８０年代初頭このかた、総合内科学会（Society for General Internal Medicine）は医療面接の研究と教育に力を入れてきた[28]。生物医学モデルはあまりに狭く、最終的には「非科学的」になってしまうという考えのもと、エンゲルは、病いを抱える人々へのこのような注目を「アートとしての医学の科学」だと述べた。それはまた、歴史家が王侯と戦闘（あるいは細菌と外科手術）だけに焦点を当てることから、歴史的な出来事が形作られ演じられてきた広い意味での闘技場（アリーナ）に焦点を移してきたことと強い類似性を持っている。

統計学の応用と現象的世界全体へのより広範な注目が、社会科学の認識論の中で生じた全てではない。

同時代の歴史と人類学（最も分かりやすい分野の名前を挙げれば）は、大陸哲学と文学理論から非常に多くを学んできた[29]。知識への新しい観点に触発されて、これらの学問分野は（他の多くの問題の中でも特に）社会的現実の記述における物語の役割の再評価という理論上の大変動を経験した。医学は同じことができるだろうか？　確かに、科学に準じた改良も医学から物語を除去してはこなかった。臨床測定学と計量経済史は、患者の経験に対する新しい関心とうまく折り合いをつけてきた。歴史そのものと同様に、病歴は認識論と文学研究を考慮に入れなければならない。文学と文学理論は何を提供すべきだろうか？

その第一は単純に、科学的領域における物語の存在を認識することである。患者による病いの語りは、医学における唯一の物語ではない。文学批評と文学理論は真剣に病歴を物語と見なし、そして物語を正当で、完全に医学的な知の方法と見なす。医学の物語の分野における初期の著作は、平板化、そしてしばしば患者の物語の消失を、その最も重要な主題にしていた[30]。これは文学的観点からは、大いに認識される必要がある。しかしさらに言えば、それを嘆くよりは、以下のように問うことの方がずっと役に立つ。すなわち、患者の物語はどこへ向かうのか？　何が残され、それはどのように役立つのか？　これはわれわれの求める事例の物語なのか？　これらの問いは、医学に対する文学批評に等しい。

第二に、文学理論はわれわれに、臨床疫学者たちの革新がどれほど科学的なものであっても、彼らは医学を一つの「厳密な」科学として確立することはない、ということを認識させる。彼らによる数学の利用やカルテ内の知識の客観化や統計学的操作にもかかわらず、数字は社会科学におけるのと同じく、測定するというより数え上げねばならない人間の行動の細片に当てはめられる。その上、これらの現象は一般化することはできるが、必ずしも再現できるわけではない。臨床疫学は、前後関係による因果推論的（post hoc）な説明〔訳註：post hoc は直前の出来事が続く出来事の原因になっていると考える誤謬〕の精密さを高め、予後予測と治療法を改善した。これらのことは、臨床判断の微少疫学（microepidemiology）――および合理性――に対する計りしれない貢献である。その結果医師たちは、特定の患者に対して、ヒト生物学の知識と疫学の集合的な洞察をよりよく適用することができる。しかし、そうするために彼らはなお物語を必要とする。それゆえに、臨床測定学と問題志向的医療記録の目的は、臨床の物語の改善と医学的解釈の改良であり続ける。

第三に、文学批評は、医学の物語をそれ自体の用語を用いて分析する手段を提供する。病歴は患者のストーリーではなく、そうなるべきものでもない。病歴は、病いの経験に付随するかもしれない恐怖や混乱、自己統御の喪失、苦しみなどを頑なに無視して、患者の経験を出来事の医学的再構築に従属させる。患者は平板化され、語り手はほとんど目立たない。全体として物語は容赦のないほど受動的である。これは残酷さではなく、患者が求めてきたものである。つまり、何が問題なのかを相対的な確実性とともに確立しうる客観的なまなざしである。その結果は一つの客観化された報告である。しかし、それにもかかわらず、それは一つの物語である。さらに言えば、それらの出来事の経過――原因と治癒――はどうなるだろうかという相対的な確実性とともに確立された物語である。修辞的に言えば、医学の物語というジャンルは、観察者の注意深い配慮と信頼性を宣言する。すなわちそれは、同じ訓練を受けた者であれば、全く同じ事柄を観察し、報告するだろうと主張するのである。にもかかわらず、われわれは医学以外の物語に特有の、語り手の自己提示に慣れているので、病歴の中に個人的な自己の感覚がないことに気がつく。その代わり、標準化されて奇抜さを拭い去られた専門的な自己が病歴を提示し、同時にそのような自己が病歴によって提示される。病歴（とそれに伴う彼らの専門性）の習得の中で学生が身につけることを学ぶのは、この「客観的」自己にほかならない。われわれが病歴の文学的慣習に気がつくということは、どのような変更が提案されても、病歴はこの物語の様式から大きく外れることはできないということを示唆している。

最後に、患者の個人史を豊かにする方法を探すにあたって文学批評は、医学の周辺で成長してきた物語の諸ジャンル、言い換えれば、自らを病歴を改善するためのモデルとして提案してきた物語群を整理分類するための指針を提供する。病誌は除外されなければならない。医学の感性を豊かにするためには有効であるけれども、病いや患者であるということ（patienthood）を題材にした自叙伝や戯曲や小説は、医学の事例を適切に作り変える役には立たない。あくまでも、それらは患者の物語だからである。その代わり、われわれは医師のストーリーの改訂版に注目しなければならない。豊饒化された病歴は伝統的な医学の形式を保持しなければならない。なぜならば、事例は、その範囲内では、体系化された知識を扱う臨床的に有益な方法だからである。医学の事例に対する改良を成功させたいなら、簡潔さと明快さとともに、知る者であると同時に語り手でもある医師による病歴の提示を確保しなければならない。苦しみと不正の世界を標準化する、生き生きとした専門用語を必ず維持していなければならない。医師の物語の制限の範囲内で、患者の経験の表現をどのように豊かにするかは、医学の物語と医療実践の両方に残された課題である[31]。

病歴の制限の外では、医師は患者のケアについて感動的に書くこともある。デイビット・ヒルファイカー[32]、リチャード・ペシェル[33]、ジュリア・コネリー[34]、そして近年の医学教育の「病跡学者」たち[35]は、彼らが生きた教訓を学ばせてもらった患者の素晴らしい物語を伝えている。１９８０年代を通じて次第に多くのこのような記述が医学誌に現れるようになり、それらは、伝統的に自己開示の習慣を育んで来なかった専門領域の構成員である医師たちの元気を回復させ、道徳的な刺激をもたらすものであった。医師であることは辛い仕事である。医師の役割を遂行することに関わるこれらの物語は、特にその変化が著しい時代において、難しい患者や、診断がつかない患者、医師を脅かす患者、あるいは賠償訴訟を起こすかもしれない患者などに遭遇した医師の主観的経験を描写しているという点で貴重である。ウィリアム・カーロス・ウィリアムズ、リチャード・セルツァー、L・J・シュナイダーマンらのフィクション、あるいはウィリアムズや彼の同時代人のジョン・ストーン、ダニー・アブス、ジャック・クーリハンの詩と同じように、「現場からの」これらの報告は、病歴には決して含まれない何か、すなわち、医療における患者との出会いに関する医師の考えや印象をわれわれに伝えてくれる。ここでは医師は、治療関係の創造とその効果、心と体の相互作用、病いと病む人の人格の相互影響というような事柄について——相変わらず、一人の患者のケアという文脈においてだが——自由に推測できるのである。

しかし、病誌と同様に、これらの著作は病歴ではない。その「事実」は医療カルテに記録されたものだろうし、その形式は事例提示に由来するものかもしれないが、医師による著作——随筆、小説、詩——はその性格上、病歴とははっきりと区別される。病誌と全く同じように、それらの医師による著作は、医療ケアにおいては語られなかった物語である。回診中に、そのような物語の素材はしばしば非言語的に伝達されている。たとえば、医師が患者に対して抱く感情的な反応は、声の抑揚、身振り、表情によって即座に伝えられうる。このような微妙さは科学的なものではない——それは感情を認めたからではなく、聴き手の感情に働きかける一方で、語り手の反応の基になったデータを聴き手に与えないからである。患者をケアする時、医師は何を経験していたのか？　患者は何を体験していたのか？　いくつかの救急事態と生命を脅かす状況を除けば、これらの問いが患者に提供されるケアの質にとって重要なものであるということを疑う者はいない。われわれがそれらの問いを治療に役立つデータとしては完全に無視していることは、患者－医師関係に有害であるだけでなく、「不定愁訴の患者（crocks）」や「心気症患者（gomers）」というような、患者を軽視する言葉の発明にもつながっている。医師の主観をいくらかでも病歴に取り入れ認めることは、どれほどわずかであっても、病歴の有用性を増すだろう。診療についての医師による物語は、医師の主観性が重要な内容となりうることをわれわれに確信させるものかもしれない。しかし、医師の物語はそれ自体において病歴を越えていく。患者のケアという仕事の省察としての価値はあるが、医師の物語は患者のケアの一部ではなく、したがって豊饒化された病歴の直接のモデルとなることはできない。

より見込みがあるのは、ジークムント・フロイト、A・R・ルリヤ、そして最近ではオリバー・サックスらの、拡張された事例研究である。これらの事例は医学的であると同時に文学的で、病いと治療に関する最大限に共感的で分析的な医師の物語の基準を設定する。それらは、標準的な病歴への解毒薬や栄養補給剤であると見なされ、著者らの医学領域の肥沃化と拡張を具体化してきた。「あるヒステリー分析の断片」や「ある幼児期神経症の病歴より」などのフロイトの事例研究は、その後の七十五年間にわたる精神の理解のための基礎を築いた。実際われわれは、彼の著作における患者たちの描写があまりにも優れているので、これらの著作がそのタイトルや病名ではなくて、それらが描いた患者の名前で呼ばれていることを知っている。たとえば、ドーラや狼男のように[36]。フロイト自身は、これらの研究の二面的な性質を認識していた。精神分析の諸概念を構築した時、彼は、科学的な論文というよりも創作に見えかねない非線形の病歴を用いてそれらを例証した。そのことを「あるヒステリー分析の断片」の序文で懸念している。

オリバー・サックスは、臨床研究の組織化には物語が必要であるとの考えを固く抱いていた。サックスは、彼に影響を与えたA・R・ルリヤの拡張された事例に触発されて[37]、神経学的な患者として診た人々についての全く現象学的な物語を執筆した。そしてそれを通じて、病気とともに生きる患者の体験と、彼らと交流する医師の体験の両方がどのようなものであるかをわれわれに伝えた。一例を挙げれば、重いコルサコフ症候群を抱えた「失われた水夫」ことジミーは、短期記憶もここ二十年間の記憶も持たなかった。彼が二、三分ごとに自分の世界を再構築する必要があるという事実は、サックスを自己の本質についての考察に導いた。病気と自己の関係は「機知あふれるチック症のレイ」の場合にも生じ、彼はトゥレット症候群を抱えていた。彼は、ロックドラマーと卓球の選手としての卓越を追求するために、週末にはハロペリドールの服用をやめる[38]。ルリヤはこれらの研究を「ロマン派の科学」と呼んだが、それは、病いを患う人の人生における病気の全体像を捉えようとする時、それらの研究は「古典的な科学」からはとるに足らないものと見なされた具体的な個人の経験――過剰な場合も不足な場合もある――に焦点を当てるという理由からだった。サックスは、彼の計画を全人的神経学の復活、すなわち「魂のない神経学と身体のない心理学」の再結合だと述べている[39]。

ここには、神経学と精神医学における、病いと患者の人生におけるその位置づけと意味についての十全な、十分に語られた物語と、患者-医師間の相互作用の記述がある。そしてこれらの事例研究は、なお厳密な医学の一分野への期待との結びつきを――それがどれほどゆるいものであっても――保っている。それらの事例研究の語り手は医師であり、その全くノンフィクション的な焦点は、医学的なケアを受けている病人を理解することに当てられている。その目標は、治療的であると同時に認知的である。つまり、患者の状態の改善と医学知識の進歩の両方が目指される。しかしそれでもなお、それら自体は、多くの医療ケアにとって使い勝手の良いモデルではない。拡張された事例研究は、患者と医師－語り手の双方に魂を吹き込み、測定可能な病理学的な細部を越えて物語の語り手の関心の焦点を広げる。そしてそれは、病歴を形成し拘束することで、やっかいで根深い主観性を制御している慣習を必然的に破ることになる。フロイトの循環的で探索的な物語、ルリヤの「小説」、サックスのより簡潔な素描のいずれであれ――これらの事例研究は新しい他の何かになっている。これらが、精神分析や神経学における事例、すなわち、すぐに命を脅かすのではなく簡単に治癒するのでもない病気を抱えた患者に関する記述であるということには意味がある。彼らの症状は、現段階でのわれわれの知識における一般的な医学的事例の症状にもまして、その疾患を構成していると言ってよいかもしれない。これらの事例は、その学術領域における創設的基盤となることを目指している。というのも、それらの事例は、それらが描写する疾患を独自のやり方で創造しているからである。フロイトは、「ヒステリー」の源泉と意味を探求し、精神の働きを描写するとともに、従来未知であった感情的な病気の領域のための診断基準と精神的なメカニズムの解釈を確立していった。ルリヤとサックスは、神経学的な機能不全の奇妙さをわれわれに示し、患者の症状や行動への一般的な誤解によって悪化させられてしまう病気を分かりやすく説明した。

これらの事例研究は、日常行われている患者へのケアの物語には実行不可能な基準を設けるが、それは、特定の患者への診断と治療よりも大きなテーマを見つけるということである。実際、ドーラあるいは「機知あふれるチック症のレイ」のような事例はどれだけ多く書かれうるものだろうか？　日々の患者へのケアの中では時間が少なすぎるだけでなく、この物語は今現在語られてしまっている。これら〔＝ドーラなどの事例〕は代表的な事例であり、心臓あるいは腎臓の疾患の古典的な報告の場合と同様に、その現象は今や確固たるものになっている。新解釈を呼び起こすような新しい発展がある場合にのみ、これらの事例は「再調査」[40]されるか、あるいはその病気に関する追加の事例が書かれる。病いや診療についての小説や自叙伝と同様に、このような創設的事例研究は患者への理解や医療実践を拡張する。それにもかかわらず、それらの包括的で探索的かつ主観的な手法は、多くの医師にとって忌むべきものであり続けている。なぜなら彼らは、病歴の厳格な伝統は制御を意味するという、まさにその傾向を代表する者だからである。

医師と患者の主観性

事例の物語は、臨床家の経験的領域の非線形的で主観的で不確実な側面を記述することを可能にするという理由で、医学の中で不承不承ながら許容されている。しかし、医学という専門領域が逸話を禁じていることからも分かるように、厳密な病歴の一般的な制約を破砕する物語、特にある程度長くて詳しいか、推測による影響力を持っているものは、医学が人間の病いを客観的、科学的に研究することに関与するのとは、必然的に逆の方向へと作用することになる。結局のところ、医学的な病歴は事例の個人史であり、一つの歴史である。つまりそれは、観察者－語り手の主観性を制御することと、医学の対象である患者の物語をその中に固定し評価することの両方を試みる一つの物語なのである。

それでは、事例の物語は、患者のケアにおいて認められたその価値に対して暴力を振るうことなく、どのようにして豊かにすることができるのか？　事例の物語を豊かにすること、そしてそれを置換することも、破壊することも、過剰に肥大させることも（患者の物語はそうなるかもしれない）、あるいはそれが日常の医療の有益な一部になりえないほどに膨らませもしないことが必要である。必要とされているのは、事例の物語が客観主義的で科学的なルポルタージュを育んでいるという幻想から離れ、それは人間によって人間的に構築された記述であるという認識に向かう、単純で簡潔な方法である。二つのことが肝要である。第一に、話し手と聴き手の双方が、病歴の語り手を文脈的に条件づけられたものとして認識しなければならない。そして第二に、患者の生きた経験が尊重されなければならない。

これらの一番目、すなわち歴史と社会的背景を持った個人によって語られるものとしての事例の評価に向かう進歩のいくつかは、精神医学において為されてきた。ジャック・ラカンに続いて何人かの精神医学の理論家が、患者の病いと精神科医の治療における患者の物語の改訂版の双方の「構築された」概念としての物語を採用してきた。ロイ・シェーファーは、心理学の理論——特にフロイト派の精神メカニズムの原理——は脇に置いて、精神分析の臨床的作業の注意深い描写をすべきだと主張した。すなわち、個人的過去と「現在の主観的世界」の両方に関する物語的構築（narrative construction）である[41]。このような精神療法家と患者による現実の主観的解釈は、ドナルド・スペンスが治療上の相互作用に関する彼の本『物語的真実と歴史的真実』[42]の中で描き出した区別の中核を成している。精神分析の知に関するこの「反理論的」な理論は、実践レベルにおいても取り入れられてきた。一例を挙げれば、ジェイムズ・ヒルマンは精神分析家に物語的方法論（narrative method）を教えることについて、被分析者の人生のストーリーと、そこにおいてそれが構築される治療的相互作用の展開の両方に対する把握力を高めるための一つの方法であると述べた[43]。

これらの見識の多くは家庭医学の分野に導入され、この分野の研修期間中の教育は慣習的に精神医学へのローテーションを含んでいる。「家庭」医（"family" physician）という称号を、縁戚関係にある患者の一団の世話という以上の何か安定したものに基礎づけようと努力する中で、家庭医たちは、患者の家族を表した家族図の作成や、短い「生活史」を聴き取ることを奨励されている。彼らはバリント・グループに参加して患者への応答のしかたを議論したり、「逆転移」という言葉に他の専門分野の医師よりもずっと親しんでいたりするかもしれない[44]。症例検討会において家庭医学の研修医が、患者と医療ケアの経過について彼らが感じたことについて簡潔に語りながら事例を紹介することは珍しくない。たとえば、「私はこの患者に本当に没頭しています」と誰かが言うかもしれない。あるいは、「この患者の世話をするのは一苦労です」と。この物語的枠組みが与えられるなら、医師と患者の相互作用や、死線期のケアや、患者の家族との衝突、あるいは治療拒否のような「マネジメント」の問題は、より適切に議論されることになるだろう。

病歴を豊饒化し有用なものにするために必要な二番目は、患者の現実を承認することである。レナート・ロサルドは、理解の「厚み（depth）」はアカデミズムのお気にいりの特性である「複雑性」の問題であるだけでなく、彼が「力（force）」と呼ぶより情動的な性質にも関連している、と主張している[45]。医師たちが患者を理解するためには、患者の人生というもつれた紐をほどく必要はないのかもしれない。つまり、彼らの苦境に、想像の中である程度参加してみることで十分なのである。アナトール・ブロイヤードが、「私は、医師が私の事例について熟考することに五分間費やしてほしいと思う」と述べる時、そのような何かがないことを嘆いているのかもしれない[46]。医師は、しばしば過剰に医療化され、今ではたいてい役に立たない「主訴」を「実存的訴え」に置き替えるかもしれない。「どこが悪いのですか、フェリアーさん？」という質問への答えを、かつては主訴がそうであったように、患者自身の、時に率直な言葉として記録することもできる。そうすることに反対する理由はいつでも、時間がないということである。確かにこれは三次医療施設ではよくあることで、そこでは仕事の負荷が重く、命を救うことだけが問題にされる。二十世紀後半の医学教育の中心である三次医療施設では、簡潔かつ純粋に診断に役立つ病歴だけが要求される。それにもかかわらず、より十全な物語は、焦点が広すぎるせいで病院内では扱いにくいにしても、病院外においては教育上の重要な位置を占めている。結局のところ、ほとんどの医療が——急かされ追い立てられる専門分野においてさえ——実際に行われているのは病院外においてなのである。間違いなく、慢性疾患の時代における医学生と研修医は、病む人々へのケアと理解について教育される必要がある。

有効な事例の物語を探求することは普及しつつあるように思われる。精神医学と家庭医学は、長期にわたるケアと、それゆえに（必然的でないにしても論理的には）患者に焦点を当てる「特別な」専門分野である。他の専門分野においても、特に一般内科学と老年医学、行動小児科学と発達小児科学において、研究の方向性はますます個々の患者の病いの性質に向けられている。それらの分野における共通の関心事の一つは、事例の病歴の源泉であるとともに、それが構築される機会であるところの面接（インタビュー）である。そこで患者は自身のストーリーを語り、医師は最初に質問し、その後で身体診察を通じて、患者が来院して提示した現象の医学的解釈のプロット化を開始する。これらの二つの語りは共約不可能かもしれないが、現にそこに一緒になって存在し、互いに対する強力な形成作用を保持している。「はい」か「いいえ」だけでは答えられない開かれた質問のような事柄がそうであるように、医師と患者の相対的かつ象徴的な身体的位置取り、視線の合わせ方のパターン、言語的な遮り、さらには息継ぎのパターンなどが面接の成否に影響し、それらについての研究や教育が始まっている[47]。患者中心の面接において最も価値のある戦略は、動機づけと意味に関する質問であり、これは慣例的に文学的であると見なされてきた質問である。ジョージ・エンゲルの質問――「家には誰がいますか？」や「それはあなたにとって何を意味しますか？」――は、患者の生活の状況を知る素晴らしい鍵である。これらの関心は、勇気、寂しさ、怒り、疎外、死への恐怖といった、文学が伝統的に主題にしてきた事柄を承認するような病歴を医師が構築することを可能にする。医師－患者間の相互作用に関する研究である『患者との対話』の中で、エリック・J・キャッセルは、さらに三つの重要な事項を付け加えている。それらは「患者による問題の定義、患者の視点から見て適切な解決策、患者によってとられてきた病いへの対処法」である[48]。病歴をウィード主義者の年代記〔訳註：ウィードによって提唱されたPOMRのこと〕から物語に戻そうというウィリアム・ドネリーの最近の呼びかけは、研修医たちが彼らの現病歴に「患者による病いの理解、およびその病いが患者の生活にどのように影響しているか」という一文あるいは二つの記述を付け加えることを提案している[49]。

　このような関心は、病歴や毎日の医療実践に組み込まれうるだろうか？　最終目標は創作ではなく、生活史とそれらの主題についての医師の知識によって豊かになると同時に保護される患者への配慮

(attention) である。そのような配慮はより良い結果、さらに迅速なケア、患者に対する忍耐力、現在ではしばしば失われている医療実践における喜びをもたらすだろう。患者の生活状況や現在の病いの意味についての適切に選ばれた少数の質問を用いる患者中心の面接は、昨今の「病歴聴取」の大部分よりは、探索的な診断に有効であり、同時により治療的でもある。たいていの場合、患者中心の面接はまさに、先週と同じ症状を十分うまく対処している患者にこそ必要とされるものである。医学における物語の役割を理解し、病歴を物語の一つのジャンルとして認識することを育みながら、患者中心の面接はテクノロジーの拡張に抵抗し、二十世紀後半の医療ケアを損なっていた病人の無視という傾向を矯正するための長い道のりを歩むのである。

シャーロック・ホームズと医学の物語

この百五十年間、人類が伝染性疾患を征服していった期間を通じて、最も病歴に似ている文学のジャンルは探偵小説であった。このジャンルの原型となったシャーロック・ホームズの冒険譚は、一人の医師によって執筆された。探偵小説は病いの語りではないが、医師と同様、探偵は一見規則性を持たないように見える世界の悪を除くために、その本質を突き止めようとする。犯罪捜査の記号論は、医学のそれと正確に同じである。緊急の場合を除いて、シャーロック・ホームズは彼の助けを必要とする人々を自分の部屋に迎え入れる。彼は彼らの物語に耳を傾け、彼らと彼らが提示する物理的な根拠を注意深く、顕微鏡を用いてまでも観察し、時には思いもよらないような、しかし適切な質問を放つ。続いて、彼は謎の解決に取りかかり、犯人を特定し、まだ見ぬ下手人の行動様式を再構成していく。ワトスン医師は、愛想のいい熱心な研修医のように、彼がそこから事例を構築して提示するための記録を保存する。初めのうち、医学生かインターンのように、ワトスンは困惑させられ、情けないほど話についていくことができない。しかし彼は、医学生やインターンと同じように、「方法論」に関心を向け、徐々に進歩していく。彼がシャーロック・ホームズの冒険について書く物語は事例提示、すなわち調査と解釈の物語によく似ている。いずれのジャンルの語り手も、「誰がそれをしたか」と謎がどのように解かれたかの両方を、われわれに伝える責務を負っている。ホームズの推理は、臨床推論と非常によく似ている。どちらも時間を通じて行われる比較のプロセスであり、この発見と理解の弁証法は物語的説明に非常に適している。特定の複数の出来事を目的を持って時系列順に整理することによって、医学と犯罪捜査の物語はいずれも、専門的な一般法則群の適用を媒介する。個々の事例の徴候/証拠と手がかりが、病態生理学あるいは犯罪学の原理に沿う展開のために探索される。徴候/証拠は、教科書に要約された疾患の記述、あるいは何百という事件に関するホームズの膨大な記憶内に分類された犯罪と一致するか比較される。そしてそれらは、それぞれのアートの実践の中で発展した経験則（rules of thumb）を裏付けることになる。探索によって浮かび上がってきたプロットが診断である。すなわち、専門家によって吟味され解釈された徴候/証拠を含む、主観的に報告された一連の出来事の、物語的再構築と解釈である。ホームズによる犯罪の再構築と医師による疾患のそれは、いずれも作業仮説としての物語であり、その事例/事件の理解に不可欠なものである。彼らの探索的再構築は、物語として示され、何が問題だったのかを完全に証明しているわけではない。

しかし探偵小説には数々の限界があり、これらの限界もまた、病歴のそれに非常によく似ている。実際のところ、病歴と豊かで様々な主題を含んだ病いの物語との関係は、探偵小説とその他のフィクションとの関係とほぼ同じである。病いの物語もフィクションも、その領域において優れたものになる可能性はあるが、安定した物語の栄養源としては最終的には不適切である。厳格に様式化された探偵小説の中では、ホームズの方法――犯罪被害者が語る物語への用心深い注目、物理的な証拠に対する綿密な調査、彼がすでに知っている豊富な事件の物語について卵を温めるようにじっと考えること――によって発見されるものがたとえ何であっても、それ以外のものは厳密に取り除かれている[50]。複雑な人物描写のほのめかしや濃淡様々な感情が探偵小説の中に分け入るのは、ひとえにワトスンが（ホームズがしばしば不満を漏らすように）物語を語る、つまり途中から始め、熟練者から見れば無関係な細かい事柄で事件を潤色する誘惑に屈するからである。ホームズが疑いを抱いているのは物語そのものにではない。というのも、彼は自分が物語を構築することによって仕事をしていることを十分に承知しているからである。たとえば、「ようやく事件も大詰めに近づいて、抱えていた問題が一つ、また一つと解消していくね」と彼は『バスカヴィル家の犬』の中でワトスンに話している。「近代犯罪史上最もセンセーショナル、かつ特異な事件の一つが、一編の首尾一貫した物語として語られるまでになるだろう」と[51]。そうではなく彼は、ワトスンのプロットに含まれる発見の論理に抗議する。ワトスンはただありのままに再構築された出来事の連鎖、「事件の調査に関して唯一注目すべき、原因から結果にいたるまでの厳密な分析」だけを語ることを断固として拒絶し、ホームズの科学的な態度からの苦笑を買うことになる。結果から原因までに至る実践的推論というホームズの物語は、むしろ知識の巨大な蓄積を未整理で謎めいた状況に応用することの説明である。診断のプロセスに関するそれらの物語は、医学的な病歴と同じように、専門家による熟練した入念な犯罪の再構築の一部としての、被害者の物語の必要最小限の語り直しを慣例的に含んでいる。ワトスン医師の事件史は犯罪の物語でもなければその被害者の物語でもなく、犯罪の再構築と解釈の報告であり、また、医学的な病歴と同じく、手と目と知性による職人のわざ、その実践的知識の人間の悪や病いへの応用を褒めたたえるのである。

偉大なる診断の時代は、今やはるかに過去のものとなった。科学的な医学病歴と探偵小説は1830年代にほぼ同時に「発明」された。その時代は、ヒト生物学の初期の進歩によって医師が科学的に疾患を特定し、それが体内でどう作用しているのかを正確に描写できるようになり始めた時期である。今日の医学の大変な成功のおかげで、今ではわれわれのほとんどが感染症よりむしろ長期間の病いで亡くなることになり、そしてその結果として、医学の関心は感染症から慢性疾患に移ることになった。それでも、臨床上の謎はいまだに存在する。自然と人間の発明が、発見あるいは識別すべき新たな疾患を作り出す。そして何が個々の患者を苦しめているのかを知るという、臨床実践と医学教育にとっての任務を作り出し、必須であり続けさせる。シャーロック・ホームズの診断技法は時代遅れではない。医学上の謎は今でも、病む人の語りと、うまく機能しない身体の中にはっきりと認められる手がかりをプロット化することによって解かれなければならない。しかし今日では、病いは患者の人生に溶け込み、医師は疾患に診断を下した後も長く患者をケアし続ける。そのような今日、医師の仕事に対する探偵の暗喩は不十分である。ワトスンが提示する数々の事件において、シャーロック・ホームズは事件の被害者あるいは生存者に対して何の責任も負っていない。ひとたび犯罪が解決されたなら、彼の職務は終わりである。結局のところ彼は「顧問探偵」なのである。被害者や生存者が正常な人生に復帰する手助けを彼がするだろうとは期待されていない。最近まで、われわれはこのことを限界であるとは見なさなかったかもしれないが、今日では治療および「マネジメント（患者管理）」――非常に微妙でより主観的な問題――という難問に注目が移っている。それらの難問を解くためには、患者の生活状況とそれらの微妙な価値と動機づけに対しての、より完全で注意深い病歴という「データ」を必要とする。この知識は、診断上の謎解きより以上に、新しい病歴の主題でなければならない。

病歴は、慢性疾患時代の医師が関連しないではすまされないもの全てを受け入れるために拡張されうるのだろうか？　医師たちは誠に賢明にも、身体的な健康と社会的・心理学的なそれを同等に扱う世界保健機関の理想主義的な健康の定義によって彼らに課された広範な義務に抵抗している。医学が世界を救う必要はない。ソローはその随筆「市民の反抗」の中で、個人の義務をより扱いやすい規模に切り詰めた。「言うまでもなく、それがいかにけたはずれの不正であろうと、不正の根絶に献身することが人間の義務だというわけではない。ほかにも様々なものに関心をいだいて、いっこうにさしつかえないのだ。しかし、少なくとも不正には関与しないこと、また、今後不正を犯す気がないならば、実際に不正を支持しないようにすることは、明らかに人間としての義務である」と[52]〔訳註：訳文は岩波文庫の『市民の反抗　他五篇』による〕。ソローの言葉は、「まず第一に、害を与えるなかれ」という医学の最も古い命令に適合している。医師は時に身体的な苦痛を患者に引き起こすけれども、患者の苦しみや孤独を増加させるべきではない。患者の人生の物語を病歴とは別個のものとして認めることと、その微妙に表現される意味に注意深く配慮し常に刷新することは、治療的な相互作用の一部である。人間の理解は必ず不完全なものではあるが、医師が患者の物語に配慮するということは、その状況が存在しており、重要なものであるということを患者に対して認めることである。それは小さくはあるが理にかなっており、しばしば効果的でもある治療のツールである。医師の正当な業務である治療をやり遂げるために、医師はそれらの病いを患者の人生の中に現れたものとして承認する必要がある――医学が触れることのできない苦痛の場合にはなおさらである。そのようにしなければ、医学は他の専門職に現実の病いに対するケアを譲渡し、最終的には救急処置室や、手術室、そして三分診療の診察室に撤退するしかなくなるだろう。

患者の人生の物語に対する配慮は、社会的、個人的な細かい事柄が医学的記録に記入されていた、理想化された技術革新以前の時代を懐かしんでの回帰ではない。反対に、支配的な共有された宗教的信条を欠き、最新技術と彼らに支払われる多額の金銭という後光に照らされた医師たちにより一層多くを期待するようになった、常に変転する都会的で脆弱な社会でこそ、この患者の物語を承認することが新しく必要とされているのである。身近にある医学は、かつては小さな安定した共同体の中で医師の知識を増大させたが、今こそ特別の、再構築を目指す注目の対象にならねばならない。

病歴は、物語的な自己意識を必要とするこの任務に適している。それは、特定の各事例において、診断可能性と人間的な可能性の両方を適切に把握することに依拠しており、また医学の物語の批判的判断能力によって支えられている。医学教育は複数の診断的プロットを供給する。病いについての創作は、幅広い読書を通じて、人間の様々な在りようを供給することができる。また、執筆に向いた傾向と才能がある人々は、事例報告や患者のカルテを越えた形式で書くことを通じてそれを供給できる。新しい病歴という試みが成功するには、創作や病誌との相違に関する正しい認識、伝統的ではあるが不変ではない規則に従ったその構築に関する自覚、そしてその説得力のある形式に適合するような豊饒化のための戦略の採用が必要となるだろう。ワトスンが厳密な原因と結果の連鎖に重要でない細部を追加して「人生の彩り」を彼の事件史に付け加えることに不満を述べる時、ホームズは近視眼的である。なぜならば、彼は自分の方法を理解しておらず、それを見事に実践している時でさえ、物質科学の方法とだけそれを比較するからである。もちろん彼は、それに抜きん出ているのではあるが。医学は、ワトスンが始めたまさにその場所から、事例の様々な状況――変化に富み、生き生きとして、そして時には痛みを伴うかもしれないが――と共に開始されなければならない。われわれは、プロットを練り上げるために過去にさかのぼることによってのみ、どの出来事の細部が調査者の演繹の鎖に属していると判明する可能性があるのかを知ることができる。臨床における探偵〔＝医師〕は、その連鎖に沿ってさかのぼることによってのみ、それらの詳細な項目のうちのどれが最も重要であるかを判断することができる。それは、診断および適切で効果的な治療計画にとって決定的なものになるだろう。科学の進歩に伴って、医学は診断の作業から病態生理学的なプロットの構築へと移行してきた。それは今や、さらに先へと進む必要がある。現代の探偵たちは、少なくとも身体レベルで速やかに解決されるべき問題を今抱えている人々について、彼らの人生における動機づけと意味をより多く学習することが求められる。

シャーロック・ホームズも、同じように挑戦を受けていたのかもしれない。探偵ならそうでなければならないように、彼は最初に、そしていつでも、単純な因果関係に関心を持つ。「誰がそれをしたのか」と。それにもかかわらず、興味深い事件が起きると、彼はあっさりと人物像や犯行を形作る状況の力を認める。そしてこの知識が一度ならず、事件を終幕に至らせる上で役立つのである。開かれた面接の熟練者として彼は、その技能を犯罪や被害者の行動に対して用いるのと同じように、動機に対しても用いる。また彼は、物語の重要性を少なく見積もりながらも、彼の仕事はたいていの場合科学的であるにしても、物語も彼の方法の一部だということを認識している。彼は――そして今日の医学は――その物語の構築において、発見された事実が唯一の事実ではなく、診断の物語が唯一の真実の物語ではない、ということを認める更なる一歩を踏み出せるだろうか？　伝統的なワトスン風の病歴による挑戦とその価値が、そのことで失われることはない。新しい病歴は、探偵小説の判読可能な世界における微細な記述への注意深い配慮、その合理的知性の行使、技能を身に着ける喜び、不断の努力、そして物語として組織化された人間の病いに関係する情報の蓄積の全てを保持していなければならない。ホームズにとって必要なことは、彼らに助言を求める人々の人生は彼らの不幸な出来事が暗示するよりもはるかに内容豊かに詳しく述べることができるというワトスンの気づきを、より十分に活用することだけである。それと同じように医師たちには、患者がそこからやってきて、病いであれ健康であれ、戻っていかなければならないところである人生の物語を、まず想像し、次いで承認し、尊重することが必要とされるのである。

監訳者あとがき

本書は、Princeton University Press から１９９１年に出版された、Kathryn Montgomery Hunter 著、*Doctors' Stories: The Narrative Structure of Medical Knowledge* の全訳である。著者のキャサリン・モンゴメリー博士は、１９６８年から米国モアハウス大学の英語学の教員を務め、同大学の医学部の創設に関わり、１９８０年から８９年までロチェスター大学の医学歯学部、１９９０年からはノースウエスタン大学医学部、医学人文学・生命倫理学（Medical Humanities and Bioethics）の教授として「文学と医学：Literature and Medicine」の研究と教育に携わった。現在はノースウエスタン大学医学部の名誉教授である。

米国の医学教育においては、文学を専門とする教員が医学生を教育するカリキュラムとして「文学と医学」が１９８０年代から導入され、プロフェッショナリズムと倫理性を備えた医師の養成に大きな成果を上げてきた。このような動向は、本邦においても医学における物語（ナラティブ）の重視という形でしばしば影響を与えてきたが、そもそも医学教育システムにおける「文学と医学」という視点は本邦では未確立に留まっている。

一方では本邦においても、アーサー・クラインマンによる『病いの語り』（1988/1996）や、トリシャ・

グリーンハルとブライアン・ハーウィッツによる『ナラティブ・ベイスト・メディスン』(1998/2001)、さらにはリタ・シャロンによる『ナラティブ・メディスン』(2006/2011) といった著作が紹介されることを通じて、医学における物語の重要性が注目され、ナラティブ・アプローチは医学教育や医療実践へ着実に浸透している。これらのナラティブのムーブメントは、複数の思想的・実践的な潮流の複合体であるが、その一つの代表的な流れは上述の「文学と医学」に端を発しており、その創立期における記念碑的な著作が、本書『ドクターズ・ストーリーズ――医学の知の物語的構造』である。

本邦に2001年に紹介された『ナラティブ・ベイスト・メディスン』の序文において、ハワード・ブロディは本書について触れ、「…『ドクターズ・ストーリーズ』は、医学的思考は基本的に物語的作業であることを明らかにし、本書(ナラティブ・ベイスト・メディスン)に収載された論文の多くに影響を与えた」と述べている。このように本書は、2000年代以降世界的にも本邦においても広く注目されるようになった「医学におけるナラティブ・アプローチ」の源流と位置づけられる。

本書は、著者が十年以上にわたり米国の医学教育機関において行った、医療と医学教育の現場での広範なフィールドワークに基づく質的研究の成果である。米国の医学教育は、日本のそれの常に二十年先を歩んでいるという現実があり、本書で述べられている現場で起こっている現象についての詳細な描写と、それについての緻密な理論的考察と問題点の洞察と展望は、現在もいささかも古さを感じさせない。優れた質的研究成果には一般的なことであるが、「言われてみればあたりまえなのだが、言われるまでは全く見えなかった」ような新しい気づきに本書は満ちている。その代表的な例として、著者は医学を以下のように定義づけている。「医学の実践は解釈的な活動であり、医学の知の構成と伝達は物語的な作業として行われる」（序論）、「医学は科学ではなく、病む人をケアするための、合理的で、科学を利用する、複数のレベルを結び合わせるような、解釈的な活動である」（第一章）、「医学とは、人間の病いに関する知識とケアに深く関与する、科学を利用した判断に基づく実践であり、同時に不確実性に対する多彩で独創的な防御によって特徴づけられる」（第二章）。これらは、医学の内部にどっぷりとつかっている者（医師）の視点からは見えないものである。著者は、まさに「白衣を着た部族の中での民族誌研究者」のように振る舞い、同時に「現地人化」に陥るほど現場に深くコミットしつつ、研究者としての鋭い視点からそれらを「厚い記述」で描き出している。これらは、単なる研究成果として終わるものではなく、医学・医療の内部にいる医師や研修医や医学生たちに新しい視点を提供し、医学教育、ひいては医学そのものを変容させる力を与えるものとなるだろう。

監訳者らは、本書の重要性に早くから注目しており、本邦への翻訳紹介を急ぎたいと考えていたが、いくつかの事情からその実現には長期間を要した。その理由の一つは、各章の冒頭にコナン・ドイルの有名なシャーロック・ホームズからの引用が見られるように、本書の構成は読者に親しみ易い体裁をとっており、そのため、文学と医学を結びつけた手軽に読める入門書であるかのように見えたことにある。いざ翻訳を始めて見ると、本書は医学と医学教育の現場における緻密な質的研究の成果であり、高い学術レベルを備えたものであることに気づかされた。著者の主張の理解のためには、医学・医療そのものやその歴史についての知識はもとより、文化人類学的なフィールドワークの考え方や方法論、そしてなによりも著者の本来の専門である文学とその理論への深い理解と知識が要求されることにも気づいた。さらに著者の文章は極めて文学性の高い表現であるとともに論理的にも緻密であり、正確かつ読者に分かり易く翻訳するためには多大な労力を必要とすることも分かった。そのような状況にさらにいくつかの事情が加わって、翻訳作業の長期中断を含めて、最初の企画から十年を超える時間を要することになった。

最終的に本書の翻訳は、斎藤清二、岸本寛史、齋藤章太郎の三名の分担によって行われた。なお第七章の翻訳には塚原久美氏（仏教大学非常勤講師・翻訳家）に多大な協力をいただいたことに感謝する。各章の冒頭および本文内のシャーロック・ホームズの引用文は、原則として創元推理文庫（深町眞理子訳）を引用した。また、原著の著者名はキャサリン・モンゴメリー・ハンターであるが、著者に確認したところ現在はハンター姓を使用していないとのことであり、日本語版ではキャサリン・モンゴメリーとした。

本書の翻訳と刊行は、それ自体を半ば諦めかけたこともある難事業であったが、ここに出版することができるのは、新曜社の塩浦暲社長のこの事業に対する理解と努力にその多くを負っている。最大の感謝を捧げたい。

2016年4月10日

監訳者を代表して

斎藤　清二

人名索引

■ タ行

■ ハ行

事項索引

■ か行

■ さ行

■ た行

■ な行

■ は行

■ ま行

■ や行

■ ら行

■ わ行

註

日本語版へのまえがき

［1］ Tod Chambers, *The Fiction of Bioethics: Cases as Literary Texts* (Routledge, 1999).

［2］ Catherine Belling, *A Condition of Doubt: The Meanings of Hypochondria* (Oxford, 2012).

［3］ Trisha Greenhalgh and Brian Hurwitz, *Narrative Based Medicine: Dialogue and Discourse in Clinical Practice* (BMJ Books, 1998).〔邦訳：トリシャ・グリーンハル、ブライアン・ハーウィッツ編、斎藤清二、山本和利、岸本寛史監訳『ナラティブ・ベイスト・メディスン――臨床における物語りと対話』金剛出版、2001年〕

［4］ Rita Charon, *Narrative Medicine: Honoring the Stories of Illness* (Oxford, 2006).〔邦訳：Rita Charon 著、斎藤清二、岸本寛史、宮田靖志、山本和利訳『ナラティブ・メディスン――物語能力が医療を変える』医学書院、2011年〕

［5］ Kathryn Montgomery, *How Doctors Think: Clinical Judgment and the Practice of Medicine* (Oxford, 2006).

［6］ Hillel Braude, *Intuition: A Philosophical Defense of Clinical Reasoning* (Oxford, 2012).

［7］ Raymond Curry and Kathryn Montgomery, "Toward a Liberal Education in Medicine," *Academic Medicine* 85 (2010), 283-87.

まえがき

［1］ Abraham Flexner, *Medical Education in the United States and Canada* (New York: Carnegie Foundation for the Advancement of Teaching, 1910).

［2］ Association of American Medical Colleges Project on the General Professional Education of the Physician, "Physicians for the Twenty-First Century," *Journal of Medical Education* 59(1984), no.11, part 2.

［3］ Kathryn M. Hunter and Diana Axelsen, "The Morehouse Human Values in Medicine Program 1978-1980: Reinforcing a Commitment to Primary Care," *Journal of Medical Education* 57(1982), 121-23.

［4］「病気（malady）」を包括的な術語として使用するという点で、私は Charles Culver, Bernard Gert, K. Danner Clouser, "Malady: A Treatment of Disease," *Hastings Center Report* 11 (1981), 29-37 の提案に従っている。私は、「病

い（illness）」は患者の経験を意味するもの、「疾患（disease）」は臨床上の存在物を意味するものとして用いている。

序論――医学を解釈する

［1］ Thomas McKeown, *The Role of Medicine: Dream, Mirage or Nemesis?* 2d ed. (Oxford: Blackwell, 1979).

［2］ イヴァン・イリッチは例外である。詳しくは、Ivan Illich, *Medical Nemesis: The Expropriation of Health* (New York: Pantheon, 1976).〔邦訳：イヴァン・イリッチ著、金子嗣郎訳『脱病院化社会――医療の限界』(晶文社、1979年)〕を参照。

［3］ 現象論者（phenomenologist）、実用論者（pragmatist）、脱構築論者（deconstructionist）はもちろん、分析的伝統に属する二十世紀後半の科学哲学者たちにも、自然科学においても他の分野においても、あらゆる知は必然的に主観的であり文脈的であると考える者がいる。自然科学と人文科学の区別は、それでもなお有益な区別である。それは、再現可能かつ予見的で相対的に文脈から離れた知識と、文脈に密接に依拠した完全に予見的ではない知識の違いを明確にする。あらゆる知識の主観的な性質を認めるということは、化学や物理学、ヒトの生物学の大部分が経済学や政治学のような社会科学、そして何にもまして哲学や文学研究のような人文学よりも再現が容易であり法則に支配されている、というわれわれの経験的事実を改めるものではない。驚くことではないが、「厳密（hard）」で確実なものとしての科学という見解は、文化一般においてそうであるように、医学においても流布している。最も科学的な精神を持った人々はおそらく科学哲学の業績に精通しているだろうが、医学における多くの人々が、それは彼らの実践上の仕事とは無関係であり、科学的実践の合理的な理想を脅かしていると考えている。

［4］ 近年発表された多数の随筆がこの解釈学的な要点を突いている。スティーブン・L・ダニエルは Steven L. Daniel, “The Patient as Text: A Model of Clinical Hermeneutics,” *Theoretical Medicine* 7 (1986), 195-210 の中で、患者の病いの解釈における時間的な順序――病歴、診断、治療、予後――を中世の解釈に関する四種の図式（schema）、すなわち文学的解釈、寓話的解釈、道徳的解釈、神秘的解釈になぞらえている。エドワード・L・ゴーゲルとジェームズ・S・テリーは Edward L. Gogel and James S. Terry, “Medicine as Interpretation: The Uses of Literary Metaphors and Methods,” *Journal of Medicine and Philosophy* 12 (1987), 205-17 の中で、いくつかの理論を再検討して、それらの利点を比較考察している。

　疾患の存在論的位置づけに対するペール・スンドシュトレムの批判的吟

味である Per Sundstrom, *Icons of Disease: A Philosophical Inquiry into the Semantics, Phenomenology and Ontology of the Clinical Conceptions of Disease* は、臨床解釈学に基づいている。この論文はLinkoping Studies in Arts and Science, vol.14 (Linkoping, Sweden: Linkoping University, 1987) に収録されている。リタ・シャロンは Rita Charon, "Doctor-Patient / Reader-Writer: Learning to Find the Text," *Soundings* 72 (1989), 137-52 の中で、テクストとなるものは患者であって病いではない、と主張している。ドリュー・レダーは、1989年10月28日にワシントンで開かれた健康と人間の価値学会 (Society for Health and Human Values) の年次総会において行った Drew Leder, "Clinical Interpretation: The Hermeneutics of Medicine" と題した講演の中で、四つの「テクスト」、すなわち、患者の経験のテクスト、医学の物語、身体所見としてのテクスト、診断機械によって構築された道具的なテクストを区別した。私の "The physician as Textual Critic," *The Connecticut Scholar: Humanities and the Health Professions* 8(1986), 27-37 も参照。

〔5〕 Martin S. Staum, *Cabanis: Enlightenment and Medical Philosophy in the French Revolution* (Princeton, N.J.: Princeton University Press, 1980), pp.103-105.

〔6〕 ポール・スターは、それらの歴史を Paul Starr, *The Social Transformation of American Medicine* (New York: Basic Books, 1982) の中で提供している。近年の優美な説明の一つに、1989年10月23日にシカゴ大学で開かれた医師－患者関係に関する学際的研究プロジェクト (Interdivisional Research Project in the Doctor-Patient Relationship) の研究会で発表された Leon Kass, "The Doctor-Patient Relationship: What Dose It Mean?" がある。

〔7〕 Stanley Joel Reiser, *Medicine and the Reign of Technology* (Cambridge, Eng.: Cambridge University Press, 1978).〔邦訳：スタンリー・J. ライザー著、春日倫子訳『診断術の歴史：医療とテクノロジー支配』平凡社、1995年〕

〔8〕 Marica Angell, "Disease as a Reflection of the Psyche," *New England Journal of Medicine* 313(1985), 1570-72.

第一章　医学における知識――徴候を読む

〔1〕 Association of American Medical Colleges Project on the General Professional Education of Physician, "Physicians for the Twenty-First Century," *Journal of Medical Education 59* (1984), no.11, part 2.

〔2〕 Jack McCue, "The Effects of Stress on Physicians and Their Medical Practice," *New England Journal of Medicine* 306 (1981), 458-63.

〔3〕 Plato, Gorgias, 464.〔邦訳：プラトン著、加来彰俊訳『ゴルギアス』岩波文庫、1967年、59-61頁〕

〔4〕 過去二十年間、医師 - 患者関係の適切なモデルは活発に議論されてき

た。それは明らかに、その関係の持続期間における変化や、取り決められた患者のニーズや要望を考慮に入れなければならないものである。Robert M. Veatch, "The Medical Model: Its Nature and Problems," *Hastings Center Studies* 1(1973), 59-76 を参照のこと。ウィリアム・F・メイは、William F. May, *The Physician's Covenant: Images of the Healer in Medical Ethics* (Philadelphia: Westminster, 1983) の中で、医師と患者の関係は契約によるものであると論じている。

［5］ Lewis Thomas, *The Youngest Science: Notes of a Medicine-Watcher* (New York: Viking, 1983).〔邦訳：ルイス・トマス著、石館康平、中野恭子訳『医学は何ができるか』晶文社、1995年〕

［6］ 私はシルビア・フォスター・プライスにこのことを思い出させてもらった。

［7］ 産婦人科は例外である。そこでは一日のいくつか、または全ての予定表が移動しており、退院患者検討会（sign-out rounds）は早朝に行われる。

［8］ Larry W. Churchill and Sandra W. Churchill, "Storytelling in Medical Arenas: The Art of Self-Determination," *Literature and Medicine* 1 (1982), 73-79.

［9］ ウィリアム・L・モーガン二世とジョージ・L・エンゲルは、「ほとんどの場合、慎重な準備がメモの必要性をなくしてしまう」ことに気がつき、「メモを最小限に」するように勧めている。詳細は William L. Morgan Jr. and George L. Engel, *The Clinical Approach to the Patient* (Philadelphia: W. B. Saunders, 1969), p.233 の "The Presentation of the Patient" を参照。実際、ほぼ二十年後〔訳註：本書の出版された1990年代初頭〕でも、この二人はメモを使わないで発表することに強い愛着を抱いている——現状では「異常に多い検査」（モーガン）が多数の例外〔訳註：メモを用いた発表〕を正当化しているのではあるが。

［10］ Wilhelm Dilthey, "The Rise of Hermeneutics," trans. Fredric Jameson, *New Literary History* 3(1972), 229-44.

［11］ 近視、あるいは健康な二十歳の青年の腕の骨折のような病気（malady）は例外であるかもしれない。しかし、これらは、われわれが通常の言語において「疾患（disease）」という言葉によって意味するものではない。たとえそうであっても、自分たちの治療法——たいていは、コンタクトレンズを十代の少年に、または水に浸けても大丈夫なギプスを水泳選手に処方する程度の——が身体に関する広範な知識や、それらの診断を下された存在、すなわち患者から役立つものを得るだろうと考える人はいるかもしれないが。

［12］ Alan Harwood, "The Hot-Cold Theory of Disease: Implications for Treatment of Puerto Rican Patients," *Journal of the American Medical Association* 216 (1971), 1153-55. アーサー・クラインマンの Kleinman, A. *Patients and Healers in the Context of*

Culture: An Exploration of the Borderland between Anthropology, Medicine, and Psychiatry, Comparative Studies of Health Systems and Medical Care, no. 3 (Berkeley: University of California Press, 1980)〔邦訳：アーサー・クラインマン著、大橋英寿ほか共訳『臨床人類学 ── 文化のなかの病者と治療者』弘文堂、1992年〕も参照。

［13］*Scripts People Live*: *Transactional Analysis of Life Script* (New York: Grove Press, 1974) の序文 ("Introduction") で述べられている、クロード・スタイナーの人生と彼の恩師エリック・バーンの死を参照。

［14］Cecile A. Carson, *The Hidden Language of Medicine: Seeing What Patients Don't Say*. 近日刊行予定。〔訳註：2016年現在、この本は未刊行のようである。〕

［15］Michael Balint, *The Doctor, His Patient, and the Illness* (New York: International University Press, 1957).〔邦訳：マイクル・バリント著、池見酉次郎訳『プライマリ・ケアにおける心身医学 ── バリント・グループの実際』診断と治療社、1967年〕

［16］彼あるいは彼女の人生の語りに関する唯一の著者はいない、ということに意味がある。アラスデア・マッキンタイアは MacIntyre, A. *After Virtue: A Study in Moral Theory* (South Bend, Ind.: Notre Dame University Press, 1981), pp.199-200〔邦訳：アラスデア・マッキンタイア著、篠崎榮訳『美徳なき時代』みすず書房、1993年、261-264頁〕の中でこのことを書き留めている。彼は共著者という見方を、しばしば引用されるマルクスの *The Eighteenth Brumaire of Louis Bonaparte*〔邦訳：カール・マルクス著、植村邦彦訳『ルイ・ボナパルトのブリュメール18日』平凡社ライブラリー、2008年〕における決定論的な記述と区別している。マッキンタイアが信じるところによれば、歴史は「登場人物が同時に作者でもあるような、すでに上演された劇の物語」〔篠崎訳では「上演された劇的物語であり、そこでの登場人物は脚本家でもあった」(261頁)〕であり、人間の生の物語的構築物であり、決定論的なものからはほど遠く、一部が重なり合う配役や衝突、意外性を引き起こすのである。

［17］パトリック・アーヴァインは「ほとんどの場合、葬式は『生きること』と『医療』を正しい全体像の中に持っていく助けになる。それは独特のやり方で、患者自身の基盤においてその人がどのように彼／彼女の共同体に溶け込んでいたか ── そして、医療ケアがどのようにその人生に組み込まれていたか ── について、私におそらくは最高の理解を与えてくれた」と書いている。Patrick Irvine, "The Attending at the Funeral," *New England Journal of Medicine* 312 (1985), 1705.

［18］たとえば、W. J. T. Mitchell, ed., *The Politics of Interpretation* (Chicago: University of Chicago Press, 1983) を参照。

［19］この術語〔解釈共同体〕はスタンレー・フィッシュの Stanley Fish, *Is There*

a Text in This Class? The Authority of Interpretive Communities (Cambridge, Mass.: Harvard University Press, 1980).〔邦訳：スタンリー・フィッシュ著、小林昌夫訳『このクラスにテクストはありますか：解釈共同体の権威』みすず書房、1992年〕に由来する。

［20］Barney G. Glaser and Anselm L. Strauss, *The Discovery of Grounded Theory: Strategies for Qualitative Research* (Chicago: Aldine, 1967).〔邦訳：Ｂ．Ｇ．グレイザー、Ａ．Ｌ．ストラウス著、後藤隆ほか訳『データ対話型理論の発見——調査からいかに理論をうみだすか』新曜社、1996年〕現在の社会学的実践からの根本的で現象学的な離脱として彼らの方法論を記述しているにもかかわらず、彼らは哲学上の先例を全く引用していない。

［21］ジョン・ラッドは科学と異なるものとして次のように医学を描写している。すなわち、医学における発見の論理は正当化の論理と不可分である。それは被覆法則（covering law）を持っていない。それゆえに、本質的に説明するものであっても予言するものではない。そして、結局のところ医学は、価値から独立したものではない。*Changing Values in Medicine*, ed. Eric J. Cassell and Mark Siegler ([Frederick, Md.]: University Publications, n.d., [1985]), p.213 に所収の John Ladd, "Philosphy and Medicine" を参照。

［22］Arthur Conan Doyle, *A Study in Scarelet*, in *The Complete Sherlock Holmes* (New York: Doubleday, 1930, reprinted 1985), p.49. この後の全ての参照ページはこの版のものである。〔邦訳：コナン・ドイル著、深町眞理子訳『緋色の研究』創元推理文庫、2010年、120-121頁〕

［23］Alvan R. Feinstein, *Clinical Judgement* (Baltimore: Williams and Wilkins, 1967).

［24］Arthur Danto, *Analytical Philosophy of History* (Cambridge, Eng.: Cambridge University Press, 1965), p.132.〔邦訳：アーサー・C・ダント著、河本英夫訳『物語としての歴史——歴史の分析哲学』国文社、1989年、160-161頁。ただし、「歴史は等質である」という文章はここにはなく、141頁（原著では115頁）にある。〕

［25］George Steiner, *New Yorker*, May 26, 1986.

［26］E. H. Gombrich, *Art and Illusion: A Study in the Psychology of Pictorial Representation*, 2d ed., Bolingen Series, no.35 (New York: Pantheon Books, 1960).〔邦訳：Ｅ．Ｈ．ゴンブリッチ著、瀬戸慶久訳『芸術と幻影——絵画的表現の心理学的研究』岩崎美術社、1979年〕

［27］Thomas S. Kuhn, *The Structure of Scientific Revolutions*, 2nd ed. (Chicago: University of Chicago Press, 1970).〔邦訳：トーマス・クーン著、中山茂訳『科学革命の構造』みすず書房、1971年〕

［28］Feinstein, *Clinical Judgement*〔［23］に前出〕, p.4.

［29］Otto E. Guttentag, "On the Clinical Entity," *Annals of Internal Medicine* 31 (1949), 484-96.

［30］W・スコット・リチャードソンが私にこの医学生の発見の物語を話してくれた。

［31］Sydney Feingold, "Legionnaires' Disease—Still With Us." *New England Journal of Medicine* 318 (1988), 471-73.

［32］Mary Hesse, "Texts without Types and Lumps without Laws," *New Literary History* 17 (1985), 31-48.

［33］Maurice B. Strauss, ed., *Familiar Medical Quotations* (Boston: Little, Brown, 1968), p.519. に引用されているルイ・パスツールの言葉。

［34］*Applying the Humanities,* ed. Daniel Callahan, Arthur L. Caplan, and Bruce Jennings. *Hastings Center Series in Ethics*, vol.2 (New York: Plenum Press. 1985), p. 61 に所収の Edwin T. Layton, "Theory and Application in Science and the Humanities"。

［35］スティーブン・トゥールミンは、人文主義者（humanist）たちはしばしば論理実証主義者の「純粋」科学という神話を、彼らの解釈学的見解の引き立て役を務める案山子として採用する、と論じている。ハイデガーを継承するガダマーとハーバーマスについて、「異なる知的目標のための諸自然科学あるいはそれらの歴史的展開上の異なる段階での諸自然科学において採用された解釈形態の複数性と歴史的可変性のどちらも完全に認識しているわけではない」と彼〔トゥールミン〕は主張する。*The Politics of Interpretation*, ed. Mitchell, pp.99, 116 所収のStephen Toulmin, "The Construal of Reality: Criticism in Modern and Post-Modern Science" を参照。

［36］*Changing Values in Medicine*, ed. Cassell and Siegler〔［21］に前出〕, pp.43-58 に所収の Kenneth F. Schaffner, "Modeling Clinical Medicine: A Commentary on Mark Siegler" を参照。

［37］George L. Engel, "The Need for a New Medical Model: A Challenge for Biomedicine," *Science* 196 (1977), 129-36.〔訳註：原文では Biomedical Model となっているが、Medical Model に訂正した〕彼の "The Clinical Application of the Biopsychosocial Model," *American Journal of Psychiatry* 137 (1980), 535-44 は、観察対象に対する医学的観察の影響力が臨床上重要であることを述べている。Ludwig von Bertallanfy, *General Systems Theory* (New York: Braziller, 1968) も参照。

［38］シャフナーは、エンゲルは自分自身を医学の実証主義的科学観から解き放つことができなかったので、医学と「万能で単一水準（unilevel）の」科学の間の対照を際立たせたのだと指摘する(原註［36］に挙げた著作を参照)。ペール・スンドシュトレムは、誰もが生物医学モデルに従って実践を行うということを否定する。Per Sundstrom, "Icons of Disease: A Philosophical Inquiry

into the Semantics, Phenomenology and Ontology of the Clinical Conceptions of Disease," *Linkoping Studies in Arts and Science*, vol.14 (Linkoping, Sweden: Linkoping University, 1987) を参照。

［39］Michael Alan Schwartz and Osborne Wiggins, "Science, Humanism, and the Nature of Medical Practice: A Phenomenological View," *Perspectives in Biology and Medicine* 28 (1985), 334. エンゲルの返信が添えられたこの随筆は Charles Odegaard, *Dear Doctor* (Menlo Park, Calif.: The Henry J. Kaiser Family Foundation, 1986), 115-65 に収録されている。

［40］Lawrence Rothfield, *Vital Signs* (Princeton, N.J.: Princeton University Press, forthcoming〔1992〕)

［41］Harold E. Jones, "The Original of Sherlock Holmes," *Colliers* 32 (1904), no.15, p.14. Ely Liebow, *Dr. Joe bell: Model for Sherlock Holmes* (Bowling Green, Ohaio: Bowling Green University Popular Press, 1982), p.132 に引用されている。

［42］Arthur Conan Doyle, *A Study in Scarlet*, in *The Complete Sherlock Holmes* (New York: Doubleday, 1930, reprinted 1985), p.17.〔邦訳：コナン・ドイル著、深町眞理子訳『緋色の研究』創元推理文庫、2010年、16頁〕

［43］このことは長編小説『緋色の研究』にも当てはまる。この長編は、「聖徒の国 (The Country of the Saints)」という、五十年前のユタ州を舞台にした歴史および原因究明を神の視点で語っている部分が含まれているために、二倍の長さになっている。この「フラッシュバック（鮮明な回想シーン）」は後のホームズものではあまり見られず、この作品の中では、技術を学び始めた医学生による初めての、入念に詳述された長大な事例記事のように見える。ワトスンは後に「ロマン主義」の廉でホームズにたしなめられる。そしてホームズは、ワトスンが後に書く、よく整えられた事件の発表が持つ最小限の重要でない事柄にさえも、主席研修医のようにいつもいらいらしている。*The Sign of Four*, p.90.〔邦訳：コナン・ドイル著、深町眞理子訳『四人の署名』創元推理文庫、2011年、11-12頁〕を参照。

［44］物語理論 (narrative theory) については Wayne C. Booth, *The Rhetoric of Fiction* (Chiacgo: University of Chicago Press, 1961).〔邦訳：ウェイン・C・ブース著、米本弘一 ほか訳『フィクションの修辞学』書肆風の薔薇、1991年〕および Seymour Chatman, *Story and Discourse: Narrative Structure in Fiction and Film* (Ithaca, N.Y.: Cornell University Press, 1978) を参照。

［45］Peter Brooks, "Reading for the Plot," in *Reading for the Plot: Design and Intention in Narrative* (New York: Vintage, 1984), pp.3-36.

［46］これらの否定や「問題のない詳細（unremarkable detail）」は診断的推論にとって不可欠である。患者の症状に適合するかもしれない、可能性のあ

る病いの範囲を考慮しながら、臨床医は心の中の「疾患像」の図録から疑問を引き出し、「適切に否定されることがら（pertinent negatives）」を立証し始める。たとえば、「今回のことでお腹に何か変わったことはなかったですか？　吐き気か、でなければ嘔吐は？」というように。調査者がこの特殊なパズルの一部ではない断片的な事柄を削り取るとき、「所見」と「所見のないこと」(すなわち、正常であること) の両者が報告される。身体の全組織および全部位は、無関係であると宣告されなければならない。腹部の検査で異常がないことが判明したと述べながら、「彼女の肝臓と脾臓には問題がない（unremarkable）」と、医師は言うだろう。これらの「適切に否定されたことがら」は内容のない分類区分ではない。その報告が信頼に足るものであれば、理論上はありうる多数の疾患がそれによって除外される。したがって、患者の健康の歴史は否定の長大な羅列になる。「糖尿病あるいは高血圧の罹患歴なし、最近の手術もなし、ありふれた子供時代の疾患だけです」というように。調査における懐疑主義の傾向は実践ではより顕著となる。なぜなら、他の証拠によって裏付けられていない事実は決して全面的には信頼できないからである。それゆえに、無用に思われるもの、すなわち不条理で誤解を招く言い回し――たとえば「彼は痛みを否定する」――は、懐疑的な暗示となってしまうかもしれない。すなわち「彼女はアルコールの摂取を否定する」と同じように。トルストイがイワン・イリイチ〔訳註：トルストイの小説『イワン・イリイチの死』の主人公で、治安判事〕のために登場させた医師は、これと同じように、審問を行っている治安判事以上のものではなかったのかもしれない。

［47］この問題には異論もありうる。抗生物質は、しばしば細菌の存在を確かめるための検査をしないで、「経験的に」発熱に対して投与され、それが効いた場合、細菌が存在したという結論が導き出されるかもしれない。しかし、これは治療であり、調査の仕事ではない〔訳註：しばしば「治療的診断」と呼ばれる〕。

［48］しかし、ホームズの方法は「演繹法（deduction）」ではない。C・S・パースの「仮説的推論（abduction）」については、Umberto Eco and Thomas A. Sebeok, eds., *The Sign of Three: Dupin, Holmes, Peirce* (Bloomington: Indiana University Press, 1983).〔邦訳：ウンベルト・エーコ、トマス・A・シービオク編、小池滋監訳『三人の記号――デュパン、ホームズ、パース』東京図書、1990年〕を参照。

［49］Stanley Jeyaraja Tambiah, “The Limits of Rationality and the Issue of the Translation of Cultures,” Lewis Henry Morgan Lectures, University of Rochester, March 22, 1984. 公刊された版ではタンバイアはその暗喩を改変しており、他

の学問分野および西洋文化一般の中への、機能障害を引き起こす可能性がある科学の「流出（spill-over）」、となっている。Tambiah, *Magic, Science, Religion and the Scope of Rationality* (Cambridge, Eng.: Cambridge University Press, 1990), pp.140-52.〔邦訳：スタンレー・J・タンバイア著、多和田裕司訳『呪術・科学・宗教──人類学における「普遍」と「相対」』思文閣出版、1996年、237-255頁〕

［50］Michel Foucault, *The Birth of the Clinic: An Archeology of Medical Perception*, trans. A. M. Sheridan Smith (New York: Vintage, 1975), pp.196-98.〔邦訳：ミシェル・フーコー著、神谷美恵子訳『臨床医学の誕生』みすず書房、2011年、265-269頁〕

第二章　個別性の科学──医学と不確実性

［1］Sir William Osler, "On the Need of a Radical Reform in Our Method of Teaching Medical Students," *Medical News* 82 (1904), 49-53.

［2］ケネス・M・ラドメラーは、Kenneth M. Ludmerer, *Learning to Heal: The Development of American Medical Education* (New York: Basic Books, 1985), pp.64-68の中で、十九世紀の医学教育革命の原デューイ主義的な性質（proto-Deweyian character）を指摘している。

［3］疾患分類の変遷については、Knud Faber, *Nosography in Modern Internal Medicine* (New York: Hoeber, 1923) および Michel Foucault, *The Birth of the Clinic: An Archeology of Perception*, trans. A. M. Sheridan Smith (New York: Vintage, 1975).〔邦訳：ミシェル・フーコー著、神谷美恵子訳『臨床医学の誕生』みすず書房、2011年〕を参照。

［4］William Thayer, *Osler and Other Papers* (Baltimore: Johns Hopkins University Press, 1931), p.131 所収の "Teaching and Practice" を参照。ラドメラーは *Learning to Heal*, p.66 でこの文章を引用している。

［5］Aristotle, "Science and Its Objects," *Metaphysics*, Book 6.〔邦訳：アリストテレス著、出隆訳『形而上学　上』岩波文庫、1959年の「第六巻」〕

［6］気象学は、医学とは違って、その実践における過失の果たす役割に関してある程度公衆の理解を得ている。しかし、1985年に気象学者の過失の結果として人命が失われた時には、米国気象協会が暴風雨の正確な予測に失敗したことについて、同協会に「過誤」事例であるという批判が寄せられた。

［7］*Journal of Medicine and Philosophy* に掲載された、応用科学と同じく医学にとっても避けられない結果であるところの、過失の問題に関する一連のエッセイは、Samuel Gorovitz and Alasdair MacIntyre, "Toward a Theory of Medical Fallibility," *Journal of Medicine and Philosophy* 1 (1976), 51-71 で始まっている。特に有用なものとして、ハワード・ブロディが過失の原因を分類した Howard

Brody, "Commentary on 'Error, Malpractice, and the Problem of Universals,'" *Journal of Medicine and Philosophy* 7 (1982), 251-57 がある。

［8］ *The Student Physician: Introductory Studies in the Sociology of Medical Education*, ed. Robert K. Merton, George G. Reader, and Patricia L. Kendall (Cambridge, Mass.: Harvard University Press, 1957), pp.207-41 所収の Renée C. Fox, "Training for Uncertainty" を参照。ジェイ・カッツは、乳癌の治療に関する議論に基づいた説得力のある章の中で、現代の医師達の沈黙の一つの顕れとして、正当化できない確実性を彼らが主張していることを論じている。Jay Katz, *The Silent World of Doctor and Patient* (New York: Free Press, 1984) を参照。

［9］ Albert R. Jonsen and Stephen Toulmin, *The Abuse of Casuistry* (Berkeley: University of California Press, 1988) を参照。英国小説はその始めからこのような問題に取り組んできた。George A. Starr, *Defoe and Casuistry* (Princeton, N. J.: Princeton University Press, 1971) を参照。

［10］ Case31, *The Edwin Smith Surgical Papyrus*, trans. James Henry Bearsted, vol.1 (Chicago: University of Chicago Press, 1930), p.327.

［11］ Ross J. Simpson and Thomas R. Griggs, "Case Reports and Medical Progress," *Perspectives in Biology and Medicine* 28 (1985), 402-406.

［12］ *The Surgical Clinics of John B. Murphy, M.D., at Mercy Hospital, Chicago 2* (1913), 819. 私はこれを書くにあたって、W・スコット・リチャードソンに多くを負っている。

［13］ Charles L. Bosk, "Occupational Rituals in Patient Management," *New England Journal of Medicine* 303 (1980), 71-76.

［14］ Mark L. Cohen, "Uncertainty Rounds," *Journal of the American Medical Association* 250 (1983), 1689.

［15］ Kathryn Montgomery Hunter, "Limiting Treatment in a Social Vacuum: A Greek Chorus for William T.," *Archives of Internal Medicine* 145 (1985), 716-19.

［16］ Richard Rorty, *Philosophy and the Mirror of Nature* (Princeton, N.J.: Princeton University Press, 1979).〔邦訳：リチャード・ローティ著、伊藤春樹ほか訳『哲学と自然の鏡』、産業図書、1993年〕

［17］ Lewis Thomas, *Lives of a Cell* (New York: Bantam, 1974), pp.35-42 所収の "The Technology of Medicine" を参照。〔邦訳：ルイス・トマス著、橋口稔、石川統訳『細胞から大宇宙へ——メッセージはバッハ』平凡社、1976年〕

［18］ Richard K. Riegelman, *Studying a Study and Testing a Test: How to Read the Medical Literature* (Boston: Little, Brown, 1981).〔邦訳：Richard K. Riegelman, Robert P. Hirsch 著、森田茂穂訳『医学論文を読む——臨床医に必要な統計学の基礎』メディカル・サイエンス・インターナショナル、1991年〕および Stephen

H. Gelbach, *Interpreting the Medical Literature: A Clinician's Guide* (Lexington, Mass: Collamore Press, 1982) を参照。より大きな観点からではあるが、David L. Sackett, R. Brian Haynes, and Peter Tugwell, *Clinical Epidemiology: A Basic Science of Clinical Medicine* (Boston: Little Brown, 1985) は、表紙の裏側にポケットサイズのカードが入っており、読者はそれを少し参照するだけで報告された診断と治療の研究を評価することができる、というところに価値がある。

[19] Peter Winch, *Ethics and Action* (London: Routledge and Kegan Paul, 1972), pp.151-70 所収の "The Universalizability of Moral Judgements" を参照。〔邦訳：ピーター・ウィンチ著、奥雅博、松本洋之訳『倫理と行為』勁草書房、2009年〕

[20]「板挟みの倫理（quandary ethics）」は、William F. May, *The Physician's Covenant: Images of the Healer in Medical Ethics* (Philadelphia: Westminster, 1983) の中で用いられている表現である。

[21] ヘルムホルツの人間科学に必須の機転に関する記述についての、ハンス・ゲオルク・ガダマーの考察である、Hans-Georg Gadamer, *Truth and Method*, 2d ed. (New York: Crossroad Publishing, 1984), pp.16-17.〔邦訳：ハンス＝ゲオルク・ガダマー著、轡田収ほか訳『真理と方法　哲学的解釈学の要綱1』法政大学出版局、1986年、21頁〕を参照。

[22] Louis Lasagna, "Historical Controls: The Practitioner's Clinical Trials," *New England Journal of Medicine* 307 (1983), 1339-40.

[23] Alvan R. Feinstein, *Clinical Judgement* (Baltimore: Williams and Wilkins, 1967).

[24] Feinstein, "An Additional Basic Science for Clinical Medicine, I-IV," *Annals of Internal Medicine* 99(1983), 393-97, 554-60, 705-12, 843-48.

[25] Jerome P. Kassirer, "The Principles of Clinical Decision Making: An Introduction to Decision Analysis," *Yale Journal of Biology and Medicine* 49 (1976), 149-64.

[26] Barbara J. McNeill and Stephen G. Pauker, "Impact of Patient Preferences on the Selection of Therapy," *Journal of Chronic Disease* 34 (1981), 77-86.

[27] Donald Bordley, Alvin I. Mushlin, James G. Dolan, W. Scott Richardson, Michael Berry, John Polio, and Paul F. Griner, "Early Clinical Signs Predict Good Outcome in Acute Upper Gastrointestinal Hemorrhage," *Journal of the American Medical Association* 253 (1985), 3282-85.

[28] Susanna E. Bedell, Thomas L. Delbanco, E. Francis Cook, and Franklin H. Epstein, "Survival after Cardiopulmonary Resuscitation in the Hospital," *New England Journal of Medicine* 309 (1983), 569-76.

[29] William A. Knaus, Jack E. Zimmerman, Douglas P. Wagner, Elizabeth A. Draper, and Diane Lawrence, "APACHE − Acute Physiology and Chronic Health Evaluation:

A Physiologically Based Classification System," *Critical Care Medicine* 9 (1981), 591-97.

〔30〕Erwin H. Ackernecht, *A Short History of Medicine*, rev. ed. (New York: Ronald, 1968), pp.170-74.〔邦訳：エルウィン・H・アッカークネヒト著、井上清恒、田中満智子共訳『世界医療史──魔法医学から科学的医学へ』内田老鶴圃、1983年〕これらの「二つの考えの流れ」の間の現在も続く緊張関係は、フェーバーの*Nosography*〔［3］に前出〕における議論の主題である。

〔31〕異なった時代の異なった地域の人々が、彼らの文化によって形作られた医療を実践してきたということは、常に認められてきた事実である。われわれが抱いている進歩的な偏見は、現在これらの誤った観念は、単によりよい医療を選ぶのではなくて、ありのままの非社会的な真実であるような観念を選ぶことで取り除かれている、と考えることである。Arther Kleinman, *Patients and Healers in the Context of Culture* (Berkeley: University of California Press, 1980).〔邦訳：アーサー・クラインマン著、大橋英寿ほか共訳『臨床人類学：文化のなかの病者と治療者』弘文堂、1992年〕および Peter Wright and Andrew Treacher, eds., *The Problem of Medical Knowledge: Examining the Social Construction of Medicine* (Edinburgh: Edinburgh University Press, 1982) を参照。医療人類学的な医学理解の臨床的な応用の記述については、Eric J. Cassel, *The Healer's Art: A New Approach to the Doctor-Patient Relationship* (New York: Penguin, 1976).〔邦訳：エリック・J・キャッセル著、土居健郎・大橋秀夫訳『癒し人のわざ──医療の新しいあり方を求めて』新曜社、1991年〕を参照。

〔32〕Roger C. Schank and Robert P. Abelson, *Scripts, Plans, Goals and Understanding: An Inquiry into Human Knowledge* (Hillsdale, N.J.: Erlbaum, 1981). 私は、エレン・ケイのおかげでこの著作に注意を向けることができた。

〔33〕このプログラムは元々、INTERNIST として、R. A. Miller, H. E. Pople, Jr., and J. D. Myers, "INTERNIST-I, an Experimental Computer-Based Diagnostic Consultant for General Internal Medicine," *New England Journal of Medicine* 307 (1982), 468-76 において描写された。その成果は *Science*, April 15, 1983, pp.261 において報告された。

　このシステムと他の医療情報システムについては、医学におけるコンピューターの役割一般とともに、*Information and Medicine* (Berkeley: University of California Press, 1984) の中でマースデン・S・ブロアによって明瞭に描写されている。

〔34〕Carl Gustav Hempel, *Aspects of Scientific Explanation* (New York: Free Press, 1965).〔邦訳：カール・ヘンペル著、長坂源一郎訳『科学的説明の諸問題』岩波書店、1973年〕

[35] Dennis J. McShane, Alison Harlow, R. Guy Kraines, and James F. Fries, "TOD: A Software System for the ARAMIS Data Bank," *Computer* 12 (1979), 34-40.

[36] Perri Klass, "Classroom Ethics on the Job," *Harvard Medical Alumni Bulletin* 60 (1986), 36. 私の理解するところでは、彼女の言う「文章記述」というのは単純なリストのことである。というのは、当然ながら、これらの徴候の物語的な構成、つまりそれらの出現時の集まり方や出現のタイミングが、その病気の判別の鍵になっているからである。

第三章　患者を表現する

[1] William L. Morgan, Jr., George L. Engel, *The Clinical Approach to the Patient* (Philadelphia: Saunders, 1969).

[2] この慣習はもはや普遍的には見られない。科学的医学がわれわれの社会の民俗的な医学になったばかりでなく、慢性疾患の普及が専門家のような患者（expert patient）を創り上げている。一人の患者の主訴は、今日ではおそらく説明的かつ診断的な陳述の方を選んで、身体的な細かい事柄を除外するだろう。たとえば「胆嚢が悪いのです」「心不全を患ったことがあります」というように。この理由のために、サイモン・S・レオポルドはすでに1957年の昔に、次のように勧めていた。「患者の描写が適切ならそれを使うこと。もし彼が自分は『胆嚢の病気』だと言ったら、『患者自身の言葉を使え』という古ぼけた忠告は無視すること。症状を記載すること。『揚げ物を食べると必ず起こるげっぷと腹痛』というように」(Simon S. Leopold, *The Principles and Methods of Physical Diagnosis: Correlation of Physical Sign with Certain Physiological and Pathological Changes in Disease*, 2d ed. (Philadelphia: Saunders, 1957), p.9) と。モーガンとエンゲルは *The Clinical Approach to the Patient* の中で、黙ってこの主訴に関する議論を排除した。近年の身体的診断法の入門書もこれにならっているが、口承伝承は存続している。

[3] 一覧、図表、フローチャートは段々ありふれたものになってきているが、医学生は現病歴を物語的にカルテに記録するように忠告される。Morgan Jr. and Engel, *The Clinical Approach*, pp.175-85 を参照。

[4] John D. Stoeckle, Christopher Seiberling, and Andrew Dodds, *Richard Clark Cabot: Medical Reform in the Progressive Era* (Boston: Massachusetts General Hospital/Harvard Medical School, 1983).

[5] Pierre-C.-A. Louis, *An Essay on Clinical Observation* (Paris, 1834)。もちろん、事例の病歴はこの時点のはるか以前から記されていた。実際、事例による診断法（diagnostic case method）は英国小説の祖の一人であるヘンリー・フィールディングによって考案されたと言ってもいいかもしれない。彼はロンド

ンの治安判事の職務を果たす中で、語りとして構成された犯罪事件の起訴状のために証拠を収集した。John Bender, *Imagining the Penitentiary: Fiction and the Architecture of Mind in Eighteenth-Century England* (Chicago: University of Chicago Press, 1986), p.145 を参照。

［6］ Henry I. Bowditch, "Louis and His Contemporaries, " *Bulletin of Medicine and Surgery* 87 (1872), 292-95.

［7］ Edward C. Atwater, "Touching the Patient: The Teaching of Internal Medicine in America," in *Sickness and Health in America: Readings in the History of Medicine and Public Health*, 2d ed., ed. Judith Walzer Leavitt and Ronald L. Numbers (Madison: University of Wisconsin Press, 1985), pp.129-47.

［8］ present の自動詞態は霊長類学でも見られる。霊長類学においては、毛づくろいの習慣または性的交渉の開始のために、あるいは和解のしるしとして臀部を無防備に別個体に向ける霊長類に関して用いられる。

［9］ これは統計学的な医学伝説である。広く信じられており、ほとんどの場合は真実だが、証明はされていない。Mark Siegler, "The Nature and Limits of Clinical Medicine," in *Changing Values in Medicine*, ed. Eric J. Cassell and Mark Siegler ([Fredrick, Md.]: University Publications of America, n.d. [1985]), p.27 を参照。

［10］ Marsden S. Blois, *Information and Medicine: The Nature of Medical Descriptions* (Berkeley: University of California Press, 1984), p.165.

［11］ この近視眼性は医学特有のものではないが、それは医学におけるものが最も酷烈だろう。私が初めて大学に職を得た時、私の大先輩の教授が私に学問上の異論について注意を与え、文学を教えるのではなく学生を教えるのだということを忘れないように、と助言してくれた。私が彼の言ったことを理解するまでには、しばらく時間がかかった。

［12］ R. J. Havey, "A Piece of My Mind: Classic Case," *Journal of the American Medical Association* 242 (1984), 2886.

［13］ 私はこの見解をバートランド・ブロンソンから借りている。彼は形式論者の時代において、ボズウェルの『ジョンソン伝』を裏返しに読むことを主張した。

［14］ 最近の事例発表の冒頭文に以前の診断が付加されること ──「ジェファーソン氏は61歳の黒人男性で狭心症の病歴があります」── は、この慣習を破るものである。医師の急ぎ過ぎと過労がこの短縮に影響していることは疑いない。しかし、それは何よりもまず、慢性疾患の普及と、医師たちがその疾患の進行だけではなく、治療という問題や医原性の問題を扱うことが頻繁になったことを反映している。

［15］ Paul Ricoeur, *Time and Narrative*, 3 vols., trans. Kathleen McLaughlin Blamey and

David Pellauer (Chicago: University of Chicago Press, 1984-88).〔邦訳：リクール著、久米博訳『時間と物語１、２、３ 新装版』新曜社、2004年〕

［16］ Georg Lukács, *Writer and Critic* (New York: Grosset and Dunlap, 1971), quoted by D. G. Marshall, "Plot as Trap, Plot as Mediation," in *The Horizon of Literature*, ed. Paul Hernadi (Lincoln: University of Nebraska Press, 1982), p.80.〔邦訳：「作家と批評家」（ルカーチ著、佐々木基一ほか訳『ルカーチ著作集８　リアリズム論』白水社、1987年に所収）〕

［17］ Arthur Conan Doyle, "Silver Blaze," in *The Complete Sherlock Holmes* (New York: Doubleday, 1930; reprinted 1985), p.336.〔邦訳：「〈シルヴァー・ブレーズ〉号の失踪」（アーサー・コナン・ドイル著、深町眞理子訳『回想のシャーロック・ホームズ』創元推理文庫、2010年に所収）〕

第四章　「こんな患者がいました ･･･ 」── 医学における逸話

［1］ Ｄ・Ａ・ミラーは D. A. Miller, *The Narrative and Its Discontents* (Princeton, N.J.: Princeton University Press, 1981) の中で、十九世紀の小説における導入の叙述可能な出来事と結末の関係について論じている。Ｊ・ポール・ハンターは J. Paul Hunter, *Before Novels* (New York: W. W. Norton, 1990) の中で、英国小説が大量に執筆されるようになった事情の一つとして、新奇性への欲求を挙げている。

［2］ 逸話はこの性質を偽薬効果と分かち合っている。Howard Brody, *Placebos and the Philosophy of Medicine* (Chicago: University of Chicago Press, 1980) を参照。

［3］ Stanley Joel Reiser, *Medicine and the Reign of Technology* (Cambridge, Eng.: Cambridge University Press, 1978).〔邦訳：スタンリー・Ｊ・ライザー著、春日倫子訳『診断術の歴史 ── 医療とテクノロジー支配』平凡社、1995年〕

［4］「私は ･･･ 診ました」という前者の言い回しは、外科医の間ではありふれたものであり、おそらくは彼らの患者に関するより肉体的な知識の反映である。他の専門医はよく、後者の形を用いる ── あるいは、より非人称的な「昨年の冬、一、二週間、･･･ 患者がいました」という言い方さえする。

［5］ Ross J. Simpson and Thomas R. Griggs, "Case Reports and Medical Progress," *Perspectives in Biology and Medicine* 28 (1985), 402-406.

［6］ Lawrence K. Altman, "Doctor's World: How Safe Are Prescriptions Drugs?" *New York Times*, March 22, 1983. 単一事例に基づいた投書については Steven A. Samuel, "Apparent Anaphylactic Reaction to Zomepirac (Zomax)," *New England Journal of Medicine* 304 (1981), 978 を参照。

［7］ Steven B. Abramson, Chrystia M. Odajnyk, Anthony J. Greico, Gerald Weissmann, and Eliot Rosenstein, "Hyperalgesic Pseudothrombophlebitis: New Syndrome in Male

Homosexuals," *American Journal of Medicine* 78 (1985), 317-20. 私がこの物語を知ったのはジェラルド・ワイスマンのおかげである。

［8］ Ludwig Fleck, *The Growth and Development of a Scientific Fact: Introduction to the Study of Thoughtstyle and Thoughtcollective* [1935], ed. T. J. Trenn and R. Merton (Chicago: University of Chicago Press, 1979).

［9］ Helen B. Taussig, "A Study of the German Outbreak of Phocomelia," *Journal of the American Medical Association* 180 (1962), 1106-14.

［10］ *Healing the Wounds: A Physician Looks at His Work* (New York: Pantheon, 1985).〔邦訳：D・ヒルファイカー著、岡本祐三訳『ある家庭医の苦悩——病めるアメリカの医療の現場から』保健同人社、1988年〕に収録された David Hilfiker, "Facing Our Mistakes," *New England Journal of Medicine* 310 (1984), 118-22.

［11］ Charles L. Bosk, *Forgive and Remember: Managing Medical Failure* (Chicago: University of Chicago Press, 1979).

第五章　事例を書くこと——カルテと事例報告

［1］「記録特権（charting privilege)」、言い換えれば、患者についてカルテに記載する権利は、全ての診察室や病院において医療スタッフと医療補助スタッフに注意深く分配されている。病院の社会福祉士たちは、患者の低所得者医療扶助制度（Medicaid）への適格性の確立および患者の施設療養所への移動を意味する「配置」という二つの極めて重要な機能のために彼らの属する施設から頼られるようになるにつれて、その特権を獲得してきた。病院付き聖職者は多数の病院で記録特権を獲得してきた。これらの「他の」記録が医師の記録との関係の中のどこに位置するのかは、多少興味深い問題である。いくつかの病院では二組のカルテが存在するが、他のところでは一つにまとめられている。少なくとも一つの病院では、それらは一本の縦線でページが二つに分けられており、より狭い左側の段は「医師でないものはここに書くこと」と表示されている。

［2］「プログレス（progress)」ノート〔訳註：経過記録のこと。プログレスには「進歩」の意味がある〕は、常に変わらず楽観的な範疇のように見えるかもしれないが、医学的治療が「進歩」を作り出せない場合には、疾患は進行中のもの（progressing）としての自然史的観点から記述される。「SOAP化（SOAPing)」はL・L・ウィードによる問題解決志向的医療記録の一部である。L. L. Weed, *Medical Records, Medical Education and Patient Care* (Cleveland: Case Western Reserve University Press, 1970).〔邦訳：Lawrence L. Weed 著、紀伊国献三等訳『診療記録、医学教育、医療の革新——Problem-Oriented Medical Record による試み』医学書院、1973年〕を参照。

［3］ Gerald Weissmann, “The Chart of the Novel,” in *The Woods Hole Cantata: Essays on Science and Society* (Boston: Houghton Mifflin, 1985), pp.101-108. ローレンス・ロスフィールドのように、彼はクロード・ベルナールの Claude Bernard, *An Introduction to the Study of Experimental Medicine* (1865)〔邦訳：クロード・ベルナール著、三浦岱栄訳『実験医学序説』岩波文庫、1970年〕の中に19世紀小説の物語的現実主義と、近代科学的事例研究の両方にとっての試金石を発見している。“Discursive Intertextuality: The Case of Mme Bovary,” *Novel* 19 (1985), 57-81 を参照。

［4］ Rita Charon, “To Listen, To Recognize,” *The Pharos* 49 (1986), 10-13.

［5］ E. M. Foster, *Aspects of the Novel*.〔邦訳：Ｅ．Ｍ．フォースター著、中野康司訳『Ｅ．Ｍ．フォースター著作集８　小説の諸相』みすず書房、1994年〕におけるフォースターの見解に従えば、ヘイドン・ホワイトは記録（annals）と年代記（chronicle）と物語（narrative）を区別した。一般的に、記録は解釈あるいは結論を伴わずに「事件（event)」を列挙する。たとえば、「幕間１：王が亡くなった、幕間２：作物が不作だった、幕間３：王妃が亡くなった」というように。年代記は選択性と順序、すなわち物語の萌芽を導入するが、まだ結末を欠いている。「王が亡くなり、その後に王妃も亡くなった」というように。物語は因果関係あるいは道徳的原則の影響を含む。「王が亡くなり、その後悲しみのあまりに王妃も亡くなった」というように。Hayden White, “The Value of Narrativity in the Representation of Reality,” *Critical Inquiry* 7 (1980), 5-27 を参照。

［6］ リンダ・オーアは Linda Orr, “The Revenge of Literature: A History of History,” *New Literary History* 18 (1986), 1-22 の中で、歴史的な知の過程を捉える可能性を思い描いている。「中心的な疑問を提出するために知る必要があるであろうものに関連している、一連の疑問を解決するような歴史的な物語を見るのは興味深いことかもしれない。そして、それ自体は、まるで解答であるかのように後回しにされたり、いつもは削除されるものを詳述したり、疑問とその文書の再読を必要とするような疑問を別の表現で言い換えている文書の間を往復したりなどして、そのジグザグの図形が歴史そのものとして活動できるようにしている。このような物語が小説として再び売り出されるというのは、よくあることではないか？」と。

それらの物語は、様々な著者による別々のプロットを持つこと、緩やかな時間の経過や再吟味、可能性を除外するための検査法の使用、そしてなかんずく、病いの囲いに入れられ理解されることへの頻繁な拒絶によって、医学カルテと取り違えられるかもしれない。

［7］ Suzanne Poirier and Daniel J. Brauner, “Voices of the Medical Record,” *Theoretical*

Medicine 11 (1990), 29-39.

［8］ J. W. Mold and Howard F. Stein, “The Cascade Effect in the Clinical Care of Patients,” *New England Journal of Medicine* 314(1986), 512. また、Jerome P. Kassirer, “Our Stubborn Quest for Diagnostic Certainly: A Cause of Excessive Testing,” *New England Journal of Medicine* 320 (1989), 1489-91 も参照。

［9］ エリオット・フリードソンは、毎日の業務の「自然な沈殿物」から「ある報告された検査手順の管理上の必要性に対する対応」へとカルテの変化が始まっていると述べている。それは固有の専門家による統制からより幅広い社会的なそれへの移行である。Eliot Freidson, *Doctoring Together: A Study of Professional Social Control* (New York: Elsevier, 1975), pp.167-85の “The Threat of the Medical Record” を参照。また、Constance A. Nathanson and Marshall H. Becker, “Doctors, Nurses, and Clinical Records,” *Medical Care* 11 (1973), 214-23 も参照のこと。

［10］ Weissmann, “The Chart of the Novel,” p.102.〔［3］に前出〕

［11］ Lawrence L. Weed, *Medical Records, Medical Education and Patient Care*.〔［2］に前出〕

［12］ Peter Brooks, *Reading for the Plot: Design and Intention in Narrative* (New York: Vintage, 1984), p.10.

［13］ Louis Lasagna, “Historical Controls: The Practitioner's Clinical Trials,” *New England Journal of Medicine* 307 (1983), 1339-40.

［14］ Edward J. Huth, *How to Write and Publish Papers in the Medical Sciences* (Philadelphia: Institute for Scientific Information Press, 1982), p.58.〔邦訳：エドワード・J・ヒュース著、植村研一監訳『うまい医学論文の準備と作成』医学書院、1994年〕引用内の強調は筆者による。

［15］ Myra W. Wiener, Laura J. Vondoenhoff, and Jules Cohen, “Aortic Regurgitation First Appearing 12 Years after Successful Septal Myectomy for Hypertrophic Obstructive Cardiomyopathy,” *American Journal of Medicine* 72 (1982), 157-60. 以下の引用文はこの事例報告からのものである。

［16］ Arthur Conan Doyle, “The Adventure of the Dancing Men [sic],” in *The Complete Sherlock Holmes* (New York: Doubleday, 1930; reprinted 1985), pp.511-26〔邦訳：「踊る人形」（アーサー・コナン・ドイル著、深町眞理子訳『シャーロック・ホームズの復活』創元推理文庫、2012年、94-140頁に所収）〕を参照。

［17］ Kevin Leehey, Alayne Yates, and Catherine M. Shisslak, “Alteration of Case Reports in Running: An Analogue of Anorexia?” *New England Journal of Medicine* 310 (1984), 600 に対する編集者の返信。

［18］ Myra W. Wiener, Laura J. Vondoenhoff, and Jules Cohen, “Aortic Regurgitation,”

pp.157-58.〔[15] に前出〕

[19] 内科学における事例ルポルタージュという慣行は、エリク・エリクソンの術語においては他の専門分野のそれよりも「生成的（generative）」なものであるが、最初に名前が出る著者がおそらく病院でのケアの主要な仕事をした人物であり、最後に名前を連ねる著者が教授である、ということを暗示している。私が挙げた例では、マイラ・W・ウィーナーはその時四年次の医学生だったが、患者のカルテに記録する責務を負い、報告の下書きを書いた。ローラ・フォンデンホフは、後に心臓病学の特別研究員になった人物だが、その患者が病院内にいる間、助言者の役を務め、報告のためにエコー心臓検査器のデータを提供した。ジュール・コーエンは、心臓病学者であり医学博士だが、主治医であり、患者のケアを監督し、原稿作成に貢献した。

[20] Dewitt Stettin, Jr., "Coping with Blindness," *New England Journal of Medicine* 305 (1981), 458-60.

第六章　単一事例研究 ── 臨床病理検討会とシンドローム・レター

[1] 臨床の美徳に関する議論については、Rudolph J. Napodano, *Values in Medical Practice* (New York: Human Sciences Press, 1986) を参照。

[2] Lance R. Peterson, LoAnn C. Peterson, and Anja K. Peterson, "French Vanilla Frostbite," *New England Journal of Medicine* 307 (1982), 1028. この章におけるこれ以降の出典は、特に注記がなければこの雑誌である。

[3] Paul Dudley White, "The Tight-Girdle Syndrome," 288 (1973), 584.

[4] Robert J. Joynt, "Foam Filling Faints Feigning Fits," 288 (1973), 219、および Max Deutch and Ralph C. Parker, Jr., "Edgar Lee Masters and Satchel Page on Ski-Boot Syncope" [2 letters], 288 (1973), 742.

[5] Shirley Blotnick Moskow, ed., *Human Hand and Other Ailments: Letters to the New England Journal of Medicine* (Boston: Little, Brown, 1987).

[6] 大リーグの野球選手に左利きが広まっていることは、カイ二乗分析による研究で報告されたが、（右利き投手が何を言おうとも）治療上の配慮を全く必要としない。神経科学の研究は、ただ投打に関する特定の方法論の感度と特異度についてのある洞察を医師－著者に提供するのである。John M. McLean and Francis M. Ciurczak, "Biomanual Dexterity in Major League Baseball Players: A Statistical Study," 307 (1982), 1278-79.

[7] シンドローム・レターの読者が文学的な好みを持つ医師である傾向があるからか、はたまた文学的な医師が（より確固としたものに見える書かれた教科書で臨床技能を訓練した後で）強烈に公刊を急き立てる気になったからなのか、文学の登場人物の病気についての数多くの書簡が嵐のごとく

公刊され、また『ハムレット』におけるエウスタキー管に関する今日の知識の重要性というような付随的なトピックが公刊されてきた。Avrim R. Eden and Jeff Opland, "Bartolomeo Eustachio's *De Auditus Organis* and the Unique Murder Plot in Shakespeare's *Hamlet*," 307 (1982), 259-61 および Edward Tabot and Edward Shapiro, "Eerie Murder in Shakespeare's *Hamlet*," [2 letters] 307 (1982), 1531 を参照。フォルスタッフの奇癖に関する病因学は Jack J. Adler, "Did Falstaff Have the Sleep-Apnea Syndrome?" 308 (1983), 404 および R. P. Junghans, "Falstaff Was Drunker than He Was Fat," 308 (1983), 1483 の中で論じられている。

［8］ Ahud Sternberg, Alexander A. Deutsch, and Rafael Reiss, "Scarpa's Fascia Hernia," 307 (1982), 561.

［9］ William B. Cobb, Charles M. Helms, and Pope L. Moseley, "Toxic-Shock Syndrome in a Young Man with a Pilonidal Abscess," 306 (1982), 1422-23.

［10］ J. L. Trotter, D. B. Clifford, C. B. Anderson, R. C. Van der Veen, B. C. Hicks, and G. Banks, "Elevated Serum Interleukin-2 Levels in Chronic Progressive Multiple Sclerosis," 318 (1988), 1206.

［11］ A. M. Lerner, D. P. Levine, and M. P. Reyes, "Two Cases of Herpes Simplex Virus Encephalitis in the Same Family," 308 (1983), 1481.

［12］ M. Tobi, M. Garretto, M. O. Blackstone, and A. L. Baker, "Periumbilical Hemorrhage Complicating Percutaneous Liver Biopsy," 308 (1983), 1541-42.

［13］ John A. Dutro and Lloyd G. Philips, "Ipsilateral Horner's Syndrome as a Rare Complication of Tube Thoracostomy," 313 (1985), 121.

［14］ Robert W. Lyons, "Orange Contact Lenses from Rifampin," 300 (1979), 372-73.

［15］ Elaine German and Nurul Siddiqui, "Atropine Toxicity from Eyedrops," 282 (1970), 689.

［16］ Julie V. Hoff, Peter A. Beatty, and James L. Wade, "Dermal Necrosis from Dobutamine," 300 (1979), 1280.

［17］ M. A. Gertz, J. P. Garton, and W. H. Jennings, "Aplastic Anemia Due to Tocainide," 314 (1986), 583-584.

［18］ Carl E. Dettman, "Suppression of Salivation in Wind-Instrument Players with Scopolamine," 310 (1984), 1396.

［19］ W. R. Hudgins, "The Crossed-Straight-Leg-Raising Test," 297 (1977), 1127.

［20］ Kenneth B. Desser and Alberto Benchimol, "Click in the Neck – Unusual Presentation of Mitral-Valve Prolapse," 297 (1977), 619.

［21］ R. D. Anderson and A. H. Johnson, "Frigid Headache," 291 (1974), 1259.

［22］ Stephen J. Peroutka and Laura A. Peroutka, "Autosomal Dominant Transmission of the 'Photic Sneeza Reflex'," 310 (1984), 599-600.

[23] Marc B. Garnick, "Hot-Watch Syndrome," 294 (1976), 54.
[24] Michael F. Roizen, Barry Engelstad, and Robert Hattner, "Gaussian Carditis," 307 (1982), 448.
[25] J. D. Battle, Jr., "Credit-Carditis," 274 (1966), 467.
[26] Walley J. Temple and Doreen H. Farley Temple, "The Succussion Splash as an Infant 'Burp' Sign," 308 (1983), 1604.
[27] Joan Zidulka and Arnold Zidulka, "Tympany in Traube's Space as an Infant 'Burp' Sign," 309 (1983), 859.
[28] Arthur J. Siegel and David H. Serfas, "The 'Cloret' Sign," 300 (1979), 202.
[29] M. P. O'Meara, "Another 'Cloret' Sign," 299 (1978), 780.
[30] Brad Evans, "The Greening of Urine: Still Another 'Cloret' Sign," 300 (1979), 202.
[31] Shiro Tanaka, Alexander B. Smith, William Halperin, and Roger Jensen, "Carpet-Layer's Knee," 307 (1982), 1276-77.
[32] Thomas H. Bracken, "Genu Genuflectorum," 308 (1983), 1107.
[33] Minerva, "Views," *British Medical Journal* 286 (1983), 1654.
[34] William E. Griffiths, "Genu Genuflectorum Revisited," 309 (1983), 561.
[35] Gerald Y. Minuk, Jeanne G. Waggoner, Jay A. Hoofnagle, Reginald G. Hansen, and S. Chris Pappas, "Pipetter's Thumb," 306 (1982), 751.
[36] E. Roullet and P. Castaigne, "Pipetter's Thumb, Type II," 307 (1982), 502.
[37] Jacqueline J. Wertsch, "Pricer Palsy," 312 (1985), 1645.
[38] Michael A. Kron and Jerrold J. Ellner, "Buffer's Belly," 318 (1988), 584.
[39] Franz von Lichtenberg, "Lawn Mower's Arm," 307 (1982), 1029.
[40] Nathaniel Gould, "Back-Pocket Sciatica," 290 (1974), 633.
[41] Eulogio H. Rectra, Jr., and Warren C. Litts, Jr., "Grocery Bag Neuropathy," 291 (1974), 742.
[42] David F. Smail, "Handlebar Palsy," 292 (1975), 322.
[43] Alexander R. MacKay, "Back-Pack Meralgia," 293 (1975), 702.
[44] W. King Engel, "Ponderous-Purse Disease," 299 (1978), 557.
[45] Joel M. Geiderman, "Pumpkin Carver's Palm," 298 (1978), 348.
[46] Melvin Hershkowitz, "Penile Frostbite: An Unforeseen Hazard of Jogging," 296 (1977), 178.
[47] Halley S. Faust and Mark L. Dembert, "Frisbee Finger," 293 (1975), 304.
[48] David H. Wegman, John M. Peters, and B. S. Levy, "Frisbee Finger (cont.)," 293 (1975), 725-26.
[49] Mutaz B. Habal, Michael M. Meguid, and Joseph E. Murray, "The Long-Scarf Syndrome − A New Health Hazard," 284 (1971), 734.

〔50〕 P. Itin, A. Haenel, and H. Stalder, "From the Heavens, Revenge on Joggers," 311 (1984), 1703.
〔51〕 Colm O'Herlihy, "Jogging and Suppression of Ovulation," 306 (1982), 50-51.
〔52〕 Mark Sherman, "Are Exercise Ailments Cyclical?" 309 (1983), 858-59.
〔53〕 Rectra and Litts, "Grocery Bag Neuropathy"〔[41] に前出〕の中で報告されている。
〔54〕 Duncan W. McBride, Lawrence P. Lehman, and John R. Mangiardi, "Break-Dancing Neck," 312 (1985), 186.
〔55〕 Frederick W. Walker, Keith D. Lillemoe, and Robert R. Farquharson, "Disco Felon," 301 (1979), 166-67.
〔56〕 Susan V. Lawrence, "'Disco Felon' Not Felonious: 'Disco Digit' Better?," 301 (1979), 947-48.
〔57〕 G. M. Todd, "Side Effects from Dietetic Candy," 275 (1966), 1384.
〔58〕 Ervin H. Epstein, Jr., and Mark D. Oren, "Popsicle Panniculitis," 282 (1970), 966-67.
〔59〕 Stephen Sulkes, "Hydrox Fecalis," 310 (1984), 52.
〔60〕 Lawrence K. Altman, *Who Goes First? The Story of Self-Experimentation in Medicine* (New York: Random House, 1988).
〔61〕 Timothy C. McCervan, "Space-Invaders Wrist," 304 (1981), 1368.
〔62〕 Robert D. Powers, Geoffrey C. Lamb, Robert C. Matyasz, Michael T. Spilane, and Robert A. Van Iyn, "Urban-Cowboy Rhabdomyolysis," 304 (1981), 427.
〔63〕 Robert Graebner, "Fondue Folly," 284 (1971), 162; および Helene S. Thorpe, "Fondue Rendue," 284 (1971), 796、また Leslie Fisher, "Dangers of Fondue Pots," 285 (1971), 1381.
〔64〕 *Changing Values in Medicine*, ed. Eric J. Cassell and Mark Siegler ([Frederick, Md.]: University Publications, [1985]), p.213 に所収の John Ladd, "Philosophy and Medicine" を参照。また、Marsden S. Blois, "Medicine and the Nature of Vertical Reasoning," 318 (1988), 847-51 も参照。
〔65〕 Steven A. Samuel, "Apparent Anaphylactic Reaction to Zomepirac (Zomax)," 304 (1981), 978.
〔66〕 J. A. Robinson and A. Barnett, "*Jaws* Neurosis," 293 (1975), 1154.
〔67〕 J. B. Peter, "Pigmenturia from 'Loving Care' Hair Dye," 293 (1975), 458.
〔68〕 Allan R. Glass, "Should Letters Be Reviewed?" 308 (1983), 1232.
〔69〕 Arnold S. Relman, "How Reliable Are Letters?" 308 (1983), 1219-20.
〔70〕 Stephen G. Pauker, "Grand-Rounds Whiplash," 283 (1970), 600-601.
〔71〕 H. C. Gilman, "Grand-Rounds Whiplash: Predisposing Cause," 283 (1970), 1235.

[72] David Bateman, "Syndrome-Reader's Scowl," 305 (1981), 1595.

[73] ミシェル・フーコーの言葉にならえば、われわれは医学の語りについて、実際には「作者という機能（author-function）」によって特徴づけられるのだとしても、「作者が誰かによらない（author-free）」言説であってほしいと思っている。*Textual Strategies*, ed. J. V. Harari (Ithaca, N. Y.: Cornell University Press, 1979), p.150 所収の Michel Foucault, "What Is an Author?" を参照。〔論文邦訳：「作者とは何か」（ミシェル・フーコー著、小林康夫、石田英敬、松浦寿輝編『フーコー・コレクション 2 文学・侵犯』ちくま学芸文庫、2006年に所収）〕

第七章　患者、医師、そして赤色インコ ── 物語の共約不可能性

[1] 社会学者エヴェレット・シェリントン・ヒューズは、専門家とクライエントの異なる世界観を次のように特徴付けた。「素人にとって技術とは … 純粋な道具であるべきものである … が、それを行使する人々にとっては、いかなる職業も一つの芸術になっていく傾向がある」。特に、彼の "Mistakes at Work" を参照。これは医学に焦点を当てたものであり、Everett Cherrington Hughes, *Men and Their Work* (Glencoe, Ill.: Free Press, 1958), pp.88-101 に収載されている。共約不可能性の現れについては、エリオット・フリードソンが Eliot Freidson, *Doctoring Together: A Study of Professional Social Control* (New York: Elsevier, 1975) において研究を行っている。また、フリードソンとジュディス・ローバーが編集したエッセイ集である Eliot Freidson and Judith Lorber, *Medical Men and Their Work* (New York: Atherton, 1972) も参照。

[2] Jonathan Z. Smith, "I Am a Parakeet-Red," *History of Religion* 11 (1972), 391-413. 彼の「原始的メンタリティ」という西欧的概念は、*Unter den Naturvölkern Zentral-Brasiliens* (Berlin, 1891), pp.352-53 にあるカール・フォン・デン・シュタイネンの多義的なボロロの言説に関する報告に端を発する。また、スタンレー・J・タンバイアの Stanley Jeyaraja Tambiah, *Magic, Science, Religion, and the Scope of Rationality* (Cambridge, Eng.: Cambridge University Press, 1990).〔邦訳：スタンレー・J・タンバイア著、多和田裕司訳『呪術・科学・宗教 ── 人類学における「普遍」と「相対」』思文閣出版、1996年〕を参照。

[3] 彼自身人類学者で精神科医でもあるアーサー・クラインマンは、Arthur Kleinman, *The Illness Narratives: Suffering, Healing and the Human Condition* (New York: Basic Books, 1988〔邦訳：アーサー・クラインマン著、江口重幸ほか訳『病いの語り ── 慢性の病いをめぐる臨床人類学』誠信書房、1996年〕で、医師が意識的に人類学者の役割を採用することを勧めている。特に第15章を参照。彼が重要視するのは、患者の文化世界を理解することである。私は、

たとえそのような理解があるとしても、物語に気づくことの方が患者の現実を認識するためのより役に立つ伝達手段だと信じている点で彼とは異なる。医師は必ずしも患者の文化を細部まで理解する必要はないが、一つの物語的構成物としての、世界の中における患者の人生の語りに耳を傾け、そこから抽象化されてできるはずの医学の物語とは異なるものとして、それ自体の言葉でそれを受容することができなければならない。たとえ患者と医師が同じ文化や社会階級に属していたとしても、両者の現象的世界が完全に一致することはありえない。なぜなら、患者のみが入る資格を得る病いのサブカルチャーが存在するためである。

〔4〕 Barney G. Glaser and Anselm L. Strauss, *The Discovery of Grounded Theory: Strategies for Qualitative Research* (Chicago: Aldine, 1967).〔邦訳：B・G・グレイザー、A・L・ストラウス著、後藤隆ほか訳『データ対話型理論の発見――調査からいかに理論をうみだすか』新曜社、1996年〕

〔5〕 Walter L. Peterson, Richard A. L. Sturdevant, Howard D. Frankl, et al., "Healing of Duodenal Ulcer with an Antacid Regimen," *New England Journal of Medicine* 297 (1977), 341-45.

〔6〕 キャンディス・ウェストは、患者と医師のコミュニケーションを、それぞれ異なる役割や地位の表現として分析し、初診時に患者の話を頻繁に中断させることは医師によって実行される社会的支配を具体化したものであり、特にそれは白人の男性医師が女性の患者に対するときに顕著であることを発見した。詳しくは、Candace West, *Routine Complications: Troubles with Talk between Doctors and Patients* (Bloomington: Indiana University Press, 1984) を参照。

〔7〕 Leo Tolstoy, "The Death of Ivan Ilych," in *The Death of Ivan Ilych and Other Stories*, trans. Aylmer Maude (New York: Signet, 1960).〔邦訳：トルストイ「イワン・イリイチの死」(トルストイ著、望月哲男訳『イワン・イリイチの死／クロイツェル・ソナタ』、光文社古典新訳文庫、2006年などに収録)〕

〔8〕 Franz Ingelfinger, "Arrogance," *New England Journal of Medicine* 303(1980), 1507-11.

〔9〕 かつて友人たちとハイキングに行ったとき、私は満足のいく幕引きの問題について即興的に研究を行うことになった。私たち五人は、膝を怪我して、腫れあがって動けなくなった一人の若者に出会い、彼のいる場所を国立公園の管理者に知らせた。われわれは、経験を積んだ救助チームの手で若者が渓谷から運び出されるのを見守った。日が沈み、春の空気がどんどん冷たくなっていたが、若者が救急外来に運ばれるのをずっと待った。「私たちがこの場を離れるには、何が必要かな？」と私は質問した。仲間の一人は、その若者がなぜわれわれと別れた場所からずっと離れたところに移動したのか

を知りたがった。彼はわれわれが助けを呼ぶと信じていなかったのか？　別の仲間は、われわれが若者を見つけるずっと前に助けを求めに行ったという彼の友達に何が起きたのかを知りたがった。その友達は、もう若者と一緒にいるのだろうか？　三番目の仲間は、若者の家族が到着したのかどうか、その人たちはどんな様子なのかを知りたがった。われわれの仲間の女医は、そうした疑問は興味深いものだと認めた。そして彼女は少し考えた後、あたかも新しい話題に入るかのように付け加えた。「膝のどこを痛めたのか、ぜひ知りたいものね」と。

［10］外科手術や、化学療法のような長期にわたる治療法は、苦痛による試練という、少し異なるプロットを有している。ヘンリーおじさん〔訳註：『オズの魔法使い』の登場人物か。シリーズ第三作『オズのオズマ姫』では働き過ぎで体を壊し、療養が必要になる〕なら自分の受けた手術について、通常なら時間に沿う物語となるところを前置きなしで、「去年の秋、虫垂を摘出されたとき・・・」と書き出すことだろう。ピーター・フォーク演じる「刑事コロンボ」のミステリーの視聴者のように、われわれは最初に解答を知ることになる。その物語は、連続的なフラッシュバックを構成することと関連している。もしヘンリーおじさんが分かりやすい診断を得て、すみやかに回復していたら、その後に続く数ヵ月の間に、彼が自分の物語を語り、そのお返しにそれと似た他の物語を聴くにつれて、彼の物語の異常さは──したがってそれが物語られる可能性も──色褪せ始めるだろう。何かしら彼の診断と治療に異常なもの──特に長期の停滞や誤り──があってはじめて、長きにわたって語るに足る物語であり続けるのである。

［11］Michael Balint, *The Doctor, His Patient, and the Illness* (New York: International University Press, 1957).〔邦訳：マイクル・バリント著、池見酉次郎訳『プライマリ・ケアにおける心身医学──バリント・グループの実際』診断と治療社、1967年〕

［12］Sigmund Freud, *Dora: An Analysis of a Case of Hysteria* (New York: Collier, 1963), p.32.〔邦訳：「あるヒステリー分析の断片『ドーラ』」（フロイト著、渡邉俊之ほか訳『フロイト全集６　症例「ドーラ」／性理論三篇：1901-06年』岩波書店、2009年に所収）〕

［13］Stanley Joel Reiser, *Medicine and the Reign of Technology* (Cambridge, Eng.: Cambridge University Press, 1978).〔邦訳：スタンリー・J・ライザー著、春日倫子訳『診断術の歴史──医療とテクノロジー支配』平凡社、1995年〕

［14］Sir William Osler, "Books and Men," in *Aequanimitas, with Other Addresses to Medical Students, Nurses and Practitioners of Medicine*, 2d ed. (Philadelphia: Blakiston, 1906), p.220.〔邦訳：「本と人」（日野原重明、仁木久恵訳『平静の心──オ

スラー博士講演集』医学書院、2003年に所収)、236頁。なお、本文の引用部分については、本文との兼ね合いを考慮して訳者独自の訳を採用した。〕

〔15〕このような「聖書に関する解釈」が、解釈学(hermeneutics)の本来の意味である。

〔16〕ウィリアム・オスラー卿の「平静の心」〔邦訳は前掲の『平静の心――オスラー博士講演集』所収〕は、このような見解を示す典型的な例である。また、*The Social System* (Glencoe, Ill.: Free Press, 1951), pp.428-79 所収の Talcott Parsons, "Social Structure and Dynamic Process: The Case of Modern Medical Practice" も参照。レネー・フォックスは、医学生が「無関心」を培われるさまをRenée Fox, *The Student-Physician: Introductory Studies in the Sociology of Medical Education*, ed. Robert K. Merton, George G. Reader, and Patricia L. Kendall (Cambridge, Mass.: Harvard University Press, 1957), pp.207-41 所収の "Training for Uncertainty" で論じている。

〔17〕"The Wound Dresser," II. 53-58, in Walt Whitman, *Complete Poetry and Collected Prose*, ed. Justin Kaplan (New York: Library of America, 1982), p.443.〔邦訳:「包帯を巻くのがわたしのつとめ」(ホイットマン作、酒本雅之訳『草の葉(中)』岩波文庫、1998年に所収)、312頁〕

〔18〕Lester King, *Medical Thinking: A Historical Preface* (Princeton, N. J.: Princeton University Press, 1982) を参照。ジュディス・ウィルソン・ロスは、Judith Wilson Ross, "The Militarization of Disease: Do We Really Want a War on AIDS?" *Soundings* 72 (1989), 39-58 の中で、軍隊のメタファーについて書いている。

〔19〕Lewis Thomas, *"Germs," in The Lives of a Cell: Notes of a Biology Watcher* (New York: Bantam, 1974), pp.88-94.〔邦訳:ルイス・トマス著、橋口稔、石川統訳『細胞から大宇宙へ――メッセージはバッハ』平凡社、1976年〕

〔20〕この見解は、ドナルド・W・セルディンが Donald W. Seldin, "Presidential Address: The Boundaries of Medicine," *Transactions of the Association of American Physicians* 94 (1981), 73-84 で示したもので、Charles E. Odegaard, *Dear Doctor: A Personal Letter to a Physician* (Palo Alto, Calif.: Kaiser Family Foundation, 1986) に引用されている。

〔21〕ウィリアム・T・ブランチとアンソニー・サッチマンは、William T. Branch and Anthony Suchman, "Meaningful Experiences in Medicine," *American Journal of Medicine* 88 (1990), 56-59 の中で、この喪失を扱っている。

〔22〕Julia E. Connelly, "The Whole Story," *Literature and Medicine* 9 (1990), 151.

〔23〕Clifford Geertz, "Thick Description: Toward an Interpretive Theory of Culture," in *The Interpretation of Cultures* (New York: Basic Books, 1973), pp.3-30.〔邦訳:「厚

い記述 ── 文化の解釈学的理論をめざして」（C．ギアーツ著、吉田禎吾ほか訳『文化の解釈学　1』岩波書店、1987年、3-56頁）〕ギアーツは p.27〔邦訳では46-47頁〕で、「記述」と「説明」の違いおよび、「記述」（「厚い記述」）と「詳細な記述」（「診断」）の違いを比較している。
［24］レスター・S・キングは、Lester S. King, *Medical Thinking: A Historical Preface*〔［18］に前出〕, pp.187-223で、医学における因果の概念を見事に分類している。
［25］Francis W. Peabody, "The Care of the Patient," *Journal of the American Medical Association* 88 (1927), 877-82.
［26］L. J. Henderson, "The Practice of Medicine as Applied Sociology," *Transactions of the Association of American Physicians* 51 (1936), 17, 20.　また、"The Physician and Patient as Social System," *New England Journal of Medicine* 212 (1938), 819-23 も参照。
［27］Alan Harwood, "The Hot-Cold Theory of Disease: Implications for Treatment of Puerto Rican Patients," *Journal of the American Medical Association* 216 (1971), 1153-55.
［28］Loudell Snow, "Folk Medical Beliefs and Their Implications for Care of Patients: A Review Based on Studies among Black Americans," *Annals of Internal Medicine* 81 (1974), 82-96.
［29］Lyle Saunders, "Healing Ways in the Spanish Southwest," in *Patients, Physicians and Illness*, ed. E. G. Jaco(Glencoe, Ill.: Free Press, 1958), pp.189-206.
［30］Muriel R. Gullick, "Common-Sense Models of Health and Disease," *New England Journal of Medicine* 313 (1985), 700-703.
［31］Eric J. Cassell, *The Healer's Art: A New Approach to the Doctor-Patient Relationship* (New York: Lippincott, 1976).〔邦訳：エリック・J・キャッセル著、土居健郎・大橋秀夫訳『癒し人のわざ ── 医療の新しいあり方を求めて』新曜社、1991年〕
［32］フレッド・デイビスは、Fred Davis, Eliot Freidson and Judith Lorber, *Medical Men and Their Work* (New York: Atherton, 1972) の中で、意図的な欺瞞的コミュニケーションについて説明している。
［33］Glaser and Strauss, *The Discovery of Grounded Theory*〔［4］に前出〕; chapter 1, pp.15-16〔邦訳：第一章 18-20頁〕も参照。
［34］Georg Lukács, *Writer and Critic* (New York: Grosset and Dunlap, 1971) および、D. G. Marshall, "Plot as Trap, Plot as Mediation," in *The Horizon of Literature*, ed. Paul Hernadi (Lincoln: University of Nebraska Press, 1982), p.80.〔邦訳：「作家と批評家」（ルカーチ著、佐々木基一ほか訳『ルカーチ著作集８　リアリズム

論』白水社、1987年に所収)〕
[35] Leon Eisenberg, "What Makes Persons 'Patients' and Patients 'Well'?" *American Journal of Medicine* 69 (1980), 277-86.
[36] Grace Gredys Harris, "Mechanism and Morality in Patients' Views of Illness and Injury," *Medical Anthropology Quarterly* 3 [NS] (1989), 3-21.
[37] George L. Engel, "The Clinical Application of the Biopsychosocial Model," *American Journal of Psychiatry* 137 (1980), 535-44.
[38] Cassell, *The Healer's Art*, pp.149-63.〔[31] に前出〕
[39] Edmund D. Pellegrino and David C. Thomasma, *A Philosophical Basis of Medical Practice* (New York: Oxford University Press, 1981).
[40]「各々の人間の生は … ある物語を具体化することになるが、その概要と形式は、害悪や危険として何が考えられているか、また成功と失敗、進歩とその反対がどのように理解され評価されているかに依存するであろう。」Alasdair MacIntyre, *After Virtue* (South Bend, Ind.: Notre Dame University Press, 1981), p.135.〔訳註:ここで挙げられている原著は初版であり、現行の第三版とは引用文の位置が異なっている。第三版では p.144 になる。邦訳:アラスデア・マッキンタイア著、篠崎榮訳『美徳なき時代』みすず書房、1993年、177頁〕
[41] Leon Eisenberg, "Science in Medicine: Too Much or Too Little and Too Limited in Scope?" また、Ker L. White, ed., *The Task of Medicine: Dialogue at Wickernburg* (Palo Alto, Calif.: Kaiser Family Foundation, 1988) にも収録されている。
[42] Pedro Lain Entralgo, *The Therapy of the Word in Classical Antiquity*, ed. and trans. L. J. Rather and John M. Sharp (New Haven: Yale University Press, 1970)
[43] Jay Katz, *The Silent World of Doctor and Patient* (New York: Free Press, 1984). カッツとライン・エントラルゴはどちらも精神科医である。
[44] Albert Murray, "Train Whistle Guitar," in *American Negro Short Stories*, ed John Henrik Clarke (New York: Hill and Wang, 1966). この短編から発展した長編小説が *Train Whistle Guitar* (New York: McGraw-Hill, 1980) である。

第八章　物語のための事例

[1] Leo Tolstoy, "The Death of Ivan Ilych," *The Death of Ivan Ilych and Other Stories*, trans. Aylmer Maude (NewYork: Signet, 1960), p.121.〔邦訳:トルストイ「イワン・イリイチの死」(トルストイ著、望月 哲男訳『イワン・イリイチの死/クロイツェル・ソナタ』光文社古典新訳文庫、2006年、64頁)〕
[2] アルバート・R・ジョンセンとスティーブン・トゥールミンの共著 Albert R. Jonsen and Stephen Toulmin, *The Abuse of Casuistry* (Berkeley: University of

California Press, 1988)〔訳註：原文では Abuses となっているが、Abuse に訂正した〕は、トゥールミンの “The Tyranny of Principles,” *Hastings Center Report* 11 (1981), 30-39 とジョンセンの “Casuistry in Clinical Ethics,” *Theoretical Medicine* 7 (1986), 65-74 の内容を受け継いでいる。

ウォーレン・トーマス・ライヒの Warren Thomas Reich, “Caring for Life in the Firse of it: Moral Paradigms for Perinatal and Neonatal Ethics,” *Seminars in Perinatology* 11 (1987), 279-87 および、ハワード・ブロディの Howard Brody, *Stories of Sickness* (New Haven: Yale Universitiy Press, 1988) も参照。ここに挙げたものは全て医学教育について述べられたものである。ブロディはまた医師でもある。彼の処女作 *The Place of Reason in Ethics* [1950] (Chicago: University of Chicago Press, 1986) の新しい序文において、スティーブン・トゥールミンは、道徳哲学への道において、分析哲学から彼を引き離し、より歴史的で文脈的な原始決疑論者（protocasuist）の手法に向かわせた影響力について語っている。

〔3〕 Leon Kass, *Toward a More Natural Science: Biology and Human Affairs* (New York: Free Press, 1985), p.12.

〔4〕「病誌（パトグラフィー）」という用語の用い方はアン・ハンセーカー・ホーキンズに拠っている。Anne Hunsaker Hawkins, “Two Pathographies: A Study in Illness and Literature,” *Journal of Medicine and Philosophy* 9 (1984), 231-52 を参照。

〔5〕 Brian Clark, *Whose Life Is It Anyway?* (Derbyshire, Eng.: Amber Lane Press, 1978).〔邦訳：ブライアン・クラーク著、新庄哲夫訳『この生命誰のもの』河出書房新社、1979年〕

〔6〕 Robert B, White, H.Tristram Engelhardt, Jr., “A Demand to Die,” *Hastings Center Report* 5 (1975), 9-10.

〔7〕 Larry Kramer, *The Normal Heart* (New York: New American Library, 1985).

〔8〕 William Hoffman, *As Is* (New York: Vintage, 1985).

〔9〕 Eric J. Cassell, “The Nature of Suffering and the Goals of Medicine,” *New England Journal of Medicine* 306 (1982), 639-45.

〔10〕 Terry Mizrahi, *Getting Rid of Patients: Contradictions in the Socialization of Physicians* (New Brunswick, N.J.: Rutgers University Press, 1986).

〔11〕 John Berger, *A Fortunate Man*, with photographs by Jean Mohr (New York: Holt, 1967), p.103.

〔12〕 William Carlos Williams, “The Autobiography” (1951), in *The William Carlos Williams Reader*, ed. M. L. Rosenthal (New York: New Directions Press, 1966), p.307.

〔13〕 A・C・ドルンハーストは A. C. Dornhurst, “Information Overload: Why Medical Education Need a Shake-up,” *Lancet* 2 [8245]（1981), 513-14 において、医学教育へのプラグマティックなアプローチについて論じている。

〔14〕Association of American Medical Colleges Project on the General Professional Education of the Physician, "Physicians for the Twenty-First Century," *Journal of Medical Education* 59 (1984), no.11, part 2.

〔15〕Robert Coles, *The Call of Stories: Teaching and the Moral Imagination* (Boston: Houghton Mifflin, 1989), "Medical Ethics and Living a Life," *New England Journal of Medicine* 301 (1979), 444-46.

〔16〕Howard Brody, *Stories of Sickness* (New Haven: Yale University Press, 1988).

〔17〕Arthur Kleinman, *The Illness Narratives: Suffering, Healing, and the Human Condition* (New York: Basic Books, 1988).〔邦訳：アーサー・クラインマン著、江口重幸ほか訳『病いの語り――慢性の病いをめぐる臨床人類学』誠信書房、1996年〕

〔18〕Marcel Proust, *Remembrance of Thing Past: Swann's Way*, trans. C. K. Scott Moncrief and Terence Kimartin (New York: Vintage, 1982).〔邦訳：マルセル・プルースト著、鈴木道彦訳『失われた時を求めて　1　第一篇スワン家の方へI』集英社、1996年、および、『失われた時を求めて　2　第一篇スワン家の方へII』、1997年〕

〔19〕Howard Brody, "Hope," *Journal of the American Medical Association* 246 (1981), 1411-12.

〔20〕ダニエル・キャラハンの Daniel Callahan, *Setting Limits: Medical Goals in an Aging Society* (New York: Simon and Schuster, 1987) およびブロディの *Stories of Sickness* 所収の "The Physician-Patient Relationship as a Narrative" を参照。〔前者の邦訳：ダニエル・キャラハン著、山崎淳訳『老いの医療――延命主義医療に代わるもの』早川書房、1990年〕

〔21〕David Burrell and Stanley Hauerwas, "From System to Story: An Alternative Pattern for Rationality in Ethics," *Knowledge, Value and Belief*, vol.2: *The Foundations of Ethics and Its Relationship to Science*, ed. H. Tristram Engelhardt, Jr., and Daniel Callahan (Hastings-on-Hudson, N.Y.: The Hastings Center, 1977), pp.111-52.

〔22〕William Carlos Williams, "Asphodel, That Greeny Flower," in *Reader*, pp.73-74.〔邦訳：「アスフォデル, あのうすみどりの花」（W・C・ウイリアムズ著、アスフォデルの会編訳『ブリューゲルの絵その他の詩：W・C・ウイリアムズ詩集』国文社、1982年、189頁〕

〔23〕Kathryn Montgomery Hunter, "Remaking the Case," *Literature and Medicine* 11 (1992).

〔24〕Alvan R. Feinstein, *Clinical Judgment* (Baltimore: Williams and Wilkins, 1967).

〔25〕Feinstein, "An Additional Basic Science for Clinical Medicine, I-IV," *Annals of Internal Medicine* 99 (1983), 393-97, 554-60, 705-12, 843-48.

［26］Lawrence L. Weed, "Medical Records That Guide and Teach," *New England Journal of Medicine* 278 (1968), 593-600, 652-57. ウィードの Weed, *Medical Records, Medical Education and Patient Care* (Cleveland: Case Western Reserve University Press, 1970) も参照。〔後者の邦訳：Lawrence L.Weed 著、紀伊国献三等訳『診療記録、医学教育、医療の革新――Problem-Oriented Medical Record による試み』医学書院, 1973年〕

［27］George L. Engel, "The Need for a New Medical Model: The Challenge for Biomedicine," *Science* 196 (1977), 129-36.〔訳註：原文では Biomedical Model となっているが、引用されている論文題名に従って Medical Model に訂正した。〕

［28］Mack Lipkin, Jr., Timothiy E. Quill, and Rudolph J. Napodano, "The Medical Interview: A Core Curriculum for Residency in Internal Medicine," *Annals of Internal Medicine* 100 (1984), 277-84. 価値の高い参考文献一覧もあわせて参照すること。

［29］歴史に関しては、ヘイドン・ホワイトの Hayden White, "The Value of Narrativity in the Representation of Reality," *Critical Inquiry* 7 (1980), 5-27、そしてドミニク・ラカプラの Dominick LaCapra, *History, Politics, and the Novel* (Ithaca, N.Y.: Cornell University Press, 1987) を参照。人類学に関しては、クリフォード・ギアツの Clifford Geertz, *The Interpretation of Culture*〔邦訳：C. ギアーツ著、吉田禎吾ほか訳『文化の解釈学１』『文化の解釈学２』岩波書店、1987年〕、およびレナート・ロサルドの Renato Rosaldo, *Culture and Truth: The Remarking of Social Analysis* (Boston: Beacon Press, 1989)〔邦訳：レナート・ロサルド著、椎名美智訳『文化と真実――社会分析の再構築』日本エディタースクール出版部、1998年〕を参照。

［30］Larry W. Churchill and Sandra W. Churchill, "Storytelling in Medical Arenas: The Art of Self-Determination," *Literature and Medicine* 1 (1982), 73-79.

［31］エリック・J・キャッセルは Eric J. Cassell, *Talking with Patients*, vol.1: *The Theory of Doctor-Patient Communication* (Cambridge, Mass.: MIT Press, 1985), pp.194-207 所収の "An Everyday Language of Description" の中で、このことを臨床の言語の問題として記述している。

［32］David Hilfiker, *Healing the Wounds: A Physician Looks at His Work* (New York: Pantheon, 1985).〔邦訳：D. ヒルファイカー著、岡本祐三訳『ある家庭医の苦悩――病めるアメリカの医療の現場から』保健同人社、1988年〕

［33］Richard E. Peschell and Enid Rhodes Peschell, *When a Doctor Hates a Patient and Other Chapters in a Young Physician's Life* (Berkeley: University of California Press, 1986).

［34］Julia E. Connelly, "The Right Moment," *Journal of the American Medical Association* 258 (1987), 832.

［35］その他の作品には、チャールズ・レバロンの Charles LeBaron, *Gentle Vengeance* (New York: Penguin, 1982)、デイビッド・ヘラースタインの David Hellerstein, *Battles of Life and Death* (Boston: Houghton Mifflin, 1986)、ペリ・クラスの Perri Klass, *A Not Entirely Benign Procedure: Four Years as a Medical Student* (New York: Putnam, 1987)、メルビン・コナーの Melvin Konner, *Becoming a Doctor: A Journey of Initiation in Medical School* (New York: Viking, 1987) などがある。

［36］それらの最も手に入れやすい米国版の題名は *Dora: Analysis of a Case of Hysteria* と *Three Case Histories: The "Wolf Man," the "Rat Man," and the Psychotic Doctor Schreber* (New York: Collier, 1963) であり、どちらにもフィリップ・リーフの序文が付されている。〔訳註：ここで言及されている事例の邦訳はいずれも『フロイト全集』（岩波書店、2006-2012年、全22巻）にある。「ドーラ」は6巻、「狼男」は14巻所収。〕

［37］サックスの擁護のおかげで、以下の「臨床的伝記」が近年再販されている。A. R. Luria, *The Man with a Shattered World: The History of a Brain Wound* および *The Mind of a Mnemonist: A Little Book about a Vast Memory* (Cambridge, Mass.: Harvard University Press, 1987)。〔ロシア語からの和訳がある。前者は、A・R・ルリヤ著、杉下守弘、堀口健治訳『失われた世界――脳損傷者の手記』海鳴社、1980年。後者は、A・R・ルリヤ著、天野清訳『偉大な記憶力の物語――ある記憶術者の精神生活』岩波現代文庫、2010年〕

［38］Oliver Sacks, *The Man Who Mistook His Wife for a Hat and Other Clinical Tales* (New York: Summit Books, 1986).〔邦訳：オリヴァー・サックス著、高見幸郎、金沢泰子訳『妻を帽子とまちがえた男』ハヤカワ文庫ＮＦ、2009年〕

［39］Oliver Sacks, *A Leg to Stand On* (New York: Summit Books, 1984).〔邦訳：オリバー・サックス著、金沢泰子訳『左足をとりもどすまで』晶文社、1994年〕

［40］正確に言えば、これは『あるヒステリー分析の断片』において起こったことである。ドーラがその生涯において大人たちに虐待されていたことと、フロイトが彼ら〔大人たち〕の価値観を容認したことは、女権論者たちによって活発に議論されてきたし、エレーヌ・シクスーの戯曲「ドラの肖像 Hélène Cixous, Portrait of Dora」*Diacritics* 13(1983), pp. 2-32 の中で再度議論された。〔「ドラの肖像」の邦訳を含むものとして、エレーヌ・シクスー著、松本伊瑳子、如月小春訳『ドラの肖像：エレーヌ・シクスー戯曲集』新水社、2001年がある。〕

［41］Roy Schafer, *Language and Insight* (New Haven: Yale University Press, 1978).

［42］Donald Spence, *Narrative Truth, Historical Truth: Meaning and Interpretation in*

Psychoanalysis (New York: Norton, 1982).

[43] James Hillman, "The Fiction of Case History: A Round with Freud," in *Healing Fiction* (Barrytown, N.Y.: Station Hill, 1983), pp.1-49. このエッセイは *Religion as Story*, ed. James B. Wiggins (New York: Harper and Row, 1975), pp.123-73 が初出である。

[44] Howard F. Stein, *The Psycho-Dynamics of Medical Practice: Unconscious Factors in Patient Care* (Berkeley: University of California Press, 1985).

[45] Rosaldo, *Culture and Truth*, pp.2ff.〔[29] に前出〕ギアーツの「厚い記述(thick description)」は複雑性の一つの実例である。

[46] アナトール・ブロイヤードの「重態 (Critically Ill)」と題した講演、1990年4月9日、シカゴ大学にて。彼の病いについての彼の近刊は、これと同じ題名を持つことになるだろう。

[47] Cecile A. Carson, *The Hidden Language of Medicine: Seeing What Patients Don't Say*, 近日刊行予定。〔訳註：2016年現在、この本は未刊行のようである。〕

[48] Eric J. Cassell, *Talking with Patients*, 2 vols. (Cambridge, Mass.: MIT Press, 1985).

[49] William Donnelly, "From Chronicle to Story," *Journal of the American Medical Association* 260 (1988), 823-25.

[50]「聖徒の国」は『緋色の研究』の結末を後回しにして行われる犯罪の病因論 (etiology) であり、その割り込みの長さとそれを立証する資料の欠如のために、シャーロック・ホームズの聖典の中で異彩を放っている。ワトスンがその語り手であるという証拠はない。それは、一人の初心者によって詳細に語られる、犯人の「既往歴 (past medical history)」である。ワトスン、すなわち新米のインターンは、次の物語を書くまでにその事例提示を能率化した。彼〔ワトスン〕とアーサー・コナン・ドイルはさらに三回、長編形式という危険な賭けを行った。その他のホームズの数多くの冒険譚においては、説明的な状況は経済的に、というよりむしろ最小限に提示される。

[51] Arthur Conan Doyle, *The Hound of the Baskervilles*, in *The Complete Sherlock Holmes* (New York: Doubleday, 1930; reprinted 1985), p.753.〔邦訳：アーサー・コナン・ドイル著、深町眞理子訳『バスカヴィル家の犬』創元推理文庫、2013年、282頁〕

[52] Henry David Thoreau, "Civil Disobedience" [1849], in *Walden and Civil Disobedience*, ed. Sherman Paul (Boston: Houghton Mifflin, 1960).〔邦訳：「市民の反抗」(H・D・ソロー著、飯田実訳『市民の反抗　他五篇』岩波文庫、1997年に所収)〕

監訳者略歴

斎藤清二（さいとう・せいじ）

1975年新潟大学医学部卒業。富山医科薬科大学第3内科助教授、富山大学保健管理センター長・教授を経て、立命館大学総合心理学部特別招聘教授。主な著書に『はじめての医療面接 ── コミュニケーション技法とその学び方』（医学書院、2000）、『医療におけるナラティブとエビデンス ── 対立から調和へ』（遠見書房、2012）、『事例研究というパラダイム ── 臨床心理学と医学を結ぶ』（岩崎学術出版社、2013）、『関係性の医療学 ── ナラティブ・ベイスト・メディスン論考』（遠見書房、2014）他

岸本寛史（きしもと・のりふみ）

1991年京都大学医学部卒業。富山大学保健管理センター助教授、京都大学医学部附属病院准教授を経て、高槻赤十字病院緩和ケア診療科部長。主な著書に『癌と心理療法』（誠信書房、1999）、『緩和のこころ ── 癌患者への心理的援助のために』（誠信書房、2004）、『緩和ケアという物語 ── 正しい説明という暴力』（創元社、2015）他

訳者一覧

斎藤清二（さいとう・せいじ）：第2章、第7章
岸本寛史（きしもと・のりふみ）：第1章、第4章、第5章、第6章
齋藤章太郎（さいとう・しょうたろう）：第3章、第8章、前書き、序文、謝辞、原註
2015年筑波大学大学院人文社会科学研究科哲学・思想専攻単位取得退学

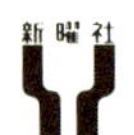

ドクターズ・ストーリーズ
医学の知の物語的構造

初版第1刷発行　2016年6月10日

著　者　キャサリン・モンゴメリー
監訳者　斎藤清二
　　　　岸本寛史
発行者　塩浦　暲
発行所　株式会社　新曜社
101-0051　東京都千代田区神田神保町3－9
電話（03）3264-4973（代）・FAX（03）3239-2958
e-mail : info@shin-yo-sha.co.jp
URL : http://www.shin-yo-sha.co.jp
組版所　Katzen House
印　刷　新日本印刷
製　本　イマヰ製本所

ISBN978-4-7885-1483-6 C3047